新版

ナイチンゲールの『看護覚《おぼ》え書《がき》』

イラスト・図解でよくわかる！

ナイチンゲール看護研究所所長
徳島文理大学大学院教授
金井一薫 編著
Kanai Hitoe

NOTES ON NURSING:
WHAT IT IS, AND WHAT IT IS NOT.
with illustrations

西東社

知りたい！
STORY 1

看護師への長い道のり
ナイチンゲール物語

「クリミアの天使」の異名で知られ、いまや世界的な偉人のひとりとして語られるフロレンス・ナイチンゲール。しかし、そんな彼女も、家族の理解をなかなか得られずに、悩みを抱えながら看護の道を目指した女性のひとりでした。

裕福なナイチンゲール家

フロレンス・ナイチンゲール（1820〜1910）の父、**ウィリアム・エドワード**と母**フランセス**は、1818年に結婚すると、新婚旅行のためにイギリスを発ち、ヨーロッパ大陸へと旅立ちました。彼らはイタリアが気に入り、そこで3年間ほど暮らしました。この間の1819年に長女**パーセノープ**が、翌年の1820年5月12日に次女の**フロレンス**が誕生しました。姉は出生地ナポリの旧名をギリシャ語読みにした名前がつけられ、妹は誕生地のフィレンツエを英語読みにしてフロレンスとなりました。

フロレンスが1歳のときに、ナイチンゲール家はイギリスに戻り、ダービシャー州にある広大な敷地に父親がデザインしたゴシック調の館、**リハースト荘**に住むことになりました。そこはなだらかに起伏した美しい丘の上にあり、その見事な眺望はまるで絵のようでした。

その後、一家はハンプシャー州ロムジイ村に、冬の滞在館としての**エムブリイ荘**を購入して住むようになりました。エムブリイ荘はジョージ王朝（1714〜1830）後期の家で、広々とした庭をもつ素晴らしい館でした。

こうしてナイチンゲール家は、夏は涼しいリハースト荘で、それ以外はエ

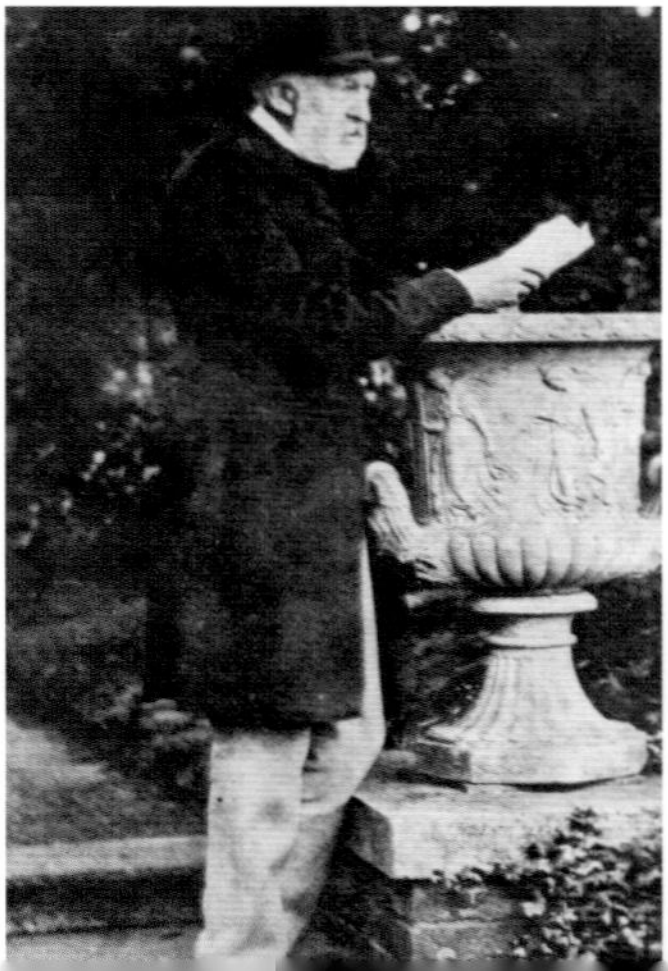

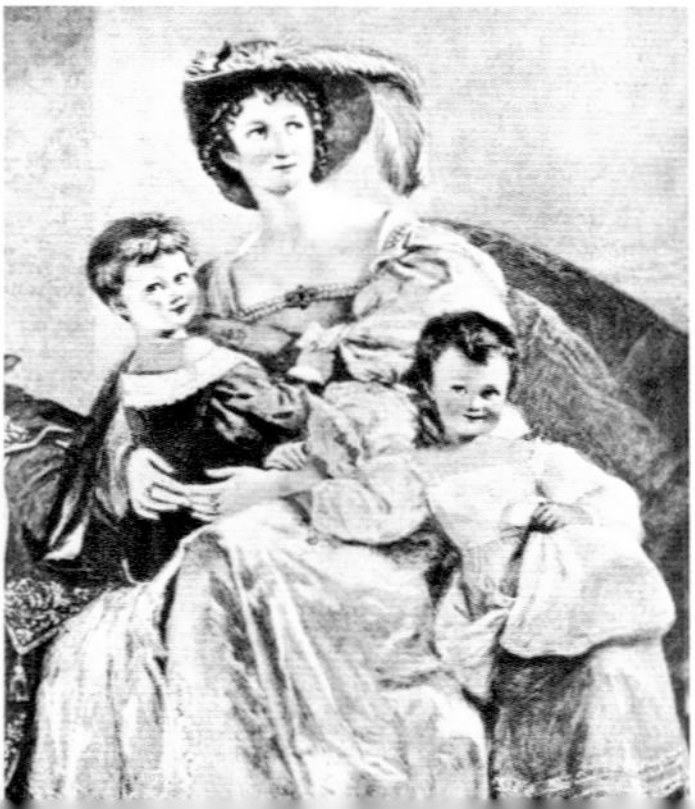

左／父ウィリアム。

下／母フランセス、姉パーセノープと。母の膝の上に座っているのがフロレンス。

ムブリイ荘で過ごし、春と秋の社交シーズンには**ロンドン**に出て暮らすという生活スタイルを描くようになりました。フロレンスは当時の上流階級の典型的な生活様式のなかで暮らすお嬢様だったのです。

看護への目覚め 家族に理解されない苦悩

フロレンスは、その知性の高さと高潔さと人柄ゆえに、誰にも一目おかれる存在になっていました。社交界で成功をおさめた女性として、そのまま世間の習慣に従がって華やかで裕福な生活を送ることは簡単なことでしたが、それ自体がフロレンスにとっては苦しみの種でした。彼女は自分が自分らしく存在するそのあり方を、幼いころから求めてやまない自我をもっていたからです。日常の豊かな暮らしになじめず、人間としての真の価値に結びつく

A リハースト荘 Holloway, Nr Matlock, derbyshire

ナイチンゲールの父、ウィリアムが自ら設計。現在は個人所有の建物となっている。

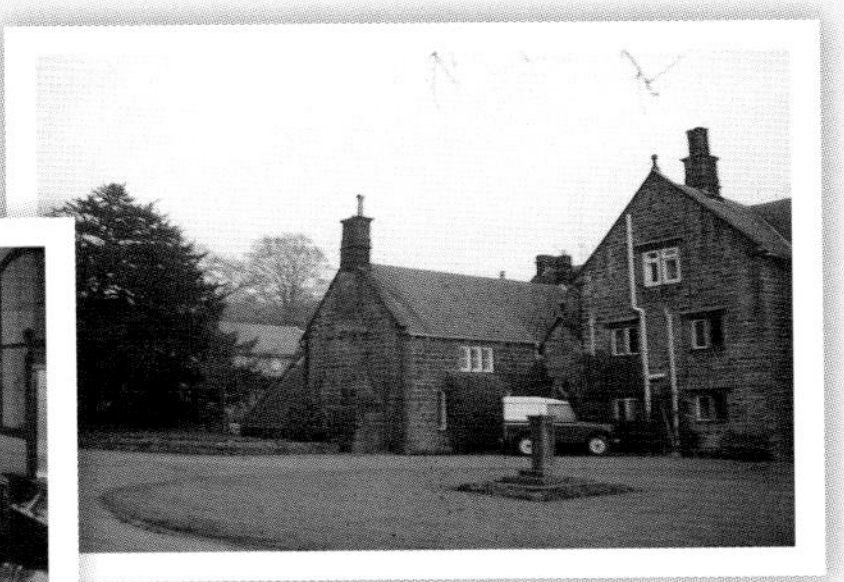

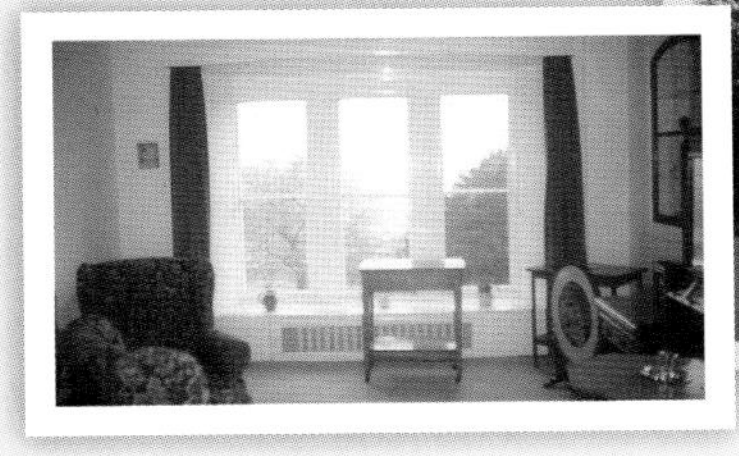

C ロンドン

社交シーズンは、一家でロンドンに家を借りて滞在した。また、サウス街10番地には、ナイチンゲールが1865年（45歳）から亡くなるまで住んだマンションがあった。

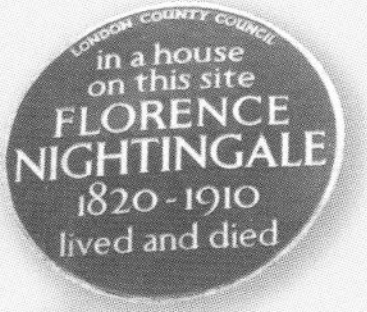

サウス街10番地の建物に掲げられたブループラーク

B エムブリイ荘 Romsey, hampshire, SO51 6ZE

イギリスのなかでも最も温暖といわれるハンプシャー州にある。現在、建物は保育園から高校までのプライベートスクールとして使用されている。また、近くのセント・マーガレット教会には、フロレンスのお墓がある。

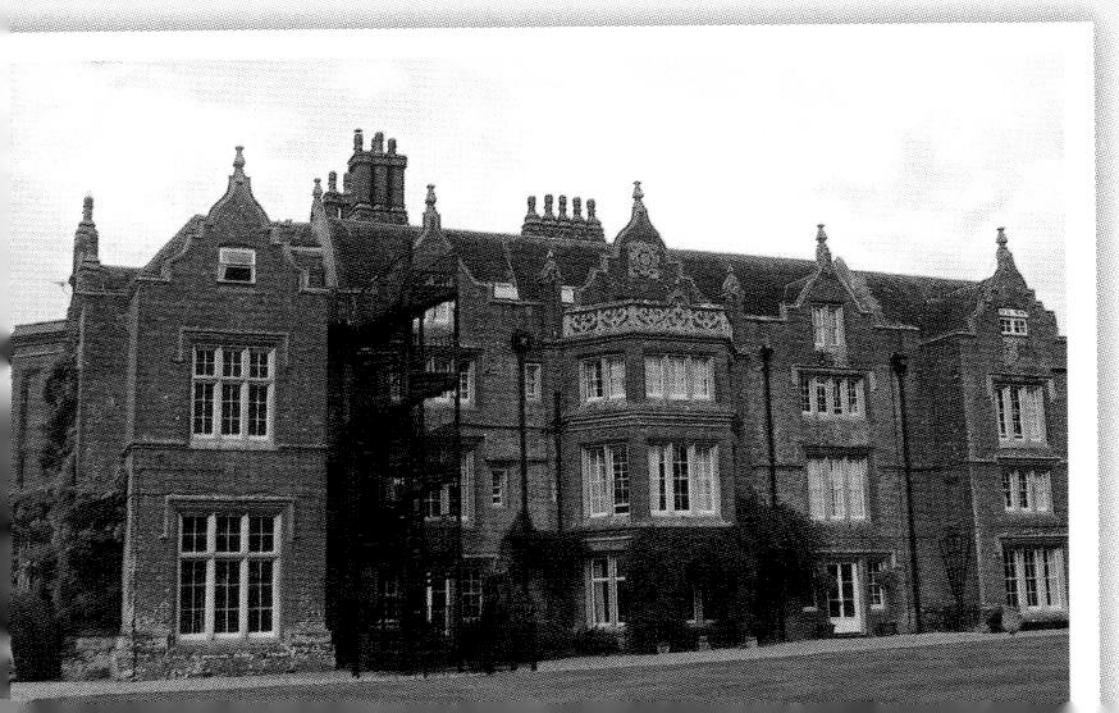

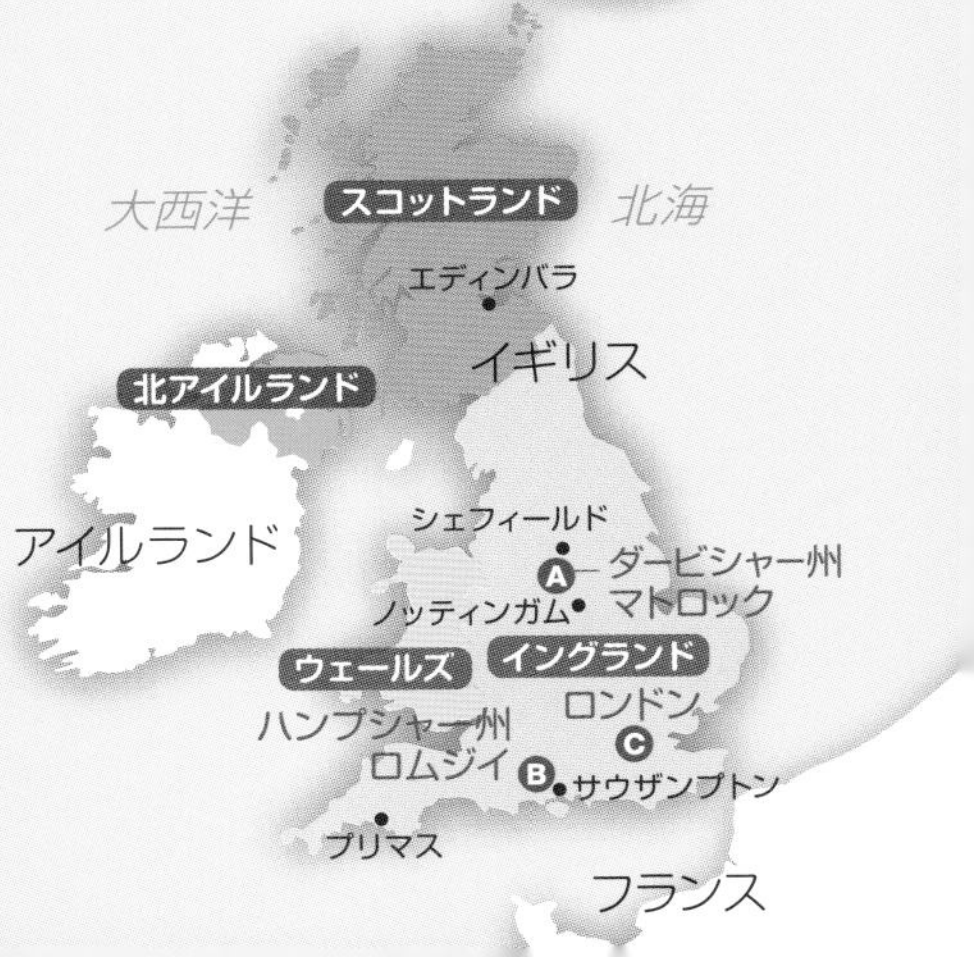

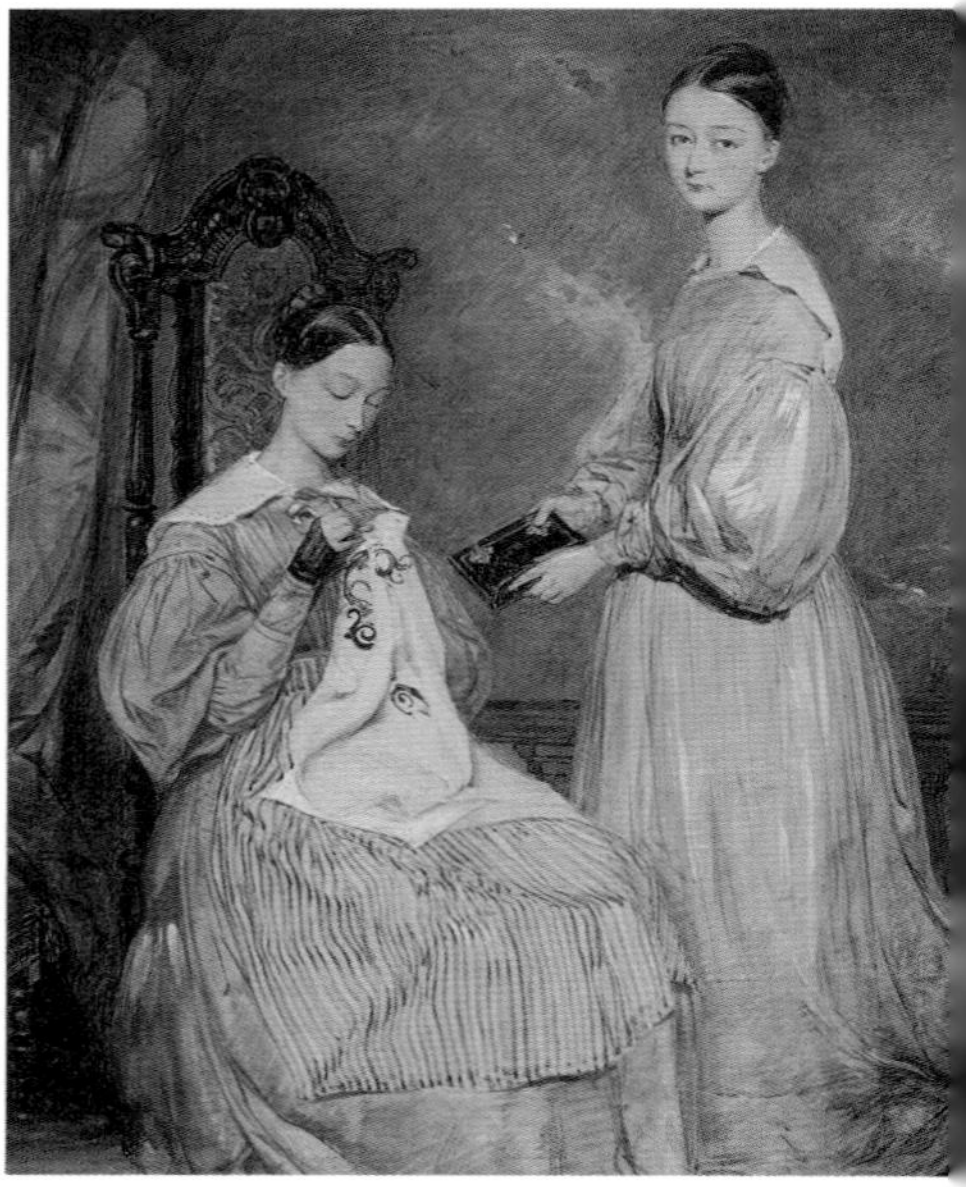

座って刺しゅうをする16歳のフロレンスと、姉のパーセノープ。

何かがしたいと強く願っていました。

フロレンスの苦悩は長い間続き、その葛藤を埋めるかのように、学問や慈善活動に打ち込みました。そして、22歳になったころに、ようやく一筋《ひとすじ》の道を見出しました。慈善活動において、不潔な環境で暮らし、飢えに苦しむ人々を見てきたフロレンスは、彼らに食物や衣類、薬を施《ほどこ》すだけでは、真《しん》に彼らを救ったことにはならないと感じていました。そうしたなかで、ついに「**貧しい病人の看護こそ、自分の使命である**」という結論を導き出したのです。

しかし、この決意は家族には容易に認めてもらえませんでした。当時、看護という仕事は身分の低い女性たちによって行われており、フロレンスのような上流階層の娘が入っていくような世界ではなかったからです。

結婚への思いを断ち看護の道へ

フロレンスは家族の猛烈な反対にあいながらも、時が来るのをじっと待ち続けました。家族が寝静まった夜や明け方に、病院関係の資料を読み、理想的な病院のあり方や看護の体制などについての思考を巡らせていたのです。

このころ、フロレンスには思いを寄せる男性がいました。**リチャード・モンクトン・ミルズ**という男性です。リチャードは立派な家柄の男性で、リチャードもフロレンスを愛していましたから、周囲には理想の結婚相手として映りました。しかし、フロレンスにとって結婚は、これまでの生活の延長であり、社交界にとどまることを意味していました。看護という仕事に就くことで自己実現を図ろうとしていたフロレンスは、夢を諦めきれず、彼の愛を受け入れることはありませんでした。

真の理解者との出会い そして、看護師へ

結婚を断念したフロレンスに救いの手を差しのべてくれたのは、**ブレースブリッジ夫妻**でした。彼らはフロレンスをエジプト、ギリシャへの旅に誘ってくれたのです。この旅行は、フロレ

ンスとドイツの**カイゼルスウェルト学園**とを結びつけました。その学園は100床の病院をもち、看護師を訓練していました。フロレンスは、そこで3か月間の訓練を受け、看護師への道を歩み始めるきっかけをつくりました。

フロレンスが、ロンドンにある**淑女病院の総監督**という職を得て、文字どおり自立したのは33歳になってからです。この仕事は、フロレンスの意思を大事に考え、支持してくれた友人、**リズ・ハーバート**によって紹介されたものでした。

その後には、クリミア従軍という大きな出来事が待っていました。クリミアとそれ以降のフロレンスの仕事を成功に導く手助けをしてくれたのは、古くからの友人であった時の戦時大臣、**シドニー・ハーバート**です。ハーバートは妻のリズとともに、心からフロレンスの仕事を支えました。

サム（伯父）
父方のメイ叔母と結婚。

フランセス（母）
刺しゅう、花の活け方、客人のもてなし方などの教育に熱心だった。

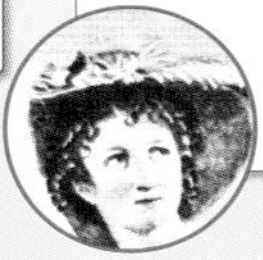

ウィリアム（父）
教育熱心で、語学、歴史、哲学、数学などを娘たちに教えた。

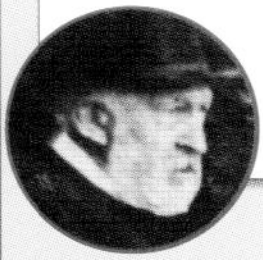

メイ（叔母）
フロレンスが看護師になることに賛成し、看護の仕事に協力した。

ヘンリー（従兄）
フロレンスを慕い、支え続けた母方の従兄。1861年以降は、ナイチンゲール基金管理委員会の書記を務めた。

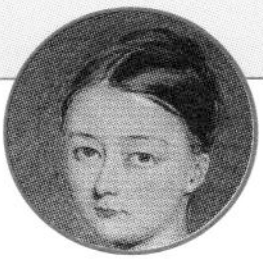

フロレンス・ナイチンゲール

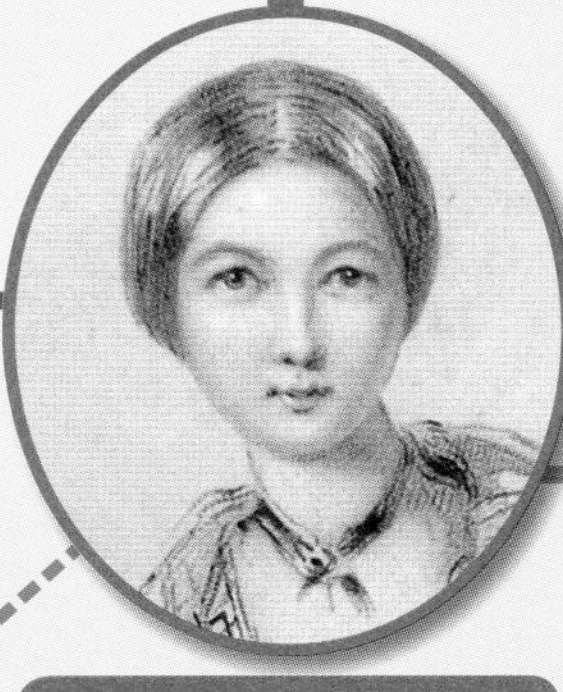

パーセノープ（姉）
母に似た性向で、刺しゅうやスケッチなど、当時の女性に求められた趣味を好んだ。

リチャード・モンクトン・ミルズ
フロレンスの求婚者。生涯の友人でもあり、ナイチンゲール基金の運営を仲間とともに始めた。

支援者・友人

ブレースブリッジ夫妻
家族に看護師になることを反対されていたフロレンスの気持ちを汲み、カイゼルスウェルト学園（病院付き学園施設）行きのきっかけをつくった。クリミア戦争時、トルコのスクタリ野戦病院にも同行した。

シドニー・ハーバート（政治家）
政界、社交界での人脈が広く、妻の**リズ・ハーバート**とともに、フロレンスの病院改革を助けた。思想的な同志であった、シドニーは“看護を知り、看護のできる人物”として、フロレンスにクリミア戦争への従軍を依頼した。

ウィリアム・ファー（統計学者）
フロレンスが独自の統計を確立するために、多大なる協力をした（➡P12）。それにより、フロレンスは、「疾患名の標準的なリスト」や「病院用の標準的な統計方式」を定め、規格化された病院統計を導き出した。

知りたい！
STORY 2

看護の歴史を変えた ナイチンゲールの8つの素顔

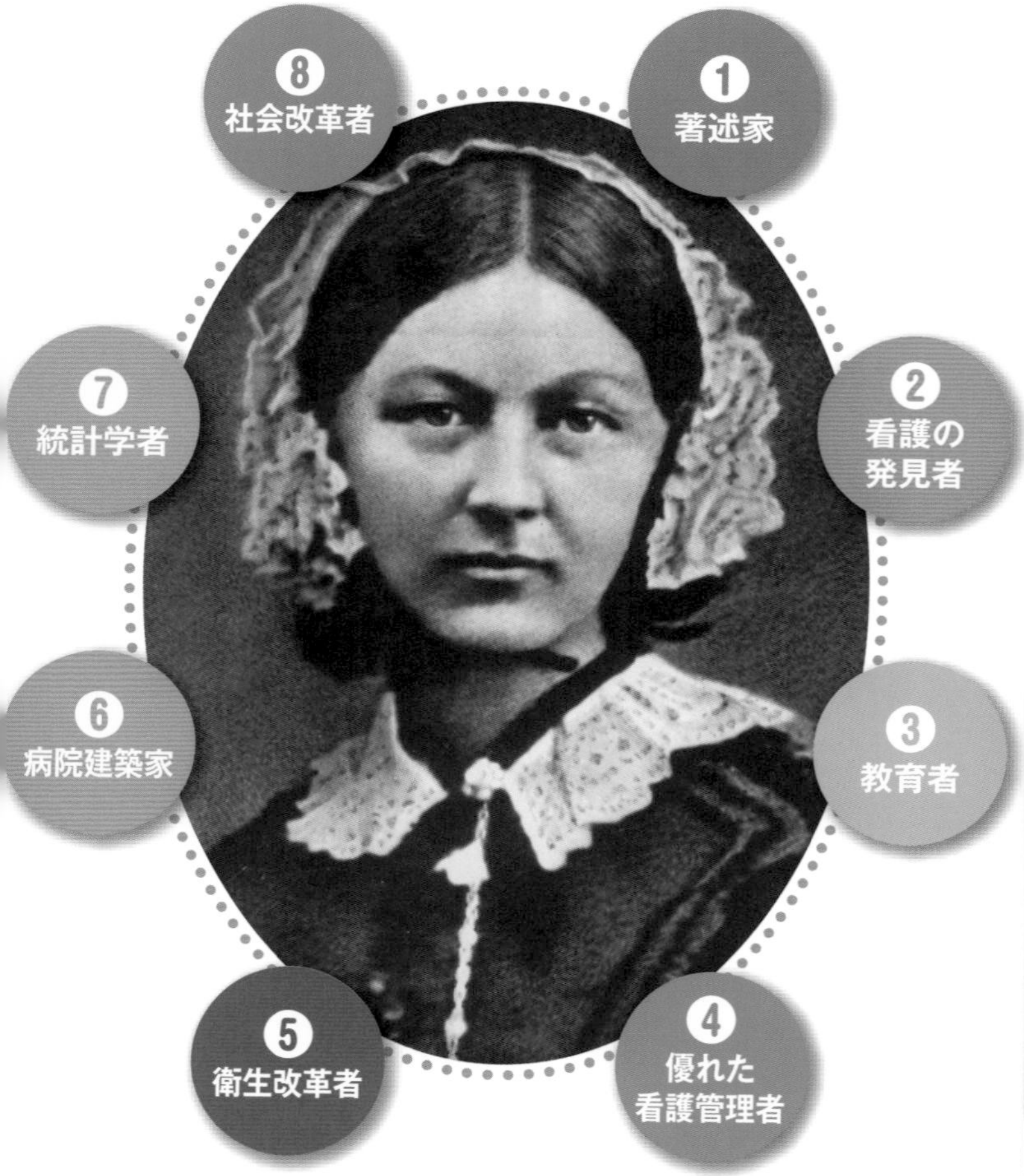

1 著述家
2 看護の発見者
3 教育者
4 優れた看護管理者
5 衛生改革者
6 病院建築家
7 統計学者
8 社会改革者

「ランプを持った貴婦人」として知られているナイチンゲールですが、今日《こんにち》の看護界では、「近代看護制度の創始者」「看護の原理の発見者」として評価されています。しかし彼女には、さらに知られざるいくつかの顔がありました。ここではその真実に迫ります。

1 著述家

ナイチンゲールといえば、一生を臨床現場で看護師をしていたかのように思われがちです。しかし、36歳のときにクリミア戦争から帰還した後は、ベッド上での生活を余儀なくされていたため、90歳で亡くなるまでの50年以上は、自室に籠《こも》って仕事をしていました（⬇P56歴史）。

結果的に、ナイチンゲールは150編を超える印刷文献と、1万2000通以上にも及ぶ手稿文献を書き残しています。「**ナイチンゲール文書**」と呼ばれているこれらの著作は、そのタイトルから、実に多彩な領域に及んでいることがわかります（⬇左表）。しかも、その内容は、今日においても決して古びたところはなく、それらは不朽の名著の数々として知られています。この事実から、ナイチンゲールは、まさに偉大な「著述家」であったということができます。

■ナイチンゲール文書（編著者作成）

	執筆分野	総数
1	看護に関する文献	47 編
2	英国陸軍に関する文献	11 編
3	インドおよび植民地の福祉に関する文献	39 編
4	病院に関する文献	8 編
5	統計学に関する文献	3 編
6	社会学に関する文献	9 編
7	回顧録と献辞	8 編
8	宗教・哲学に関する文献	4 編
9	その他（種々雑多な記事）	21 編
	合計	150 編

2 看護の発見者

ナイチンゲールは、当時の最高の科学的知識を土台にして、**『看護覚え書』**を執筆しました（⬇P14）。本書のなかでは、病人が、病気から回復するために必要な看護の考え方や視点について述べ、人類史上はじめて、「看護とは何か」という〝**看護の定義**〟を明らかにしました。それは、ナイチンゲールを〝看護の発見者〟と呼ぶにふさわしい内容でした。

ナイチンゲールは、「看護とは何か」に応えて、次のように述べています。

「**看護がなすべきこと、それは自然が患者に働きかけるに最も良い状態に患者を置くことである**」また、「**看護とは、新鮮な空気、陽光、暖かさ、清潔さ、静かさなどを適切に整《ととの》え、これらを活《い》かして用《もち》いること、また食事内容を適切に選択し適切に与えること――こういったことのすべてを、患者の生命力の消耗《しょうもう》を最小にするように整えること、を意味すべきである**」（⬇P28）と。

この発想は、現代にも変わらず引き継がれていて、世界中で、看護の本質として、看護の行為を支えていく思想となっています。

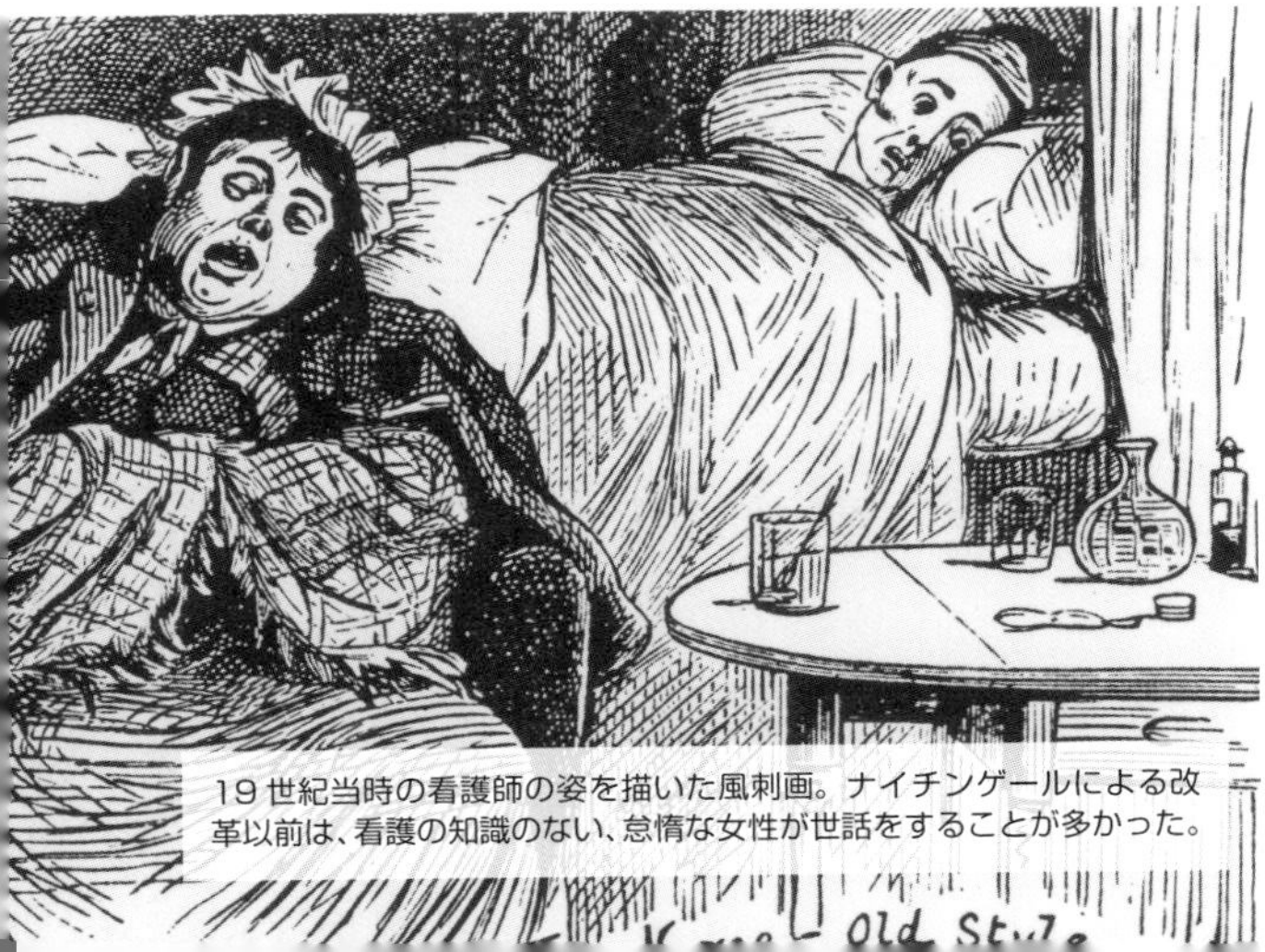

19世紀当時の看護師の姿を描いた風刺画。ナイチンゲールによる改革以前は、看護の知識のない、怠惰な女性が世話をすることが多かった。

ナイチンゲールは、『看護覚え書』を通して、この思想を国民に広く訴えました。このことは、誤解や偏見に満ち満ちていた19世紀の看護の世界に、新鮮な風を吹き込みました。

3 教育者

当時の世界で、ずば抜けた教育システムをもつナイチンゲール看護師訓練学校が創設されたのは、1860年6月のことです。

ナイチンゲールは、早い時期から看護師の教育に着手することを考えていました。そして看護師の教育を成功させるためには、望ましい看護を展開している病院を見つけることが先決だという信念を持っていました。さらには、良い教育を行なうためには、優れた総看護師長や師長の存在が必要不可欠の条件だとみなしていました。幸い、資金としてはクリミア戦争におけるナイチンゲールの働きに対して寄せられた多額の基金がありました。

こうしたいくつかの条件に適《かな》う場所として、聖トマス病院が抜擢され、初代の校長には聖トマス病院の総看護師長だったウォードロウパー夫人が選ばれました。看護学生たちは全員が寮（ホーム）に暮らし、厳格な訓練と規律ある日常のなかで、最先端の看護を実践する能力を培っていきました。これは

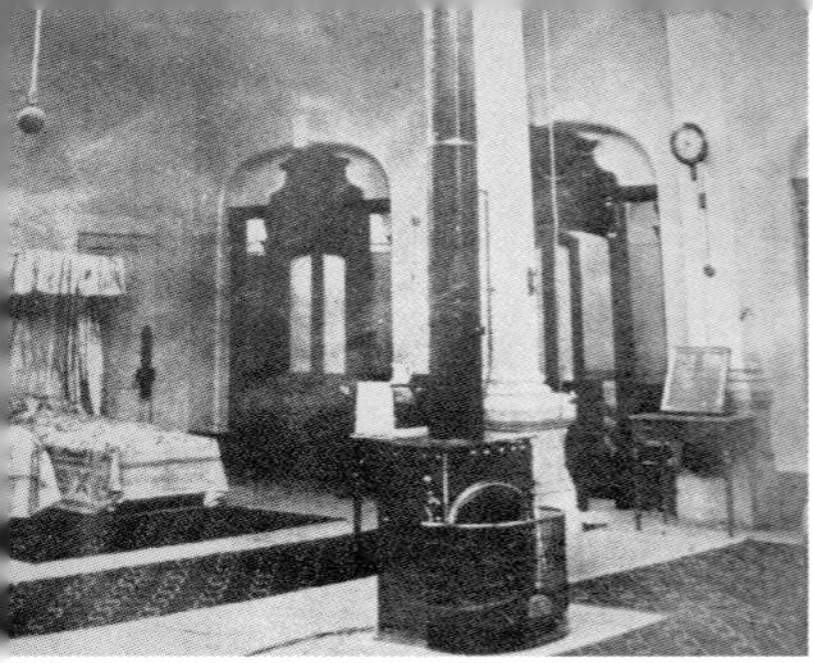

サリー公園時代の聖トマス病院内の見習生の寝室。

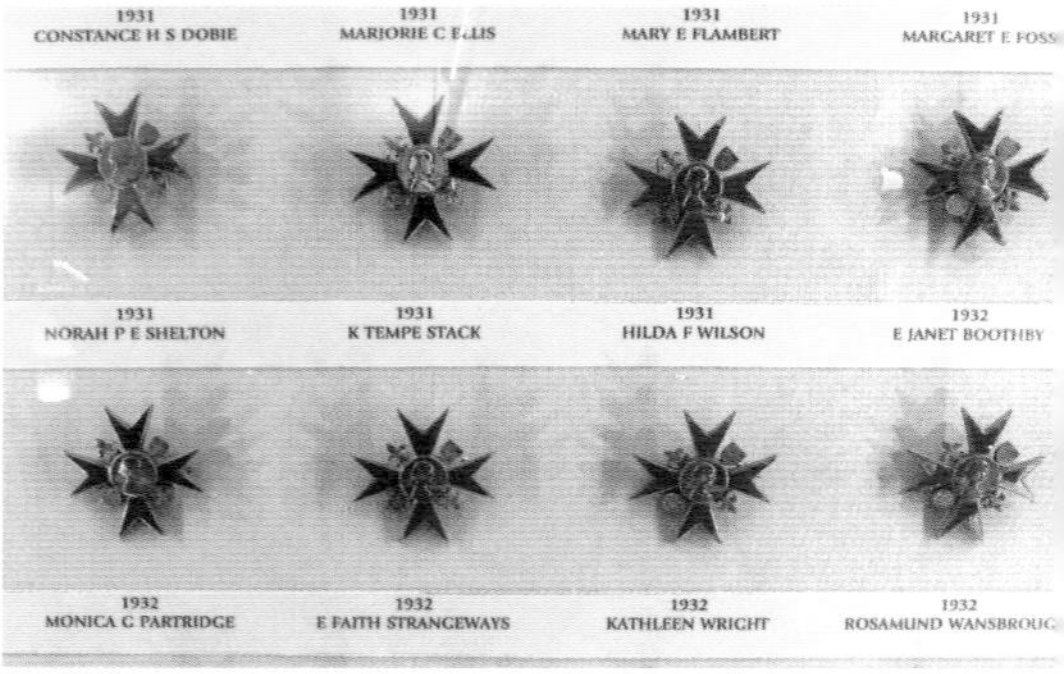

現聖トマス病院内に展示されているナイチンゲール看護師訓練学校の校章。ナースとして働いていた間ユニフォームに付けていた校章が、退職時に返還されたもの。

聖トマス病院における校長のウォードロウパー夫人と看護師たち（1870年代後期）。

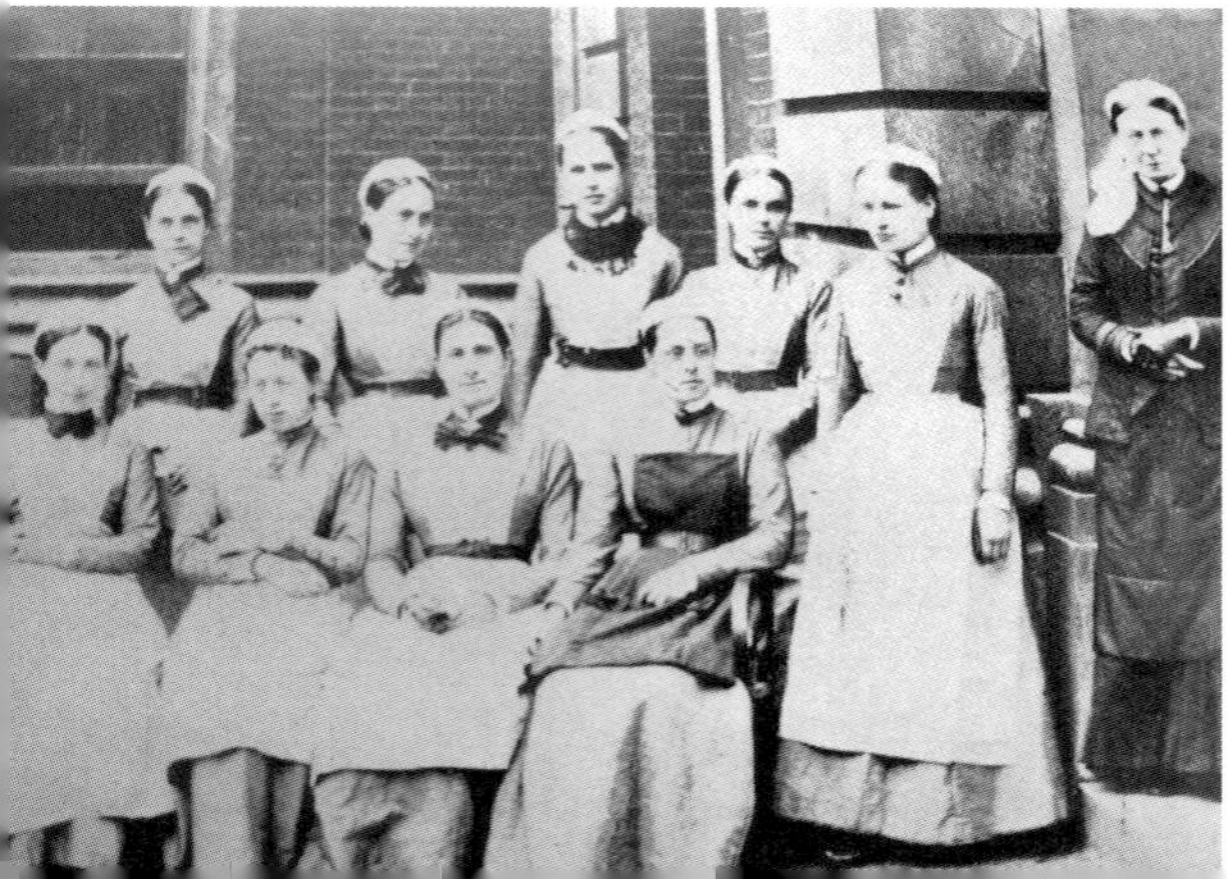

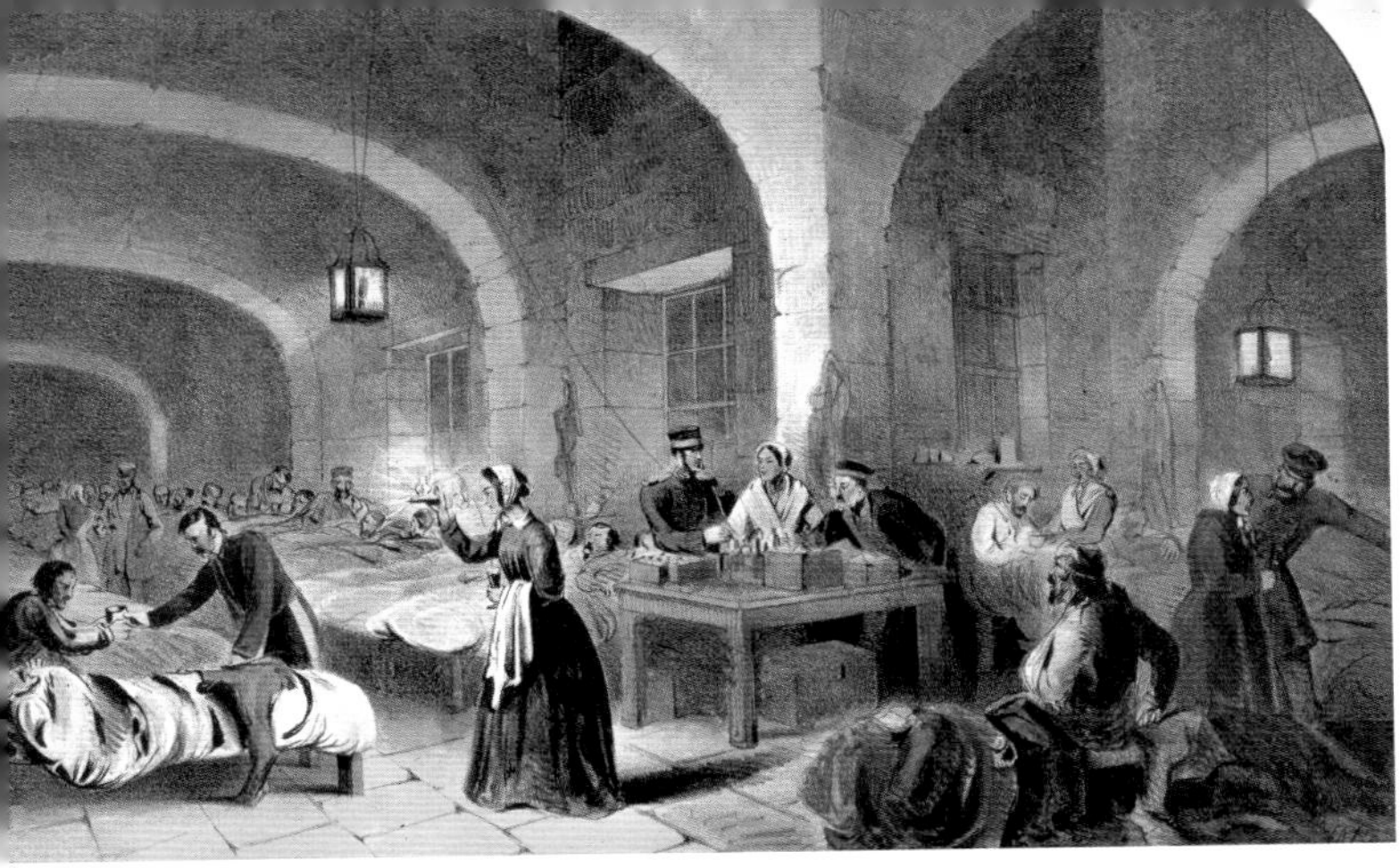

クリミア戦争でのナイチンゲールは、24時間不眠不休で看護を行ったり、8時間もひざまずいた状態でけが人に包帯を巻き続けたりするなど、献身的に働き続けた。

宗教と切り離されて運営される学校で、その教育の理念と実態は、それまでの看護の歴史からみて破格の内容を備えており、ここに近代看護が幕を開けたのでした。

4 優れた看護管理者

ナイチンゲールの臨床体験は、わずか2年半という短いものでした。1年間の**淑女病院での総監督体験**、それに続く**クリミア戦争従軍における看護管理者**としての1年半の体験です。しかし、この2年半のなかで、ナイチンゲールは、かつて誰にもできなかった看護管理者としての実力を発揮しました。

特に、クリミア戦争では、戦時における高度な判断と、スクタリ野戦病院（トルコ）での献身的で不眠不休の看護が兵士たちの心に響いて、**〝クリミアの天使〟**と呼ばれるまでになりました。戦争が終結するまでにナイチンゲールが成し遂げた業績は、「**死亡率の低下**」が示しています。その最大の理由となったのは「**療養環境の改善**」です（⬇P46歴史）。特に重要視されたのは、病院中の徹底的な掃除、汚物の除去などの清潔管理です。さらに兵士の身体を清潔にし、衣類を整え、滋養のあるものを提供し、自立に向けた対策を編み出すなど、看護の基本を作り上げました。

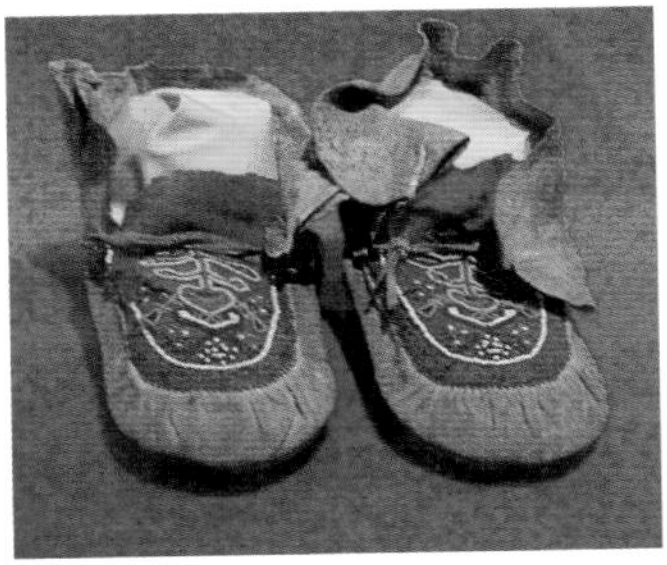

ナイチンゲールがクリミア戦争当時に履いていた革製のスリッパ。

■クリミア戦争での代表的な環境改善

1	病院中の徹底的な掃除、汚物の除去、換気
2	清潔なベッドの提供。患者の身体の清潔
3	台所の設置。温かい食べ物の提供
4	兵士たちが読書できる図書館の建設
5	兵士たちがくつろげるコーヒーハウスの設置
6	兵士が本国の家族に送金するシステムの構築

P8写真（上・下）出典：『聖トマス病院 ナイチンゲール看護婦養成学校100年のあゆみ－1860～1960』福田邦三・永坂三夫 共訳　日本看護協会出版会　1973年

❺ 衛生改革者

ナイチンゲールの後半生の仕事の大半は、衛生改革という、次に挙げる課題に費やされました。

① 不衛生で不健康な生活環境に対する国民の意識を改善する。
② 具体的な衛生対策を提言する。
③ ②の衛生対策を政府や議会を通して具体的に実現させる。

ナイチンゲールは、問題点の発見においても、解決のための施策《しさく》の案出《あんしゅつ》においても、さらには政府や議会を動かして実現にもち込むことにおいても、まさに実力ある**衛生改革者**のひとりでした。

19世紀のイギリスにおいて、国民の死亡原因の第1位は、「**感染症**」によるものでした（⬇P86歴史）。しかも、その死亡率は、生半可な数値ではありませんでした。また、ロンドンやマンチェスターなど、近代的な工業都市における職工や労働者の平均死亡年齢はたいへん低いものでした。たとえば、1837年の調査によれば、マンチェスターにおける職工、労働者、召使の家族の死亡者の平均年齢は17歳でした。こうしたことから、環境改善は国全体の課題でした。

医学界では、**コッホ**によって**結核菌**が発見され、感染症には必ずそれを発症させる病原菌が存在することが証明され、〝予防〟というテーマが確立しますが、それは1882年以降のことです。

しかし、ナイチンゲールは、1880年代以前にあって、終始一貫して「**感染症は予防できる**」と主張していました。そのためには、〝清潔で健康的な生活環境〟と〝健康的な暮らしの営み〟が不可欠であると説きました。ナイチンゲールが主張した感染対策は、今日の新型コロナウィルス感染予防で力説された内容と重なっています。

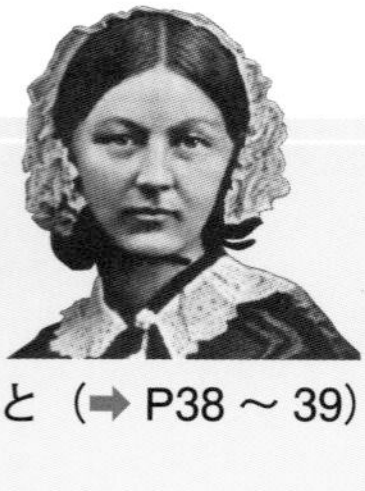

ナイチンゲールの感染予防策

- 開け放した窓から新鮮な空気を取り入れること（➡P38～39）。
- 部屋の清潔を保つこと（➡P86～91）。
- 陽光を取り込むこと（➡P82～85）。
- ひとつの屋根のもとに、多数の病人を密集させないこと（➡P43）。
- 室温を下げない（寒がらせない）こと（➡P40～41）。
- 病院が本来の機能を発揮し、感染を防止するためには、病院の構造や立地条件を考慮すること（➡P42～43）。

6 病院建築家

「感染症は予防できる」と考えたナイチンゲールが、当時最も心を痛めていたのは、本来病人を病気から回復させるための施設であるべき病院が、その役割を果たすどころか、かえって病状を悪化させる環境にあることでした。

当時の病院では、病人の詰め込みや、病院管理のあり方の誤りや、病院の建築構造の欠陥など、さまざまな問題を抱えていました。それによって、病状を悪化させ、さらには二次感染（病院内の感染）を誘発する温床《おんしょう》となり、死亡率を上昇させているという現実があったのです。

クリミア戦争から帰国後ナイチンゲールは、陸軍の病院だけではなく、一般の公立病院や民間病院のあり方にも目を向けました。とりわけ病院建築について考察を深め、自ら設計図を作成し、理想的な病院建築を提示しました。聖トマス病院内につくられたパビリオン式の「**ナイチンゲール病棟**」（⬇P38ナイチンゲールの言葉・P43図）がそれにあたります。

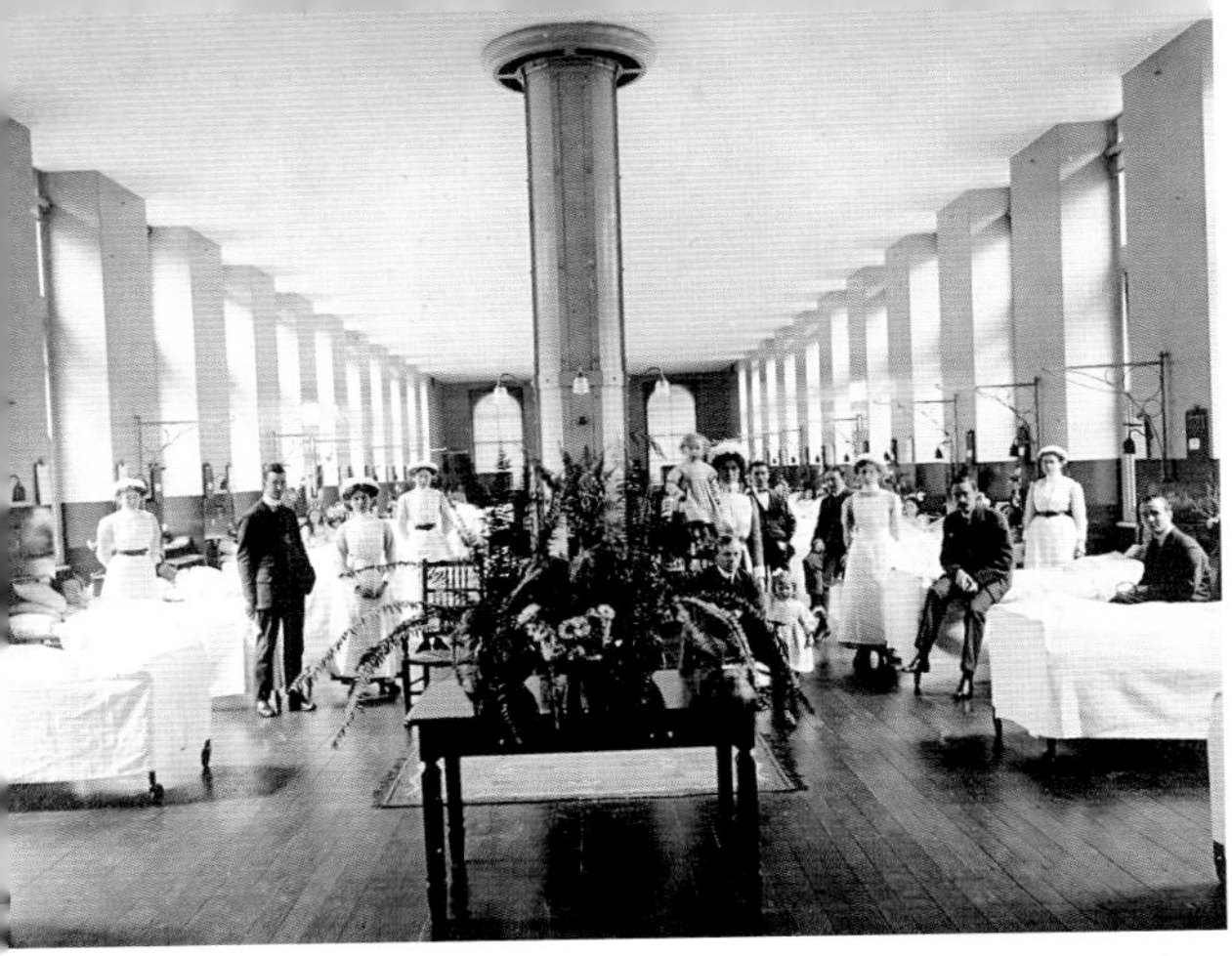

イギリス・ロンドンにある聖トマス病院。各棟が渡り廊下でつながれたパビリオン方式で、「ナイチンゲール病棟」の代表例とされている。病室の写真（上）は1900年に撮影されたもの。

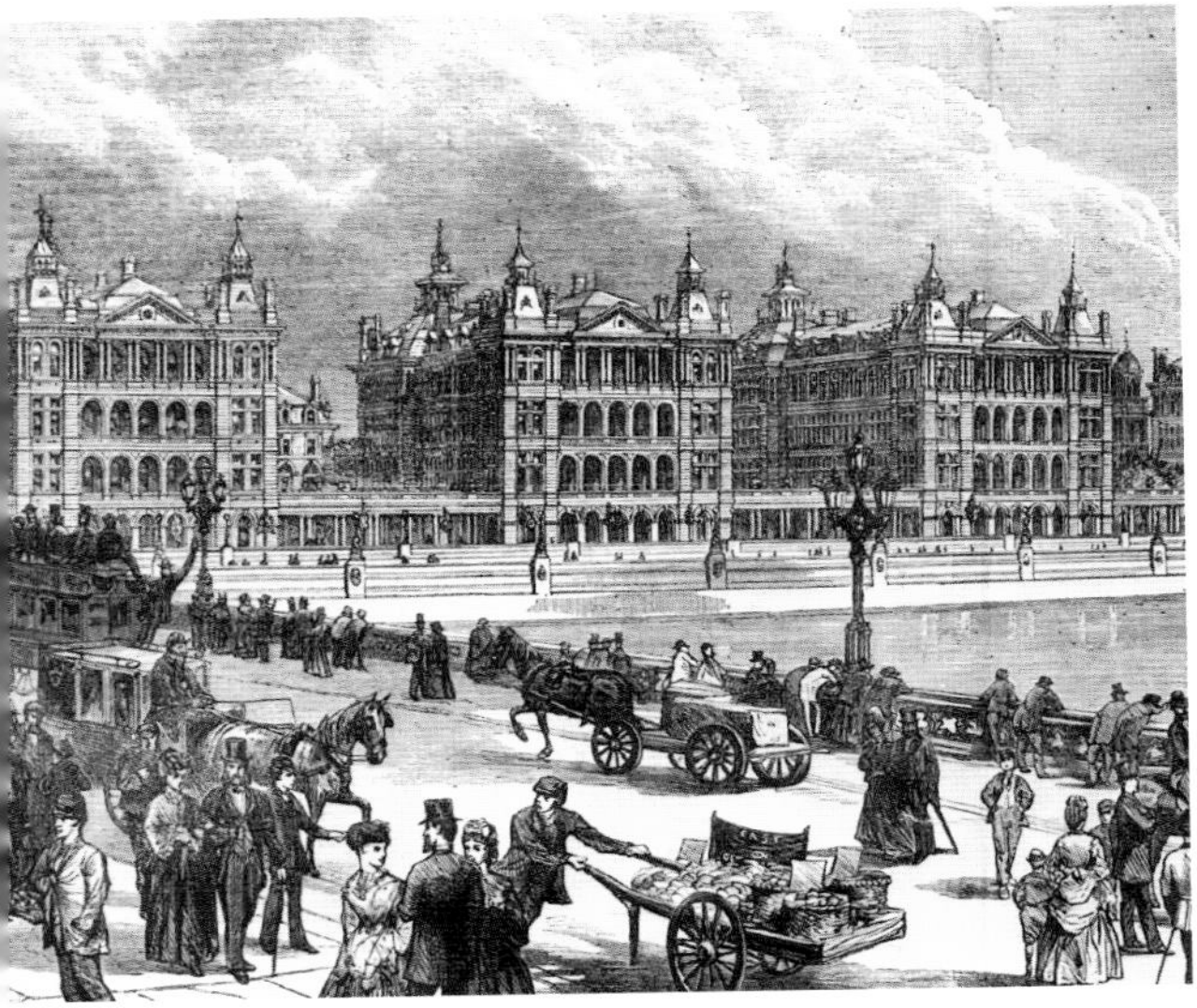

病院建築におけるパビリオン式とは

- 2階建て以下を理想とする
- 大部屋に20～30床程度のベッドを配置
- ベッド同士の間隔が十分に取られている
- 間仕切りなしの大部屋で、通気がよい
- 大部屋同士を渡り廊下でつないでいる

7 統計学者

若いころから数学や統計学に強い関心を寄せていたナイチンゲールは、当時としては最先端の知識と技術を修得していました。それらを土台に研鑽《けんさん》を積み重ね、統計学者、**ウィリアム・ファー**などの助けも借りて、やがて**科学者**、**統計学者**としても、傑出《けっしゅつ》した才覚を見せるようになりました。

英国陸軍の衛生問題に対して指摘を行うときも、統計学を用いて的確な指摘を行いました。具体的には、クリミア戦争における兵士の死亡の原因を、統計学的に立証しています。

事実の意味をしっかりと見極めようというナイチンゲールの思考から考案されたのが、「**バッツ・ウィング**」（⬇右図）や「**ローズ・チャート**」（⬇下図）といわれるグラフです。棒グラフや円グラフが一般的に認知されていない時代に、ナイチンゲールは、視覚に訴える独創的な統計図を考案したのです。

■バッツ・ウィングの例（東洋における陸軍の死亡率）

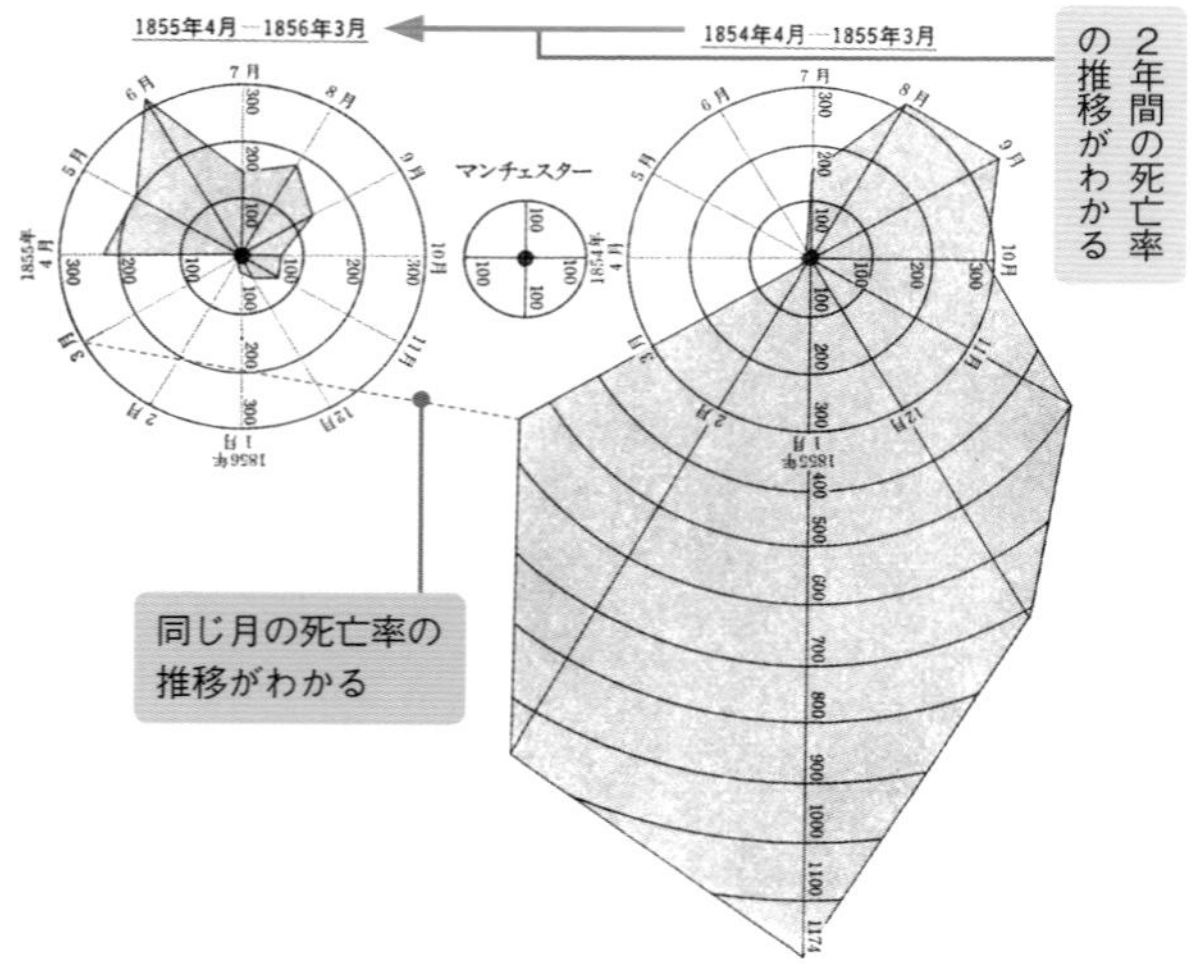

さらに、こうした統計学の知識から、**病院統計**という考え方を確立しました。

■ローズ・チャートの例（東洋における陸軍の死亡率）

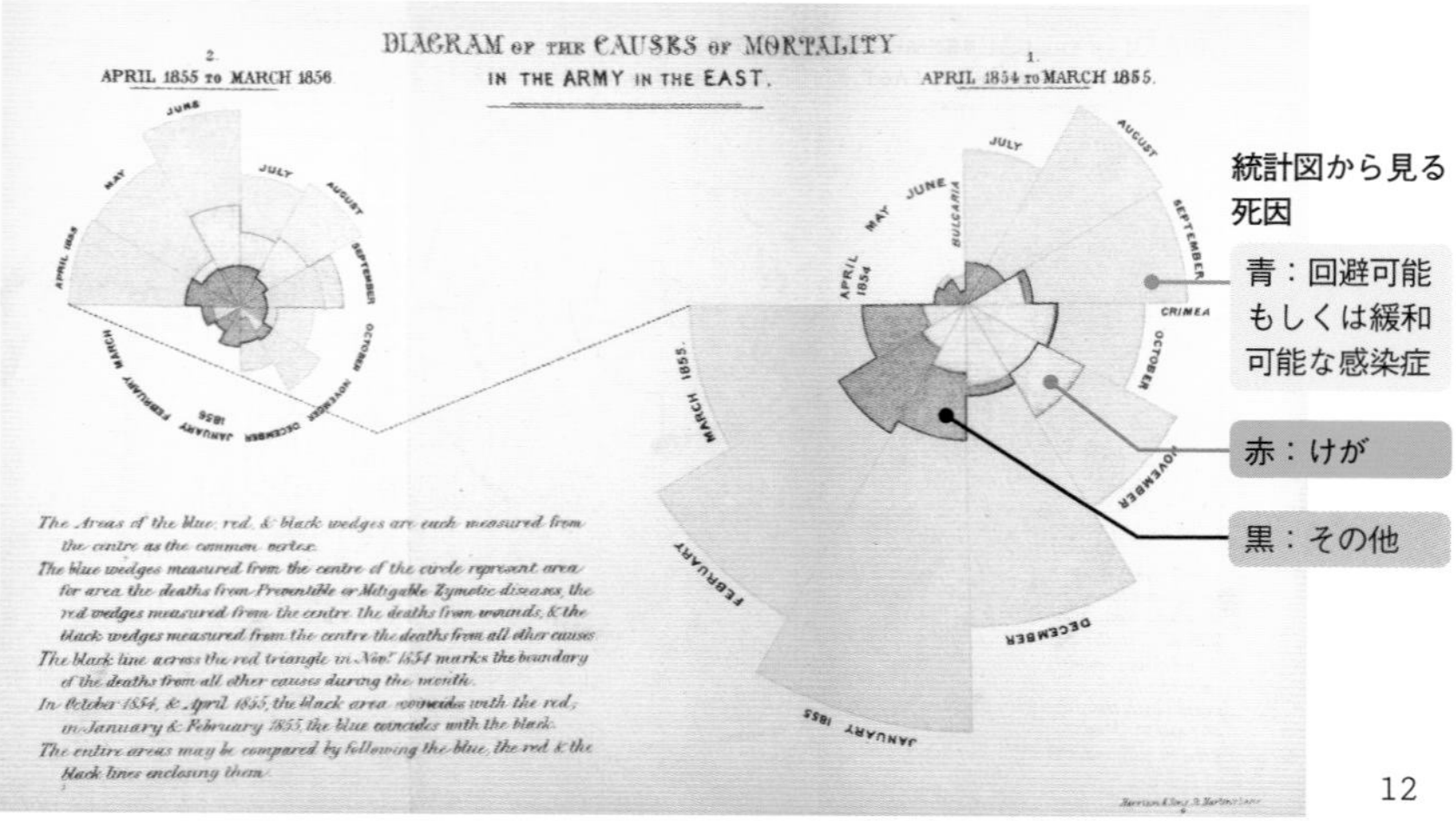

8 社会改革者

19世紀半ばのイギリスでは、貧富の格差が顕著となり、その日の食物も手に入らない最下層の人々が増大する傾向にありました。そのため、政府は従来の「**救貧法**」という法律を改正するなどの対策を立てました。しかし、莫大なお金をつぎ込んでも、一向に貧困者の数を減少させることはできず、人々の生活を向上させることは至難《しなん》の業《わざ》でした。すでに貧困は個人の問題ではなく、そこには産業革命後のイギリスが生み出した構造的な貧困という問題が横たわっていたのです。

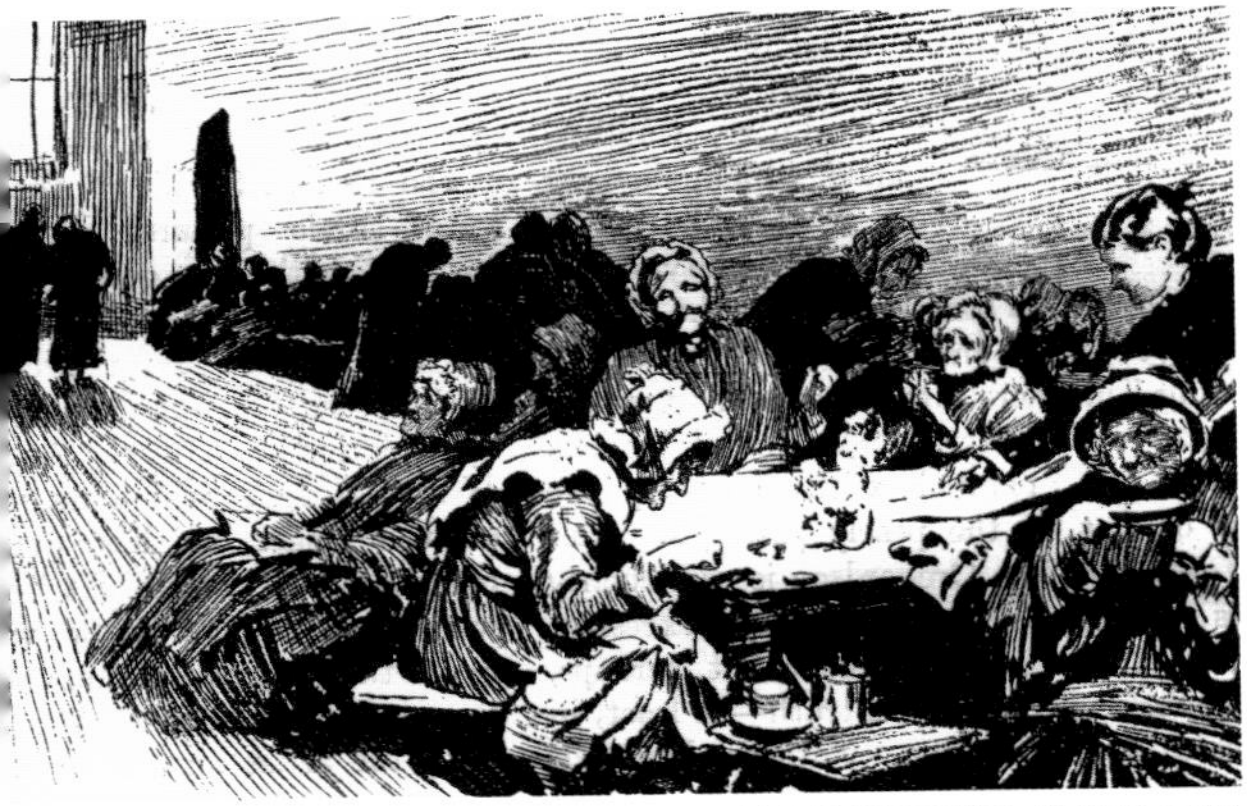
ロンドンのウエストミンスター連合労役場の様子（1870 年代）

そうした社会全体の負のサイクルを見てきたナイチンゲールは、「**〝救貧法〟本来の目的は、貧しい人々に罰を与えたり、食べ物を提供したりすることではなく、彼らを勤勉で自立できる人にするために、訓練を施すことである**」と述べました。そして、これまでの慈善事業のあり方を改め、その人がもっている力を十分に使って、社会のなかで生きていける自立への援助のあり方を提言しました。

ナイチンゲールの言動は、人々の賛同を得て、社会の病理現象を改革する方向に生かされていきました。

8つの顔をもつナイチンゲールの功績

ナイチンゲールの幅広い業績を８つに分類し、紹介しました。その一つひとつの顔は、どれも奥深く、時代の先端を行くものです。それは誰も手がけない領域を先駆する専門家としての顔でもありました。

これらの８つの顔は、どれもすべて同じ方向を向いています。そして、いつでも同じ目標に向かって立ち続けていました。それは、“人間が人間らしく生きていける社会の創造”という方向であり、“国民の病からの解放と健康の増進”、“清潔で健康的な住まいの実現”という目標です。これこそ、本来の看護がめざすべき方向や姿です。

看護師のバイブル
『看護覚え書』とは

『看護覚え書』が書かれた背景

19世紀前半のイギリスでは、病院という場は不潔《ふけつ》の巣窟《そうくつ》のようなところでした。入院した患者は、院内感染症にかかって命を落としかねない危険な要素をもっていました。また、誰もが入院できるわけではなく、入院患者の大半は、下層階層の人たちでした（⬇Ｐ１４０歴史・Ｐ１４９図）。

そこで働く看護師も、教育を受けていない下層階層の女性たちで、患者に配られる治療《ちりょう》用のアルコールを盗み飲みしては酔っぱらっていたので、世間では最低の職業とみなされていました（⬇Ｐ7図）。一方、家で病人を看病する女性たちも、時代の慣習に従って、間違った手当てをしていました（⬇Ｐ１３６）。

若いころから、看護について独自の研究と学習を重ねてきたナイチンゲールは、こうした誤った実態を正していこうと、まずは身内の健康に責任を負う女性たちに向けて本来の看護を説き、同時に、病院で働く看護師たちに看護のあるべき姿を教えようと考えました。結果として、**『看護覚え書』は「看護とは何か」という定義が書かれた人類史上初の書物**となったのです。

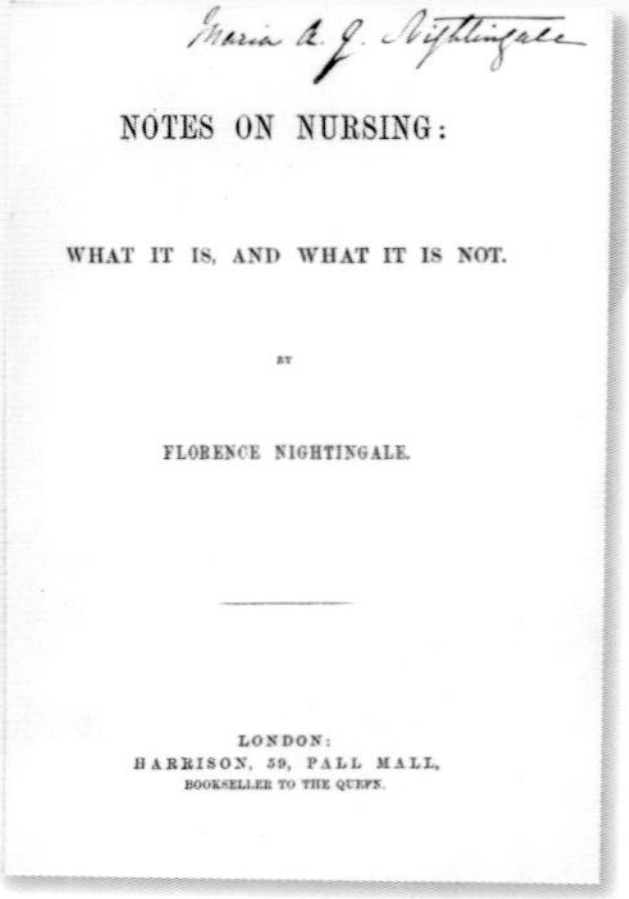
Maria A. J. Nightingale

NOTES ON NURSING:

WHAT IT IS, AND WHAT IT IS NOT.

BY

FLORENCE NIGHTINGALE.

LONDON:
HARRISON, 59, PALL MALL,
BOOKSELLER TO THE QUEEN.

1859年に発行された『看護覚え書』第1版

『看護覚え書』の出版事情と日本への浸透

『看護覚え書』の「第1版」は１８59年12月末に出版されました。出版されるや、著者の知名度もあって、1か月で1万５０００部も売れたようです。また、多くの書評も書かれ、絶賛を浴びました。看護という営みが、はじめて世の人々の間で話題になり、受け入れられた瞬間でした。しかしナイチンゲールは、翌年7月には早くも改訂「第2版」を出しています。これは**看護師向け**に書かれたもので、6月に開校されたナイチンゲール看護学校の教科書としても採用されたという記録が残っています。さらに1861年4月には廉《れん》価《か》版《ばん》としての「第3版」（**労働者階級版**）が出版されました。

ナイチンゲールの没後、日本以外の国では「第1版」のみが複製されて読み継がれていますが、日本では看護師向けの「第2版」が、1973年に現代社によって翻訳され、看護師のバイブルとなって学び継がれています。

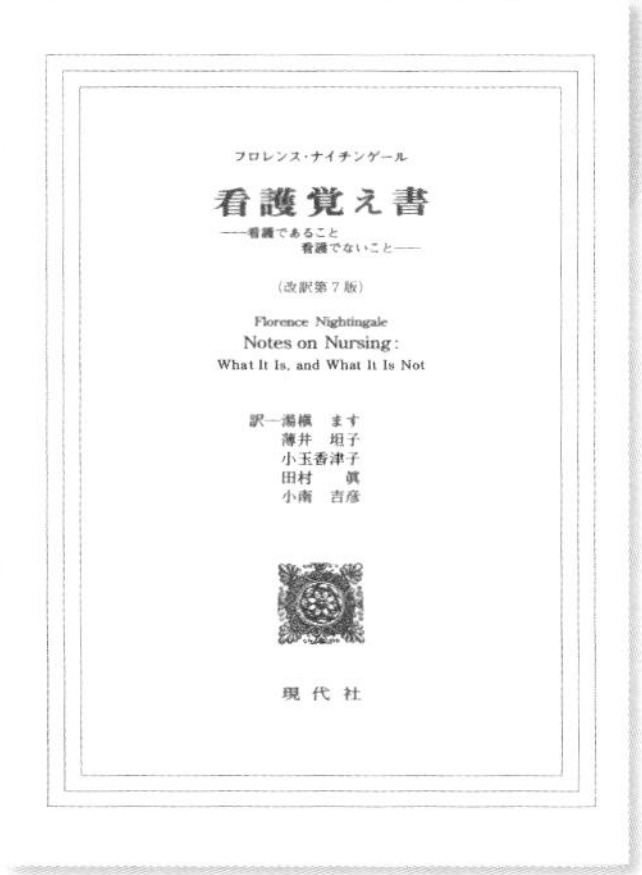
フロレンス・ナイチンゲール
看護覚え書
――看護であること 看護でないこと――
（改訳第7版）
Florence Nightingale
Notes on Nursing:
What It Is, and What It Is Not
訳―湯槇 ます
薄井 坦子
小玉香津子
田村 眞
小南 吉彦
現代社

現代社版『看護覚え書』（改訳第7版）

第1版

すべての階層の女性向け　1859年刊

特徴 全14章、76ページ。発売後1か月で1万5000部を売り上げ、当時のベストセラーとなった。イギリスをはじめとする多くの国々では、第1版が読み継がれている。

対象 上流階級の婦人から召使まで

第2版

看護師向けの「補章」を加筆　1860年刊

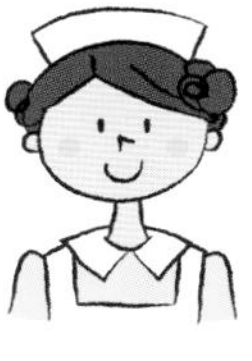

特徴 「看護師とは何か」「回復期」などをテーマとした「補章」を追加。第1版より文字が大きくなり、装丁も美しく、全221ページに増えた。日本は、看護師向けに書かれた第2版を読み継ぐ、数少ない国のひとつ。

対象 看護師、看護見習生

第3版

労働者階級向け　1861年刊

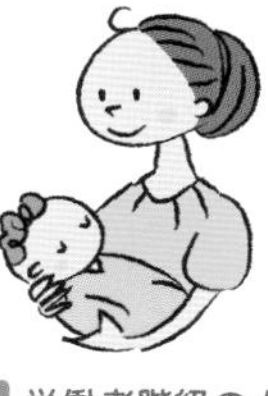

特徴 「赤ん坊の世話」を追加。「看護とは何か」など、大事な項目は残しつつ、第2版全体を114ページに減らし、本のサイズも小さくした。大衆向けのため、1冊2～7ペンスという安価で販売された。

対象 労働者階級の人々

サブタイトルに込められたナイチンゲールの思い

『看護覚え書』の主題は英文では、"**NOTES ON NURSING**"です。これは、「看護に関する覚え書（ノート）」と訳すことができます。そして、副題には、"**WHAT IT IS, AND WHAT IT IS NOT**"と記されています。

実は、このフレーズに込められたテ

ーマこそ、ナイチンゲールが最も強く読者に訴えたかったことなのです。

ナイチンゲールが活躍した19世紀には、まだ看護という仕事が正確には理解されてはいませんでした。人々が行なう看護（ケア）は、ナイチンゲールから見れば、およそ看護本来のあり方とはかけ離れていました。

そこで、ナイチンゲールは人々に、**「看護であること」**と、**「看護でないこと」**をわかりやすく説こうとしたのです。

ナイチンゲールは、『看護覚え書』の「おわりに」で、次のように語っています。**「真の看護とは何であり、真の看護とは何でないか、をはっきりさせることに、私がすこしでもお役に立てるならば、私の目的はかなえられたことになるであろう」**と（⬇P140）。なかなか難しいテーマですが、ナイチンゲールがあえて挑戦しようとした内容が何であったかは、本書をじっくりと読むことでわかってくるはずです。

『看護覚え書』3つのキーワード

『看護覚え書』の中に流れているナイチンゲールの看護思想を理解するためには、重要な手がかりとなる3つのキーワードがあります。

1 nature 自然

『看護覚え書』でナイチンゲールが強調したかったのは、人間という生命体そのものがもっている〝いのちの自然性〟であり、〝**自然治癒力**〟または〝**自然の法則**〟と呼ぶに等しいものです。

つまり、「**人間がもつ生命の姿**」を指しています。この営みは、「**生命の法則**」と置き換えることも可能です。

2 life 生活

〝life〟には、「生命」または「生活」という意味がありますが、『看護覚え書』では、〝**人間の生活**〟を指しています。

人間の生命は、「生活」のあり方によって、健康にもなり、逆に不健康にもなっていきます。ナイチンゲールは、**生命は生活によって支えられ、影響を受ける**という視点を大事にしています。

3 vital power life-giving power 生命力

生命力は、生命体に生命が宿ったときから、自然に与えられるものです。そして生命活動を営むにあたっての根本となる、生命を維持していこうとする力です。

ナイチンゲールは、**「生命力に力を貸すこと」こそ、看護師が行うべき職務**だと考えました。

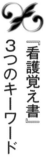

ようこそ『看護の世界』へ！

職業としての「看護の世界」は、誰にとっても身近に存在するものではありません。大きなけがをして病院に運ばれたとき、または突然の高熱や腹痛などで入院したとき、さらに家族や知人のお見舞いで病院を訪れたときなどには、看護師たちが働く姿に接し、「看護の世界」を垣間見ることでしょう。しかし、健康で元気がよく、普通の生活を送っている人にとって、「看護の世界」は他人事です。でも、いつか看護を身近に感じるときが訪れるはずです。

一方で、看護を学ぼうとして熱い思いを抱いて学校に入学した学生たちや、看護とはいったい何かという課題が解けないままに実践を積んでいる看護師たちにとっては、真の「あるべき看護の世界」を知ることは、たいへん重要で、かつ不可欠な事柄となっています。

日本の「看護の世界」への入り口には、いつもナイチンゲールという女性が立っていました。大半の看護師たちはナイチンゲールを通して「看護の門」をくぐることになるのです。しかし、そのナイチンゲールは、実像のナイチンゲールからはほど遠く、また、ナイチンゲールの思想は容易に理解されてはきませんでした。

本書は、ナイチンゲールが書いた『看護覚え書』という書物を、これまでに解説されなかった点を明らかにしながら、その内容と全体像をつかみ取るための道しるべとして書かれました。『看護覚え書』は、ナイチンゲールの考え方を知るうえで不可欠の書物ですから、本書を通して、多くの方々にこれまで知らなかったナイチンゲールと、「看護の世界」に出逢ってほしいと心から願っています。

本書は、２０１４年９月の発刊以降の研究成果をふまえて、この度「新版」として世に送り出すことになりました。さらに多くの方々に手に取っていただき、活用されることを願っております。

編著者・金井　一薫

もくじ

contents

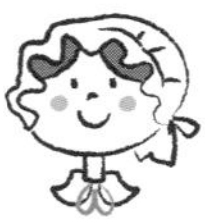

新版 ナイチンゲールの『看護覚え書』イラスト・図解でよくわかる！

知りたい！STORY1 ナイチンゲール物語 …… 2
知りたい！STORY2 ナイチンゲールの8つの素顔 …… 6
『看護覚え書』とは …… 14
ようこそ『看護の世界』へ！ …… 17
本書の特徴 …… 20

PART 1 総論 看護の原点

1 女性は誰もが看護師 …… 22
2 看護の独自性 …… 24
3 病気とは何か …… 26
4 看護は何をなすべきか …… 28
5 学ぶべき看護の知識 …… 30

ちょっとひと息❶ ナイチンゲールからの手紙 …… 32

PART 2 各論 具体的な看護

6 看護の第一原則 …… 34
7 汚れた空気とは何か …… 36
8 換気の重要性 …… 38
9 保温の重要性 …… 40
10 住居の健康とは …… 42
11 小管理の重要性 …… 44
12 具体的な小管理 …… 46
13 病人についての第一原則 …… 48
14 「物音」の正体 …… 50
15 不注意な看護師とは …… 52
16 患者の特質 …… 54
17 「変化」の必要性 …… 56
18 「変化」の効用 …… 58
19 病人の苦悩と変化 …… 60
20 食事への援助① …… 62
21 食事への援助② …… 64
22 食事への援助③ …… 66
23 病人食の基準 …… 68
24 食援助の最重要事項 …… 70
25 食物の胃への影響 …… 72
26 寝具類と看護 …… 74
27 よいベッドの条件 …… 76
28 ベッドの配置と高さ …… 78
29 ベッドづくりと睡眠 …… 80
30 陽光と健康の関係 …… 82
31 病室の条件 …… 84
32 病院衛生の重要性 …… 86

33 床の清掃……88
34 壁の清潔を保つには……90
35 病人の特性と環境……92
36 身体の清潔……94
37 〝身体の清潔〟の真の意味……96
38 「清拭」による清潔……98
39 励ましと忠告の害……100
40 おせっかいな忠告……102
41 病人との話題……104
ちょっとひと息❷ ナイチンゲール看護学校の卒業生……106

PART 3 病人の観察の基本

42 病人の観察……108
43 観察の目的……110
44 観察の基本……112
45 質問の仕方①……114
46 質問の仕方②……116
47 患者は内気《うちき》……118
48 観察習慣の大切さ……120
49 観察でよくある失敗……122
50 何を観察するのか①……124
51 何を観察するのか②……126
52 看護の倫理……128
ちょっとひと息❸ 『看護覚え書』の100年後……130

PART 4 看護師とは何か

53 小児看護への応用……132
54 外科看護への応用……134
55 素人《しろうと》療法の追放……136
56 史上初の看護の定義……138
57 『看護覚え書』執筆の目的……140
58 看護師とは何か①……142
59 看護師とは何か②……144
60 看護師とは何か③……146
61 看護師とは何か④……148
62 回復期の看護……150
63 回復期の患者の特徴……152
ちょっとひと息❹ 赤ちゃんの世話……154
参考文献……155
ナイチンゲールの名言……156
さくいん……158

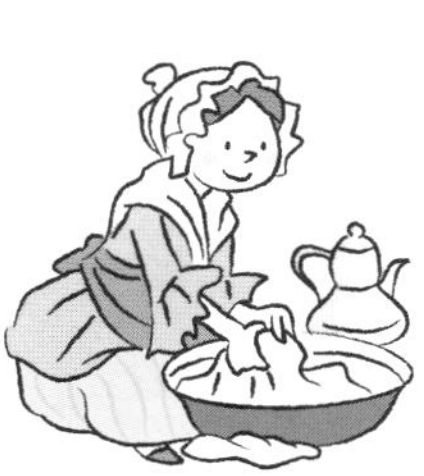

本書の特徴

本書は、ナイチンゲール著『看護覚え書』に書かれている内容で、現代の看護にも通じる重要な内容を取り上げて解説しています。

引用文については現代社刊『看護覚え書 改訳第７版』の原文を忠実に転載し、同書の内容と対応させて解説しています。

ひとつのテーマを掘り下げてわかりやすく解説するため、１見開き１項目とし、各項目は、次の３つの要素で構成しています。

❶本　文………『看護覚え書』にある重要なセンテンスの読み解き方

❷図　解………本文に沿った内容または関連した内容がひと目でわかるように、イラストや表を使って解説

❸ミニコラム…

- **用語解説**：重要用語の解説
- **看護のヒント**：臨床現場で役に立つ看護の知識
- **歴史**：19 世紀イギリスの歴史的背景
- **ナイチンゲールの言葉**：ナイチンゲールが文書に残した看護に関する言葉
- **プラスアルファ**：看護関連のミニ情報

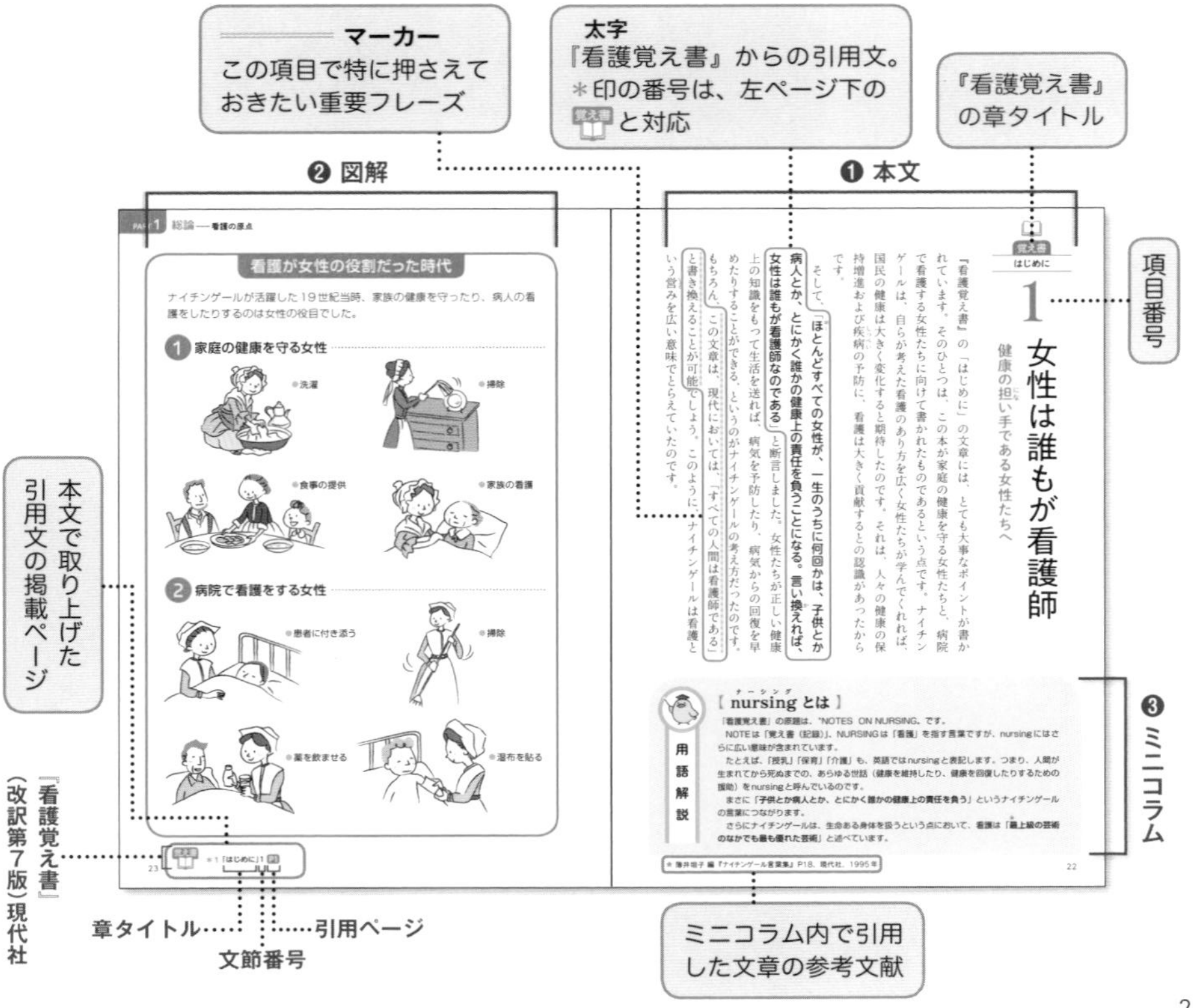

※本書は特に明記しない限り、２０２１年９月１日現在の情報にもとづいています。

PART 1

総論 看護の原点

まず『看護覚え書』が誰に対して書かれたものかをみていきます。
そして医学とは異なる「看護の独自性」について考えます。
次に「病気とは何か」を確認します。
その理解を経て「看護とは何か」を考えていきます。
『看護覚え書』を読むにあたっては、
総論に当たるこの部分の理解はとても重要です。

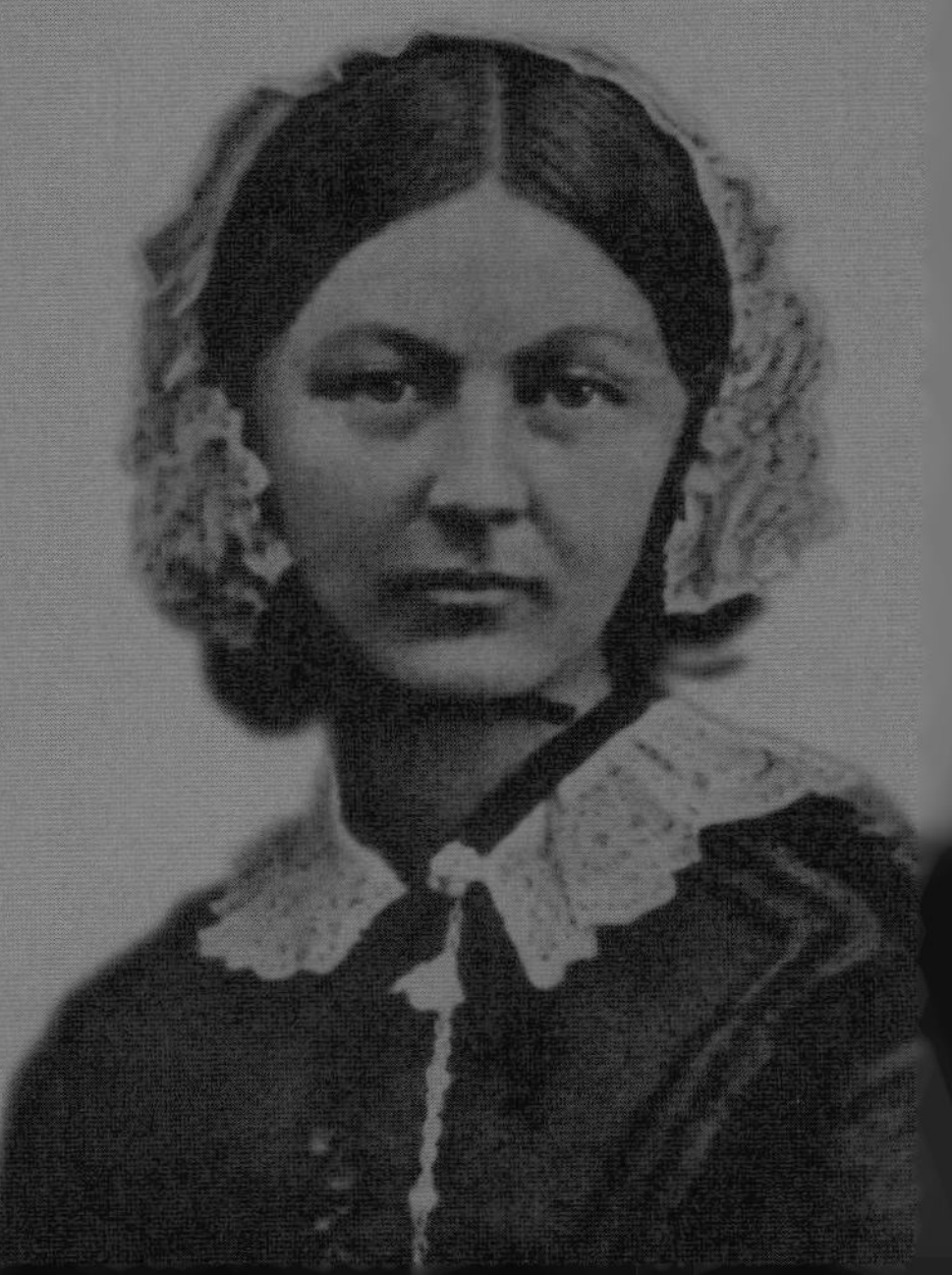

1 女性は誰もが看護師

健康の担《にな》い手である女性たちへ

『看護覚え書』の「はじめに」の文章には、とても大事なポイントが書かれています。そのひとつは、この本が家庭の健康を守る女性たちと、病院で看護する女性たちに向けて書かれたものであるという点です。ナイチンゲールは、自らが考えた看護のあり方を広く女性たちが学んでくれれば、国民の健康は大きく変化すると期待したのです。それは、人々の健康の保持増進および疾病《しっぺい》の予防に、看護は大きく貢献するとの認識があったからです。

そして、**「ほとんどすべての女性が、一生のうちに何回かは、子供とか病人とか、とにかく誰かの健康上の責任を負うことになる。言い換《か》えれば、女性は誰もが看護師なのである」**[*1]と断言しました。女性たちが正しい健康上の知識をもって生活を送れば、病気を予防したり、病気からの回復を早めたりすることができる、というのがナイチンゲールの考え方だったのです。

もちろん、この文章は、現代においては、「すべての人間は看護師である」と書き換えることが可能でしょう。このように、ナイチンゲールは看護という営《いとな》みを広い意味でとらえていたのです。

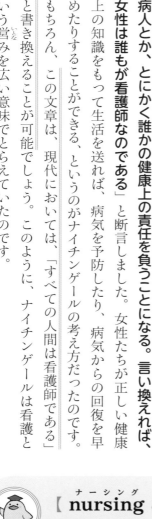

用語解説

【nursing《ナーシング》とは】

『看護覚え書』の原題は、〝NOTES ON NURSING〟です。

NOTEは「覚え書（記録）」、NURSINGは「看護」を指す言葉ですが、nursingにはさらに広い意味が含まれています。

たとえば、「授乳」「保育」「介護」も、英語ではnursingと表記します。つまり、人間が生まれてから死ぬまでの、あらゆる世話（健康を維持したり、健康を回復したりするための援助）をnursingと呼んでいるのです。

まさに**「子供とか病人とか、とにかく誰かの健康上の責任を負う」**というナイチンゲールの言葉につながります。

さらにナイチンゲールは、生命ある身体を扱うという点において、看護は**「最上級の芸術のなかでも最も優れた芸術」**[★]と述べています。

★ 薄井坦子 編『ナイチンゲール言葉集』P18、現代社、1995年

看護が女性の役割だった時代

ナイチンゲールが活躍した19世紀当時、家族の健康を守ったり、病人の看護をしたりするのは女性の役目でした。

1 家庭の健康を守る女性

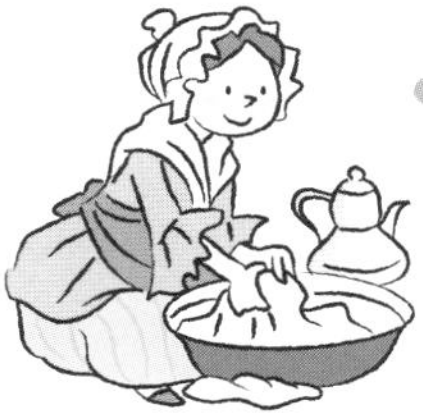

●洗濯

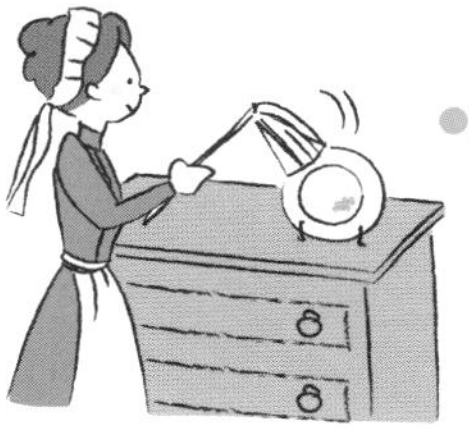

●掃除

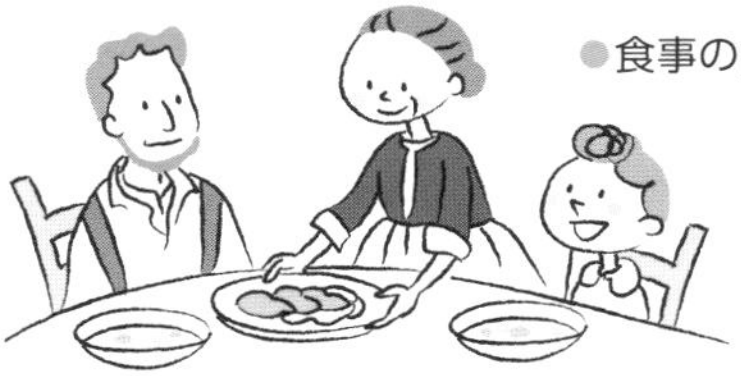

●食事の提供

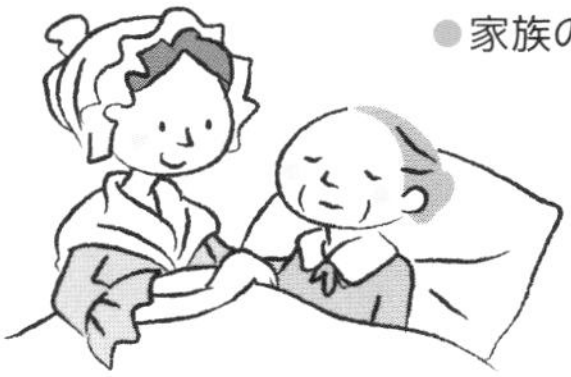

●家族の看護

2 病院で看護をする女性

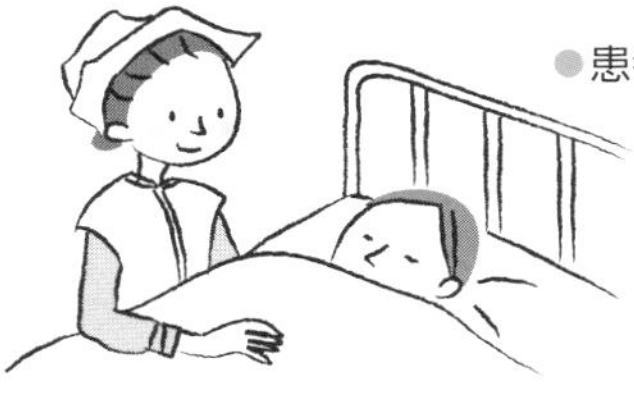

●患者に付き添う

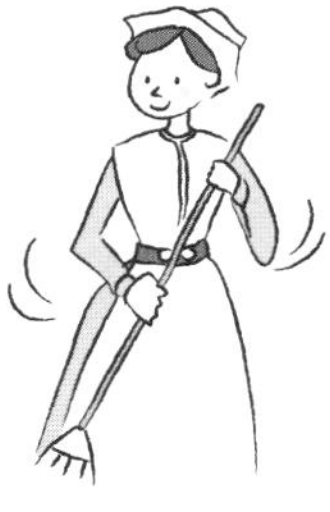

●掃除

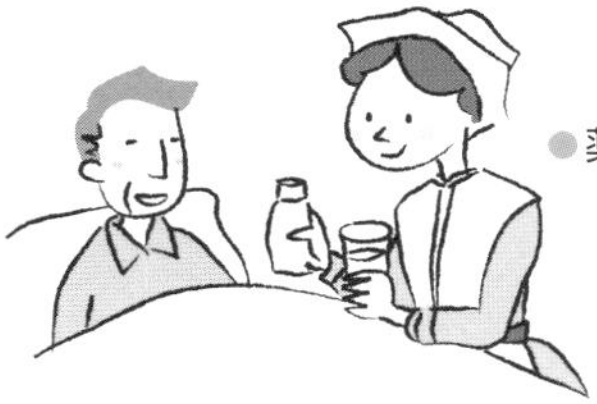

●薬を飲ませる

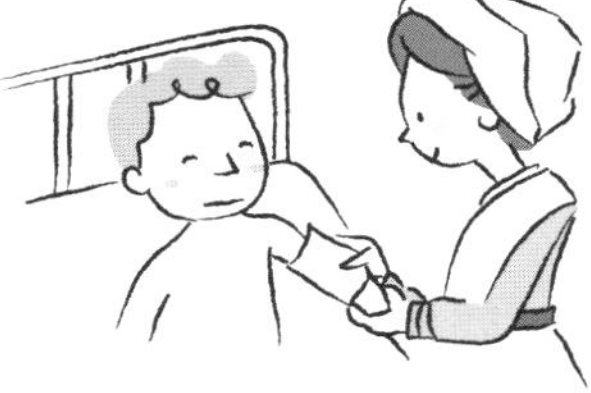

●湿布を貼る

覚え書

＊1「はじめに」1 P1

覚え書

はじめに

2 看護の独自性

看護の知識は医学知識とは区別される

看護の担《にな》い手が病気を予防したり、病気からの回復を早めたりするためには、必ずしも医学の知識をそっくり借りる必要はありません。その意味で、医師と看護師とは別々の使命をもつ職業であるとナイチンゲールは考えました。

[*1]**「日々の健康上の知識や看護の知識は、つまり病気にかからないような、あるいは病気から回復できるような状態にからだを整《ととの》えるための知識は、もっと重視されてよい。こうした知識は誰もが身につけておくべきものであって、それは専門家のみが身につけうる医学知識とははっきり区別されるものである」**。

医師には「病気の診断と治療」という本務がありますが、看護師には「診療の補助」という役割にとどまらない、本来あるべき姿がある、とナイチンゲールは考えていました。そして、その本来の看護のあり方は、著書『看護覚え書』を通して女性たちが自ら学んでほしいと訴えています。

看護本来の役割とは何かについては、「序章」から始まる本文を読んでいくうちに明らかになっていきます。

“ ★看護の仕事は、快活な、幸福な、希望にみちた精神の仕事です。犠牲を払っているなどとは決して考えない、熱心な、明るい、活発な女性こそ、本当の看護婦といえるのです。 ”

ナイチンゲールの言葉

ナイチンゲールは、看護をするその人自身が、どんなに看護に対して熱い思いをもち、骨身を惜しまずに働いたとしても、使命感ややりがいをもって明るい姿で現場に臨んでいなければ、適切な看護をすることはできないと考えていました。

使命感はもとをたどれば「人の役に立ちたい」という想いにつながりますが、それは自己犠牲とは別のものです。人がどう言おうと、自分が選んだ仕事に信念をもって、それを大事にしていくことが大切です。

ナイチンゲールは看護の仕事は〝希望に満ちた精神の仕事〟であり、明るい世界であることを教えてくれています。

★浜田泰三 訳『ナイチンゲール書簡集』P100、山崎書店、1964年

医師と看護師の役割

医師と看護師がそれぞれの職務を果たすことで、患者の回復を早めることができます。医師とは異なる看護師の職務を、しっかり学んでいきましょう。

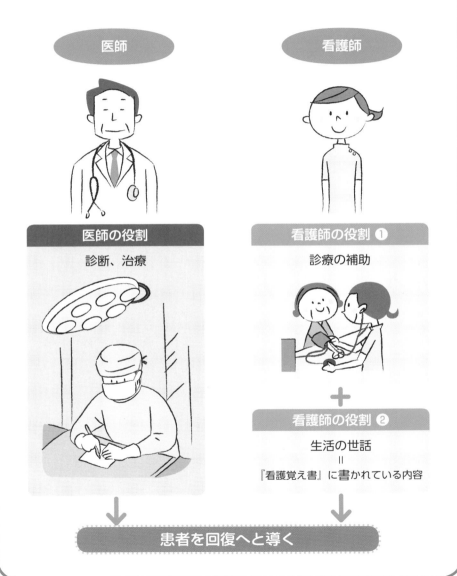

医師

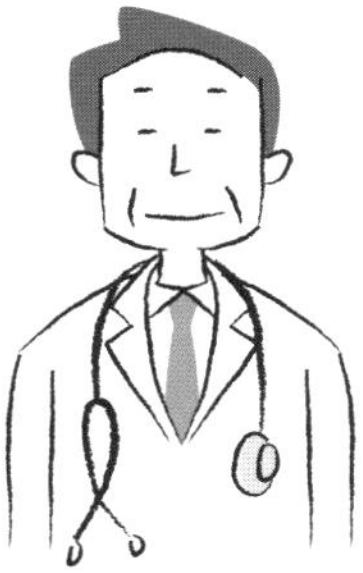

医師の役割

診断、治療

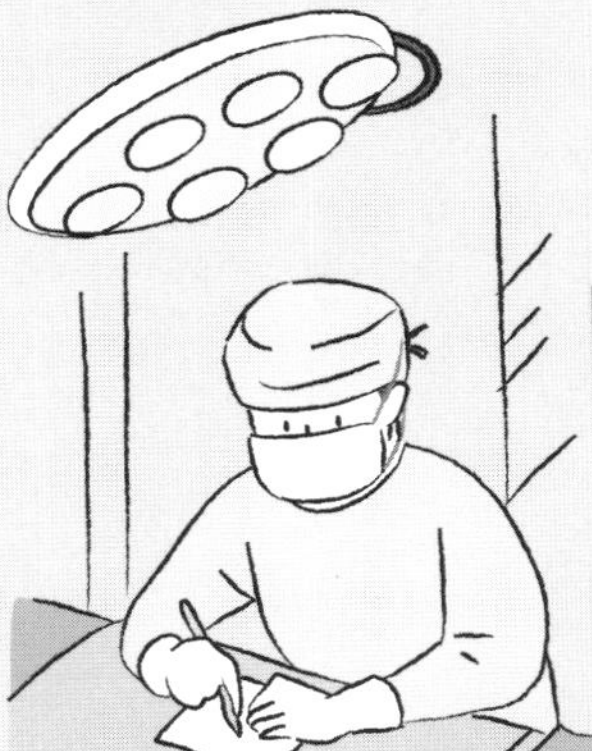

看護師

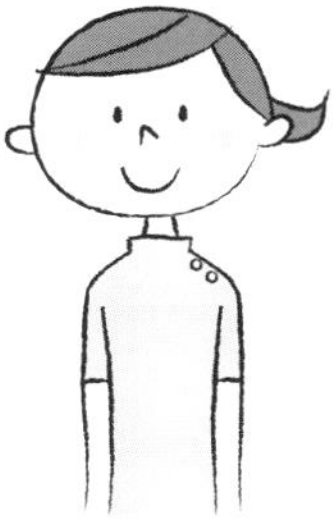

看護師の役割 ❶

診療の補助

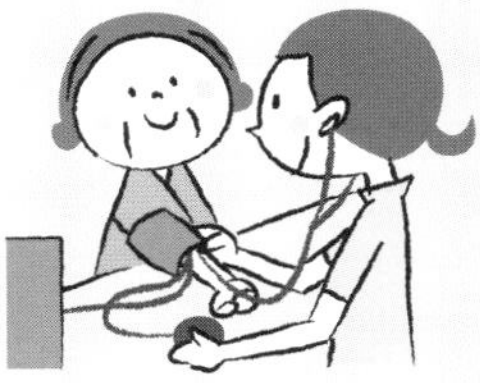

＋

看護師の役割 ❷

生活の世話

＝

『看護覚え書』に書かれている内容

↓

患者を回復へと導く

覚え書

＊1「はじめに」1 P1

覚え書
序章

3 病気とは何か

病気は回復過程という性質をもつ

ナイチンゲールは、『看護覚え書』の「序章」で、「[*1]**すべての病気は、その経過のどの時期をとっても、程度の差こそあれ、その性質は回復過程〔reparative process〕**（⬇下段、用語解説）**であって、必ずしも苦痛をともなうものではない**」と述べています。さらに、「[*2]**つまり病気とは、毒されたり〔poisoning〕衰《おとろ》えたり〔decay〕する過程を癒《いや》そうとする自然の努力の現われ**」とも表現しています。

では、「病気とは回復過程である」とは、いったいどういうことでしょうか。ここでナイチンゲールは、「病気は必ず回復する」とは言っていない点に注目しましょう。病気とは、体内で働く自然の治癒力《ちゆりょく》や回復のシステムが発動して、身体を元のバランスのとれた状態に戻そうとしている姿であるということを伝えたかったのです。

たとえば、有害な物質（病原菌など）が体内に侵入すれば、それを除去しようとして免疫機構が働き、結果として、鼻水やくしゃみ、熱などが出ます。また、身体を酷使《こくし》したときには、全身の細胞に酸素を行き渡らせるために、心臓や肺臓はフル回転して、心拍数や呼吸数を増大させます。

用語解説

【 reparative process《リパラティブ　プロセス》 】

「リパラティブ・プロセス」は、『看護覚え書』を読むにあたって、最初に理解しておくべき重要な言葉です。

リパラティブは「修復」「回復」を、プロセスは「過程」「成り行き」を意味します。つまり、『看護覚え書』では、「病気にかかった身体を、元の元気な身体に戻そうとする身体の営み」のことを指します。たとえば、風邪をひいて発熱するのは、体温を上げて免疫力を高め、体内に入ってきた異物（ウイルス）を撃退するためです。現代の医学では、人間の身体は、体温が上がると免疫力が活性化することがわかっています。

19世紀当時には、この理論は立証されていませんでしたが、ナイチンゲールは実体験から、このことを理解していました。身体が「回復」しようとする力を妨《さまた》げず、その力を支援していくことこそ、ナイチンゲールの目指した看護です。

「回復過程」とは、毒物や衰弱から身体を守るため、元のバランスのとれた状態に戻そうとする身体の働きを指しています。そして、この回復への営みが、病気という現象なのです。

病気とは回復過程である

「症状」は、体内に入ってくる毒物や、体内に起こる衰弱に侵されている身体を、元の健康でバランスのとれた状態に戻すための身体の営みです。

健康に影響を及ぼすもの

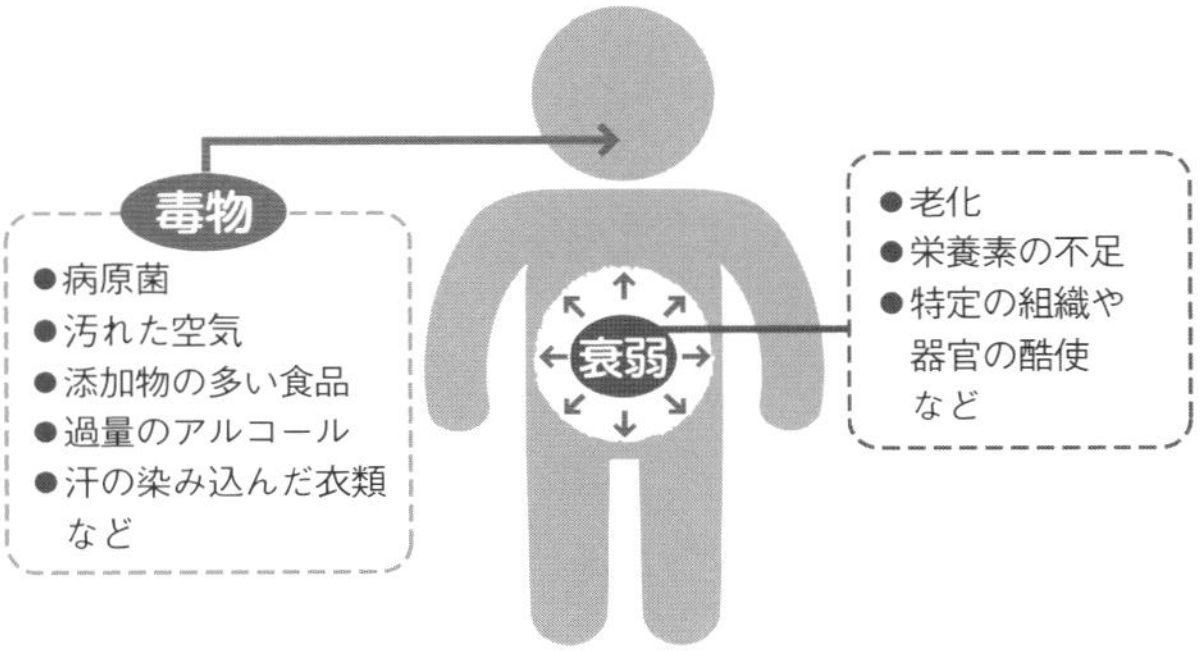

体外から「毒物」が入ってきたり、
体内で「衰弱」が起こったりする。

↕

回復のシステム

- 気温に合わせて体温調節をし、体温を一定に保とうとする。
- 傷ついた細胞をつくり替えて補強する。
- ウイルスや細菌などから身を守るための免疫機能を働かせる。

↓

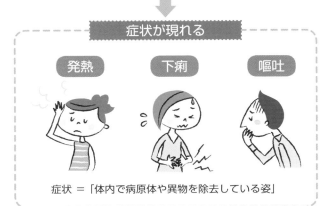

症状が現れる

発熱　下痢　嘔吐

症状 ＝「体内で病原体や異物を除去している姿」

覚え書 ＊1「序章」1 P13　＊2「序章」1 P13

覚え書
序章

4 看護は何をなすべきか

回復過程を助けるための〝看護の定義〟

身体内部で回復過程（⬇P26）が順調に進むためには、回復過程を支えるためのケアが必要です。それは、医師が行う診断や治療とは異なる行為です。もし、回復過程を支えるためのケアがなされない場合には、病気という回復過程は妨害され、痛みや苦しみが増大してしまいます。そのために、ナイチンゲールは看護の定義を次のように述べています。

「**看護[*1]とは、新鮮な空気、陽光、暖かさ、清潔さ、静かさなどを適切に整《ととの》え、これらを活《い》かして用《もち》いること、また食事内容を適切に選択し適切に与えること——こういったことのすべてを、患者の生命力の消耗《しょうもう》を最小にするように整えること**」。

要するに看護とは、空気の質や栄養の質といった生活にかかわるすべての事柄を、〝患者の生命力の消耗を最小にするように整えること〟なのです。このことによって、患者の体内で働く「回復過程」は順調に発動し、やがて癒《いや》しのときを迎えることができるのです。

このような発想は、当時としては斬新《ざんしん》なものでした。看護とは、「**せい[*2]ぜい薬を服《の》ませたり湿布《しっぷ》剤を貼《は》ったりすること**」程度だったからです。

プラスα《アルファ》

5月12日は何の日？

フロレンス・ナイチンゲールは、1820年5月12日、両親の新婚旅行先であるイタリアのフィレンツェで生を受けました。

「白衣の天使」「近代看護の創始者《そうししゃ》」とも呼ばれ、看護師の代名詞になっているナイチンゲールの誕生日は、世界的にとても意義深い日となっています。

スイスのジュネーブに本部を置く国際看護師協会は、この日を記念し、看護師の社会貢献を称える目的で、5月12日を「国際看護師の日」と定めています。

また、日本看護協会でも、この日を「看護の日」に制定し、5月12日前後の1週間を「看護週間」としています。この期間は、誰もが「看護の心」「ケアの心」「助け合いの心」を育《はぐく》むきっかけとなるよう、全国各地で看護に関するイベントが開催されます。

回復過程を支えるためのケア

看護師は、患者を回復へと導くために、「空気の質」「環境の質」「栄養の質」など、生活にかかわるすべての事柄を整えることが大切です。

1 新鮮な空気

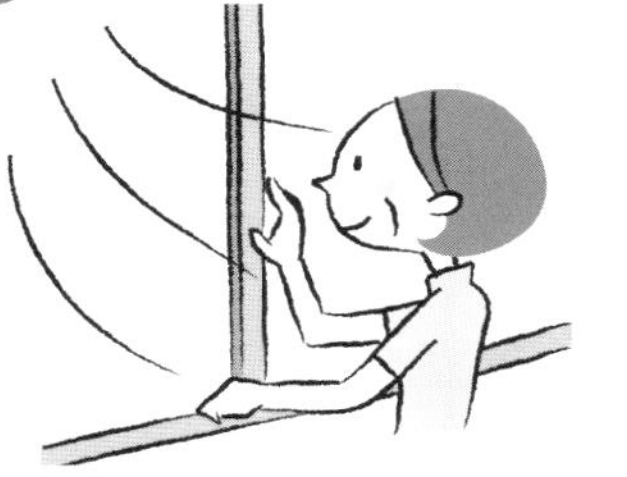

常に「新鮮な空気」を保つよう換気に注意を払う。

2 太陽の光

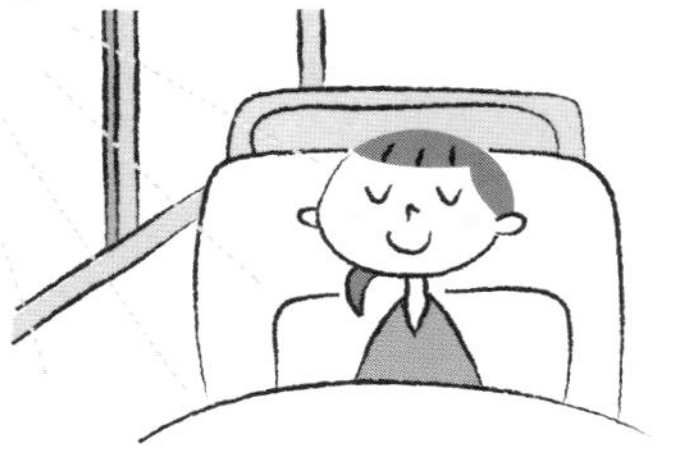

患者がたっぷり「太陽の光」を浴びられるよう、環境を整える。

3 暖かさ

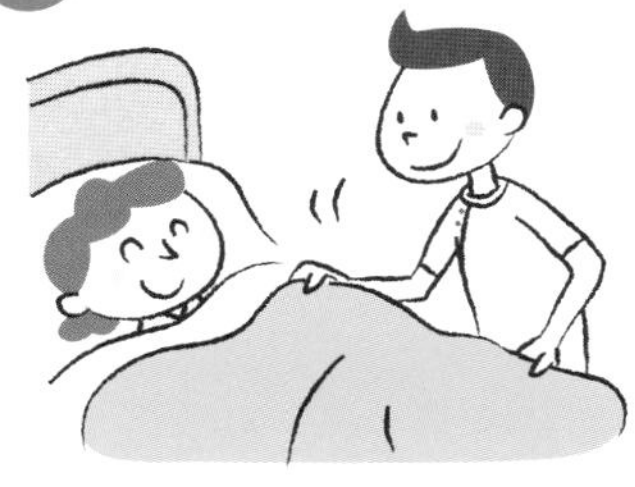

冷えは体力を消耗させるため、適度な「暖かさ」を保つ。

4 清潔

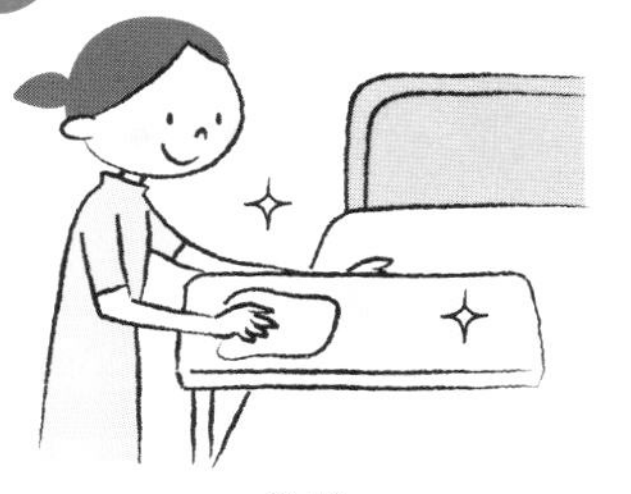

雑菌や病原菌の温床《おんしょう》となる汚れやにおいを断ち、「清潔」を保つ。

5 静かな環境

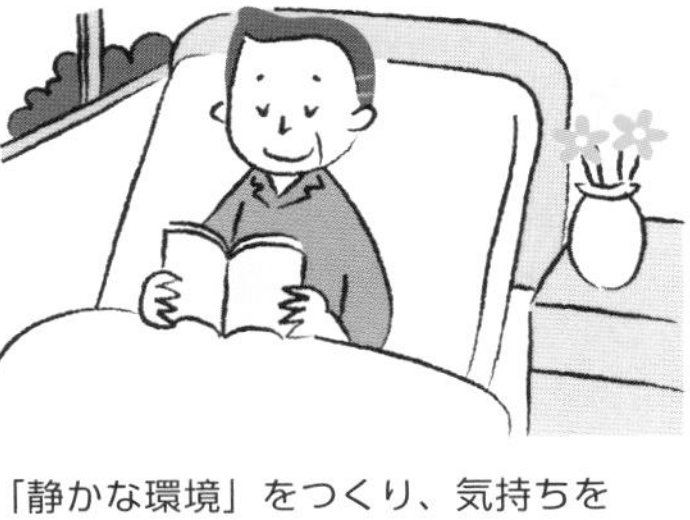

「静かな環境」をつくり、気持ちを休められるよう配慮する。

6 適切な食事内容

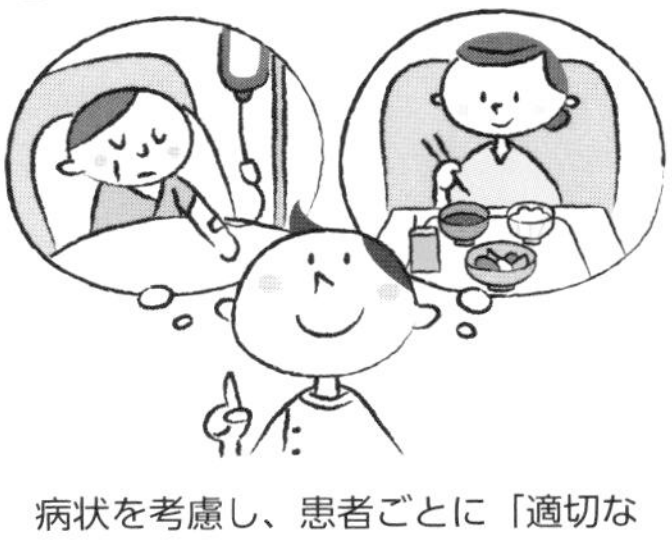

病状を考慮し、患者ごとに「適切な食事内容」を提供する。

覚え書 ＊1「序章」6 P14　＊2「序章」6 P14

覚え書

序章

5 学ぶべき看護の知識

看護の法則=生命の法則

19世紀当時、ナイチンゲールが考える、看護を構成している基本要素については、ほとんど知られていない状態でした。そこでナイチンゲールは、よい看護を行うためには「看護の法則」を理解することが必要だと説きました。そして、「看護の法則」は、「生命の法則」や「健康の法則」と一致しており、看護を実践する者は、こうした法則を知らなければならないと述べています。しかし当時は、**「天文学[*1]の基本原理などが、いまやすべての女生徒に教えられているのに対して、われわれの身体《からだ》と、神がそれを置かれたこの世界との関係について神が定《さだ》めた法則については、あらゆる階級の家庭の母親たちや女教師たちはおろか、子供の乳母《うば》たちにも、病院の看護師たちにも、何ひとつ教えられてはいない」**状態だったのです。

ナイチンゲールが考える「看護の法則」を実践するためには、人々の思考を新たにしなければなりませんでした。それは、〝看護は誰にでもできる簡単なもの〟とみなされていた世間一般の考え方を問い直すことにつながる大事業だったことでしょう。しかしそれゆえに、『看護覚え書』が訴えた内容は、近代科学を構成する重要な一分野となったのです。

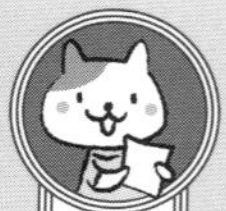

歴史 Scope

ナイチンゲールとヴィクトリア女王

〝イギリス帝国の絶頂期〟といわれる時代を治めたヴィクトリア女王は、1819年5月24日に誕生しました。ナイチンゲールが生まれたのは1820年5月12日ですから、ちょうど1歳違いということになります。

ヴィクトリア女王は1837年に女王となり、それから1901年までイギリス帝国を統治《とうち》しました。ナイチンゲールが亡くなったのは1910年ですから、ナイチンゲールは、まさにヴィクトリア女王とともに時代を歩んだといえます。

ヴィクトリア女王は、ナイチンゲールの活動を高く評価し、クリミア戦争で活躍するナイチンゲールからの報告を直接、女王へ届けさせるよう命じました。また、1856年8月にナイチンゲールが帰国すると謁見《えっけん》し、勲章を授《さず》けました。ナイチンゲールは、帰国後も看護改革に努め、衛生改革、病院改革も成し遂げました。

19世紀に見られる医科学の発展

ナイチンゲールが活躍した19世紀は、医学や科学が大きく発展した時代でもありました。

進化論

発見者
チャールズ・ダーウィン
（1809～1882）
イギリスの自然科学者

概要
1859年に出版された著書『種の起源』で進化論を発表。すべての生物は、一種あるいはほんの数種の祖先的な生物から分岐して誕生したという理論。

人類の進化

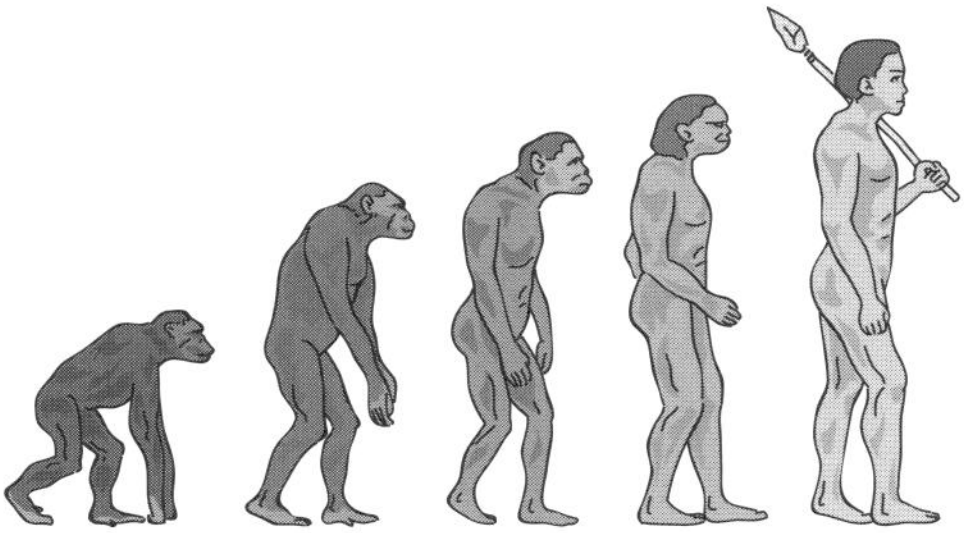

消毒法

発見者
ジョゼフ・リスター
（1827～1912）
イギリスの外科医

概要
空気中に腐敗や感染の原因となるものが存在することを突きとめ、1865年ごろに、フェノール消毒法を創始。敗血症《はいけつしょう》による死亡率を激減させた。

フェノール（石炭酸）とは

化学式：C_6H_5OH

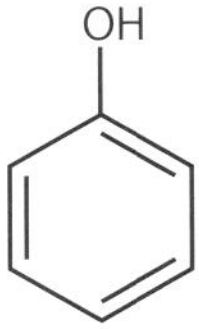

- 消毒剤として医療現場で使用されるものは、1.5～5%程度に希釈されている。
- かゆみ止めにも用いられる。

レントゲン

発見者
ヴィルヘルム・レントゲン
（1845～1923）
ドイツの物理学者

概要
1895年、真空放電管を使い、電子の流れの実験をしているときに、X線を発見。病院のレントゲン写真などに、幅広く活用されている。

レントゲンのしくみ

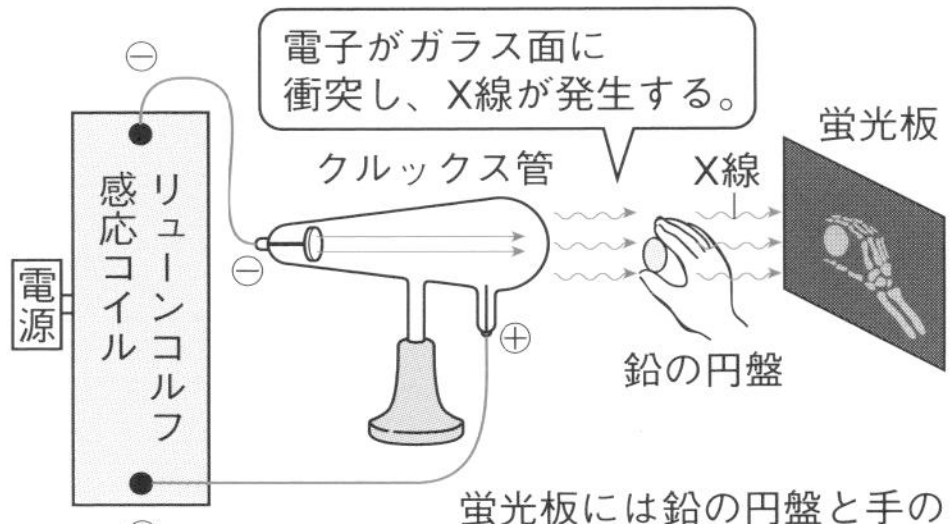

蛍光板には鉛の円盤と手の骨格だけが映し出される。

覚え書 ＊1「序章」19 P19

ちょっとひと息 ❶

ナイチンゲールからの手紙

ナイチンゲールは、90年の生涯のうちに、実に多くの手紙や書簡を書いています。その数は1万2000通以上ともいわれ、大半は現在も保存されています。そのなかには、「ナイチンゲール看護学校」(➡P 44歴史・P 106)の在校生と卒業生に宛てて書かれた書簡もあります。

病《やまい》のため、一度もこの訓練学校の教壇《きょうだん》に立つことのなかったナイチンゲールは、1872～1900年の間に、毎年1回程度、見習生たちに向けて書簡を送りました。書簡は全部で14通あり、いずれも、ナイチンゲールの考える看護本来の目的を実現するための言葉が綴《つづ》られています。それらは、『看護覚え書』とともに、看護学校の見習生たちが読むべき教材として指定されていました。

1872年5月に送られた1通目の書簡は、「★**私たち看護するものにとって、看護とは、私たちが年ごと月ごとに《進歩》しつづけていないかぎりは、まさに《退歩》しているといえる**」という文章で始まっています(➡P 120ナイチンゲールの言葉)。つまり、看護師は謙虚な心構えをもって、常に努力して学び続けなければならない、と言っているのです。

また、見習生宛てとしては最後となる1900年5月の書簡では、ナイチンゲールは見習生を「愛する子供たち」、見習生はナイチンゲールを「大《おお》お母さま」と呼んでいたことがわかります。実際に看護学校内での交流はなかったものの、ナイチンゲールは、校長をはじめとする指導者たちを通して見習生を熱心に指導しました。手紙からは、そんなナイチンゲールと見習生たちの互いの間に、信頼関係と愛情があったことがうかがえます。

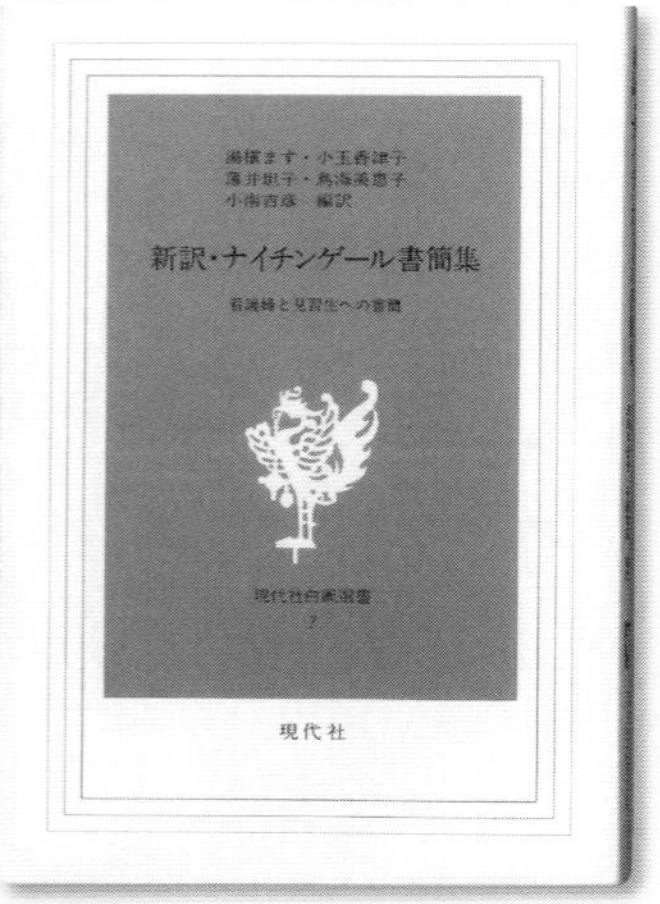

看護学校の生徒たちに贈られた8つの書簡をまとめた『ナイチンゲール書簡集』

★ 湯槇ます、小玉香津子、薄井坦子、鳥海美恵子、小南吉彦 編訳『ナイチンゲール書簡集』、P3　現代社、2004年

PART 2

各論　具体的な看護

「総論」に書かれたテーマに基づいて、
第一章から第十二章までの「各論」を読み解いていきます。
特に「看護とは何か」を念頭におき、
患者の体内に宿る回復のシステムが発動しやすい環境を創るには
どうすればよいのか、具体的な事例などを通して解説します。

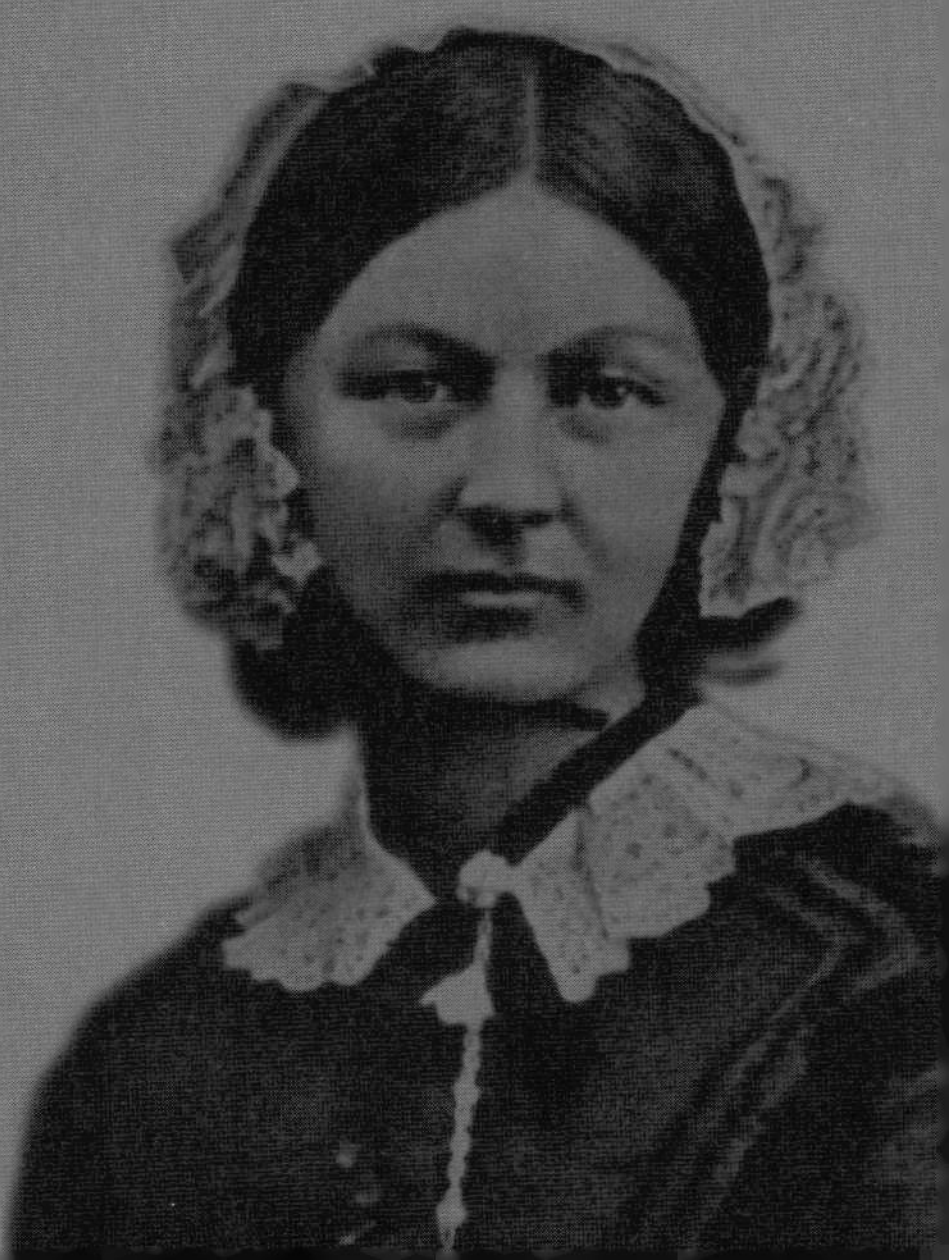

覚え書
換気と保温

6 看護の第一原則

空気の管理

ナイチンゲールは看護を考えるとき、真っ先に「人が吸う空気の問題」を取り上げました。普段、私たちは空気について考えることはほとんどありません。空気は当たり前に存在し、何不自由なくその恩恵《おんけい》を受けているからです。もし、空気が汚れていたり（⬇P36）、空気を吸う力がなくなったりしたときには、瞬《また》く間《ま》に人間は「死」に直面します。

病院や施設に入院・入所している患者のなかには、自力で呼吸ができなかったり、自力で部屋の空気の状態を調整できなかったりする人が多くいます。つまり、患者にとって、空気は自然に得られるものではなく、基本的に医療者から与えられるものなのです。ナイチンゲールが最も強調したかったのは、この視点でした。それゆえ、『看護覚え書』第1章「換気と保温」の冒頭で、[*1]「**良い看護が行なわれているかどうかを判定するための規準としてまず第一にあげられること、**（中略）**――それは《患者が呼吸する空気を、患者の身体《からだ》を冷《ひ》やすことなく、屋外の空気と同じ清浄《せいじょう》さに保《たも》つこと》なのである**」と述べています。

人間は、空気の管理の仕方によって、健康にも、また不健康にもなるも

看護のヒント　新型コロナウイルス感染症

新型コロナウイルス（COVID-19）は、一般の風邪の原因となるウイルスや、SARS、MERSウイルスと同じコロナウイルスの一種です。

一般的に、ウイルスは飛沫や接触によって感染します。飛沫感染は、感染者のくしゃみや咳、つばとともに放出されたウイルスを口や鼻から吸い込むことで感染します。接触感染は、感染者がくしゃみや咳をするときに口などを手で押さえたあとにまわりのものをさわり、さらにほかの人がそれを手でさわり、その手で口や鼻をさわることにより粘膜から感染します。

WHOによると、コロナウイルスは、プラスチック製品で最大72時間、ボール紙で最大24時間生存するとされています。

皮膚に付着したウイルスからの感染を防ぐには、流水と石けんを使って洗うのが有効です。特に、さまざまなものをさわる

のです。人間以外の自然界に住む動物は、自ら吸う空気の状態を管理することはありません。唯一《ゆいいつ》人間だけが、居住空間の空気に、自ら重大な影響を与えてしまう動物なのです。

換気と空気の流れ

人間と動物の住まい

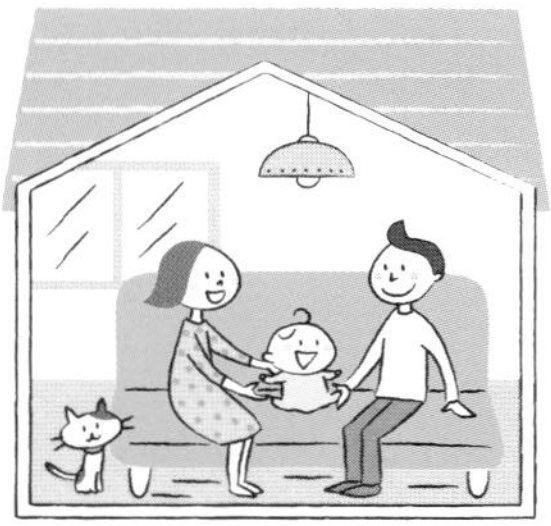

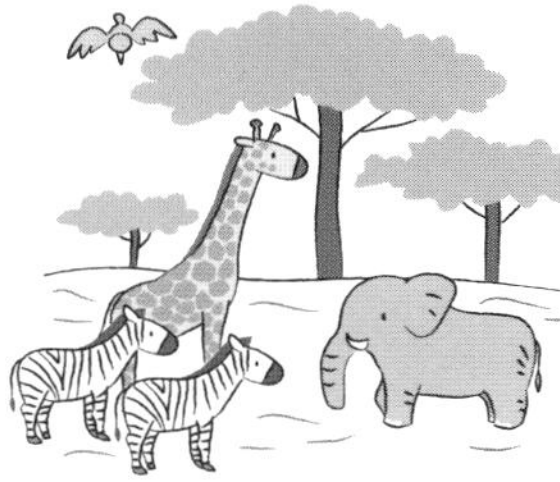

人間の住まい
＝
遮断《しゃだん》された空間

動物の住まい
＝
遮断されていない空間

生き物で唯一、人間だけが外界《がいかい》の空気と遮断した空間に生活している。だからこそ、新鮮な空気を得るためには、“換気”が必要となる。

建物の換気

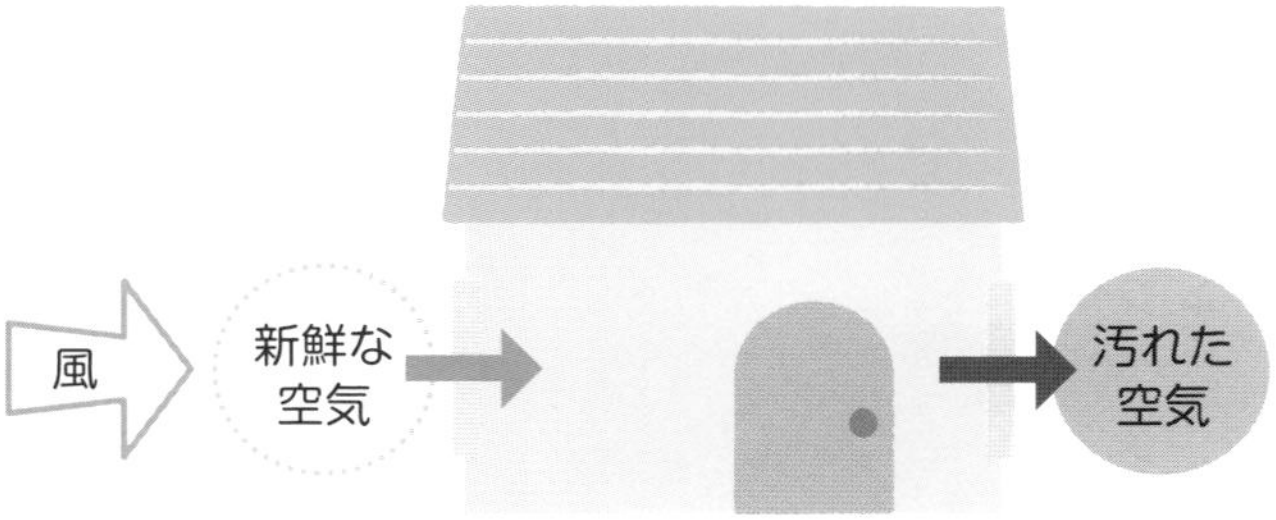

汚れた空気を排出するだけでなく、排出したのと同じ量の新鮮な空気を室内に取り入れることで、はじめて換気をしたといえる。

手は、指先や指の間、手首なども念入りに洗いましょう（⬇P93図）。

覚え書
＊1「一、換気と保温」1 P21

覚え書
換気と保温

7 汚れた空気とは何か

空気を汚さないために

〝汚れた空気〟とは、いったいどんな空気なのでしょうか？　ナイチンゲールの記述から次の3点が考えられます。

❶酸素量が少なく、炭酸ガス量が増えている空気

乾燥している空気において、酸素が占める割合はおよそ21％です。それ以下の酸素量では、人間は正常な呼吸ができなくなります。また現代では、環境基準を大幅に超える大気汚染物質《たいきおせんぶっしつ》の存在が浮かび上がっていますが、それらも汚れた空気を形成します。

❷室内の病原微生物や、部屋のほこりや汚れから発生する有機物によって汚れた空気

[*1]**「室内にあって臭気《しゅうき》を放《はな》つものはすべて、それら臭気を患者が吸う空気のなかに発散《はっさん》させている」**とナイチンゲールが言うように、室内で乾かそうとする洗濯物なども汚染源になります。

❸人間自身が発生させる汚れによって汚染された空気

たとえば、「呼気《こき》」や「便《べん》」がその汚染源に相当しますが、これらがナイチンゲールの指摘のなかで、最も重要で深刻な「汚れ」に当たります。

用語解説

【シックハウス症候群《しょうこうぐん》】

近年、住宅の高気密化、高断熱化が進むのに従い、頭痛や吐き気、湿疹《しっしん》、喉《のど》の乾燥、鼻水、目がチカチカするなどの症状を訴える「シックハウス症候群」が問題となっています。

シックハウス症候群は、原因も症状もさまざまですが、主な原因のひとつに挙げられているのが、建材や家具などに含まれる化学物質による空気汚染です。化学物質の代表例は、塗《と》料《りょう》や接着剤、防腐剤に使われるホルムアルデヒド、トルエンなどです。

そのほか、カーテンや絨緞《じゅうたん》から揮発《きはつ》する化学物質、ダニやカビ、ストーブによる一酸化炭素、二酸化炭素、タバコの煙に含まれる化学物質などがあり、これらが複合的に絡み合い、健康に影響を及ぼすこともあるようです。

シックハウス症候群を予防するためにも、換気の必要性は高いといえます。また、こまめな掃除、カビ対策やダニ対策も欠かせません。

呼気や便はそれ自体が排泄物であり、身体に不要なものとして考えます。

看護するときに注意すべき〝空気の汚れ〟とは、このように外界《がいかい》の空気のみではなく、患者自身や室内で発生させる諸々の事象も指しています。

汚れた空気が人体に及ぼす影響

人体からの排泄物や、ほこり、湿気などは、空気を汚す原因となります。汚染された空気のなかで過ごしていると、病気へとつながりかねない症状が現れます。

- 二酸化炭素が充満した空気
- ほこり
- 人体から発生する呼気や便
- 湿 気
- 化学物質

↓

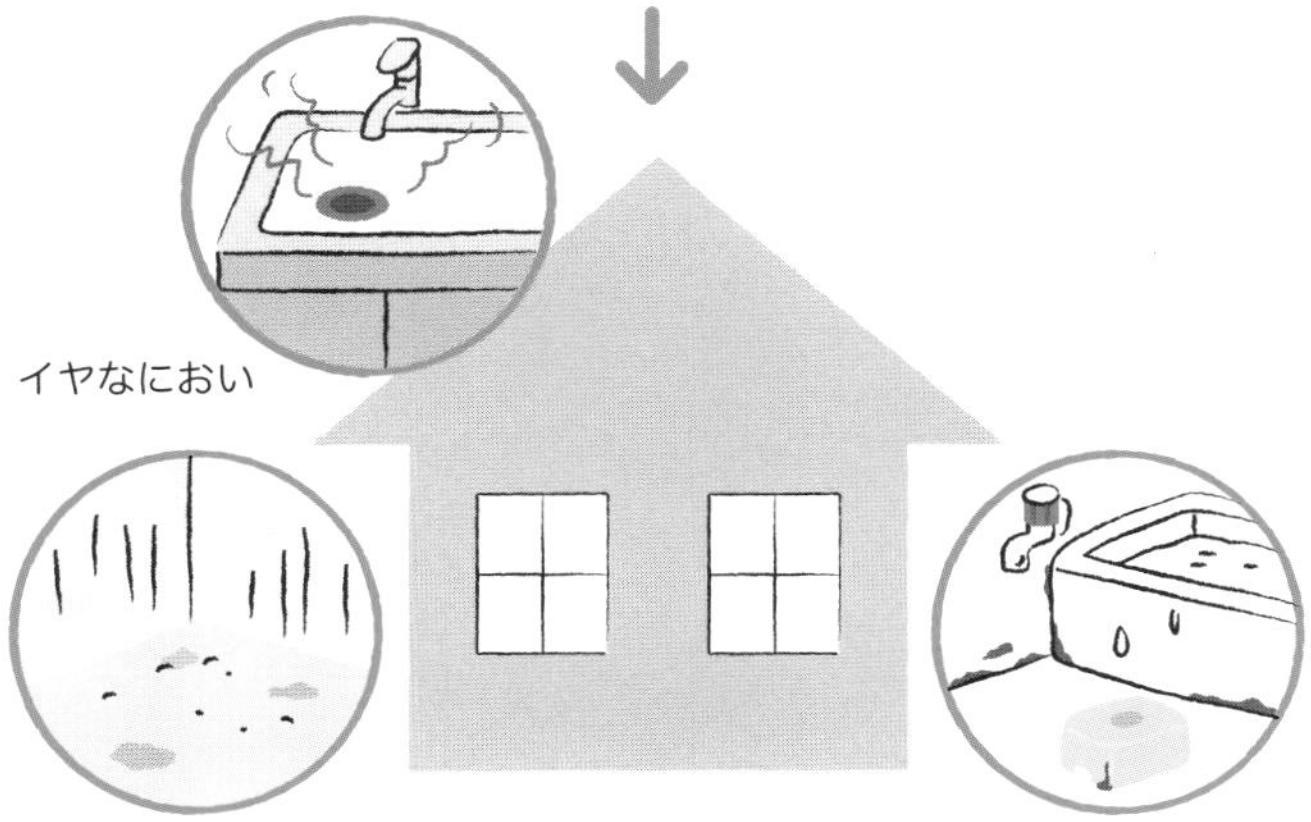

↓

人体に影響を及ぼす

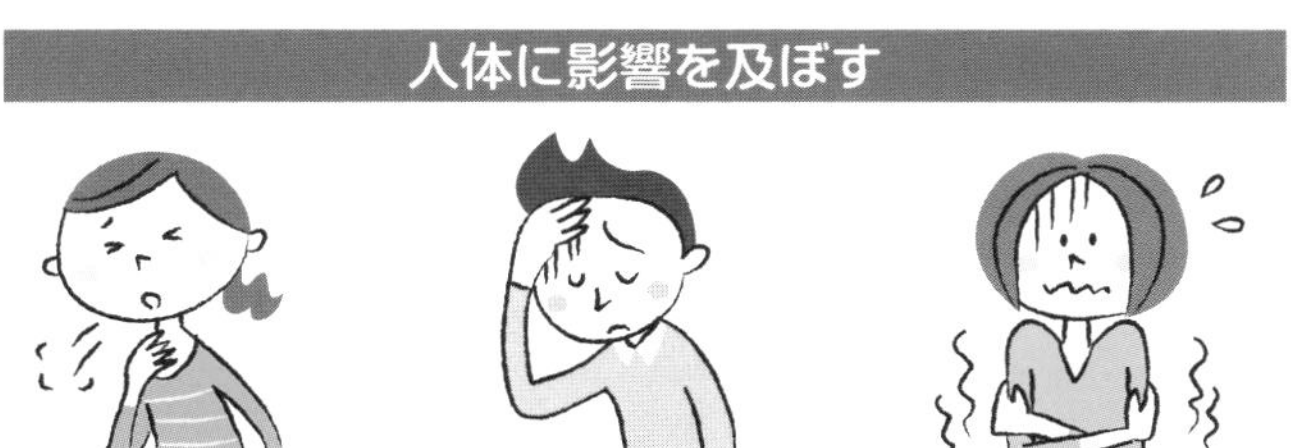
●咳《せき》、喉の痛み
●シックハウス症候群
(➡ P36 用語解説)
●身体の冷え

覚え書 ＊1「一、換気と保温」P37

8 換気の重要性

換気の仕方

看護の視点でとらえた〝汚れた空気〟の正体《しょうたい》（⬇P36）がつかめたら、次に病人を汚れた空気から守るにはどうしたらよいかを考えてみましょう。病人は、体内の「回復過程」（⬇P26）を進めるために、健康な人よりもはるかに多くの新鮮な空気を必要としています。しかし、室内の空気を清浄にしない限り、室内に発生する〝汚れた空気〟を際限《さいげん》なく吸収することになりかねません。それは回復過程を遅らせ、妨《さまた》げることにつながります。そのため、空気の入れ替え（換気）が必要となるのです。

ナイチンゲールは、「換気の原則」を次のように述べています。

❶「**空気[*1]は常に屋外《おくがい》から、しかも最も新鮮な空気の入る窓を通して、採《と》り入れる**」。空調設備の整った現代においても、この原則は変わりません。

❷「**窓は[*2]、その下部でなく上部を開《あ》けること。**（中略）**病棟や病室の空気の採《と》り入れ口として最も悪いのは、床《ゆか》の高さあるいは床に近い高さのものである**」。空調設備のない所では、下部を開けておくと冷えるからです。

❸「**病人[*3]が、開いたドアと窓の間を吹き抜ける風に、直《じか》にさらされるようなことのないように気を配《くば》る**」ことが大切です。吹き抜け風を防止する

“★人工的な換気手段を信頼しきってはいけない。
自然換気を行わずには
空気は決して新鮮にはならないのである。”

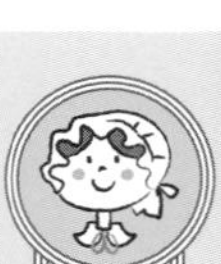

ナイチンゲールの言葉

ナイチンゲールは、窓を開放して新鮮な外気《がいき》を取り入れる「自然換気」の重要性を繰り返し語っています。彼女が提唱《ていしょう》する理想的な換気は、次の3点を守ることによって実現します。

- **換気に適した構造の窓を設置する。**
- **窓の開閉を適切に管理して、常に新鮮な外気を取り入れる。**
- **患者を寒がらせたり暑がらせたりしないように室温を適切に保つ。**

ナイチンゲールは、この発想に基づいた病院を設計・建設しました。彼女が提唱したこの病院病棟のスタイルは「ナイチンゲール病棟」と呼ばれ、19世紀後半にヨーロッパで多数建築されました。その代表的な建物のひとつは、最近までロンドンにある聖トマス病院内で使われていました。

★湯槇ます 監修、薄井坦子 他 訳『ナイチンゲール著作集・第２巻』P229、現代社、1974年

ような換気の仕方を工夫しましょう。

換気の仕方を考える

ナイチンゲールが提唱する窓による「換気」

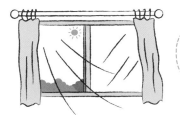

大量の空気が出入りする。

現代の空調設備による「換気」

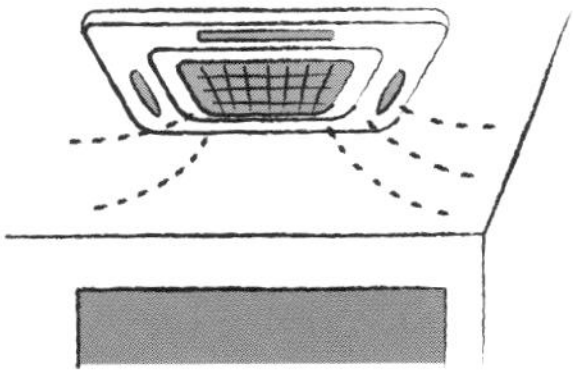

意外と換気量は少ない。

── 身近な例を思い浮かべてみよう ──

自然換気

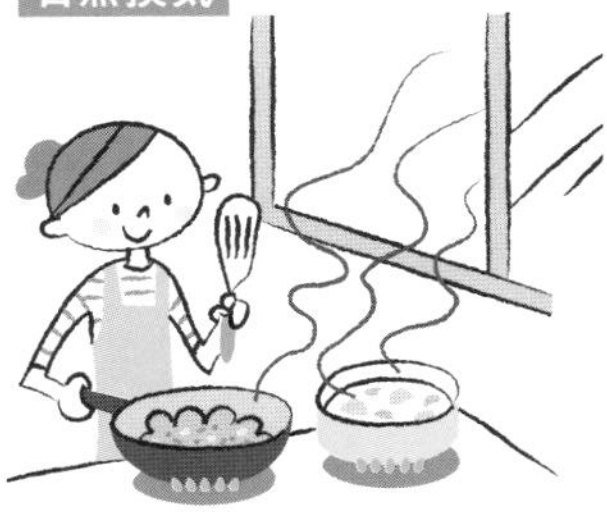

煙は、開放された窓を通り抜け、たちまちなくなる。

機械換気

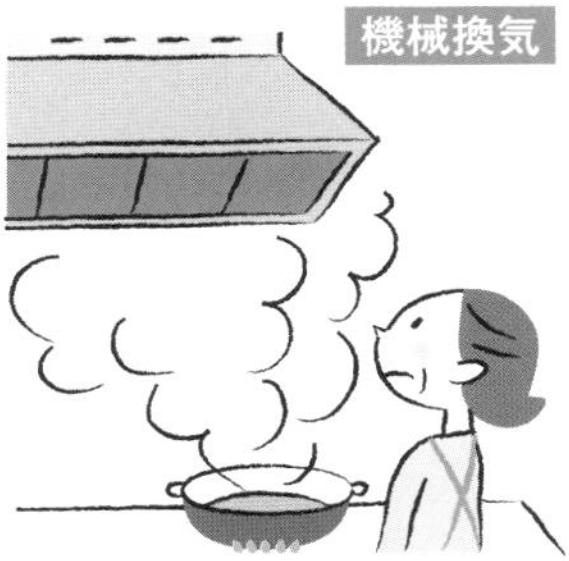

換気扇をフル回転させても、煙が消えるのに時間がかかる。

ポイント

- 換気をするときは、空調設備に頼り過ぎてはいけない。
- 窓による換気を積極的に取り入れることが、患者の回復過程には必要。

覚え書 ＊1「一、換気と保温」1 P22 ＊2「一、換気と保温」17 P27
＊3「一、換気と保温」33 P34

覚え書
換気と保温

9 保温の重要性

保温の大切さを見つめ直そう

「換気」（⬇P38）は重要な看護技術ですが、換気をするときに患者を寒がらせてしまってはいけません。**「[*1]室内の空気を外気と同じ清浄さに保《たも》つといっても、**（中略）**部屋の温度まで外気と同じに冷《ひ》やす必要はない」**のです。まずは、部屋を暖かくして患者を冷えから守ることが大切です。それと同時に、ベッドの中の患者を暖かく保つようにします。

ナイチンゲールは「保温」の大切さについて、次のように述べています。

「[*2]注意深い看護師は、常に病人に眼を注《そそ》ぎつづけているが、とりわけ体力のない患者、病気の長びいている患者、衰弱《すいじゃく》した患者などのばあいには、体熱の産生《さんせい》能力の低下がもたらす結果を用心《ようじん》して見守る」。

さらに、**「[*3]患者は常に、外から与えられる熱がちょっと不足しただけで衰弱《すいじゃく》するものである。こうした事態《じたい》は季節を問《と》わず起こるもので、暑い夏の真盛《まっさか》りの頃《ころ》といえども例外ではない」**。

人間の体温は常に一定を保つように調整されていますが（⬇P27図）、体力がなく、衰弱した患者は、体熱の生成がうまくできず、自力で体温を保持することが難しいのです。そのため看護師は、「外から保温する」と

プラスα アルファ

体熱産生のしくみ

私たちの体内では常にエネルギー代謝が行われ、熱を発生しています。体温は、そうした全身の細胞の代謝熱によってつくられます。なかでも筋肉、肝臓、胃は、体熱の大きな発生源です。

◆筋肉

基本的な体温維持のため熱を発します。また、運動によっても熱産生が高まります。特に骨格筋（骨格を動かす筋肉）の発熱量は多く、体熱の多くはここでつくられます。

◆肝臓

コレステロールやアルブミン、胆《たん》汁酸《じゅうさん》、尿素などの物質の代謝が活発に行われ、多くの熱を発生します。肝臓は、心臓から送り出された血液が多く集まる器官でもあり、ここで発生した熱は血液に乗って全身に運ばれます。

◆胃

筋肉でできている胃は、特に食べ

いう行為を通して、患者の体温を保持するように努めなければなりません。

特に、**「[*4]患者の足先や脛《すね》にときどき手を当てて温度を確《たし》かめ、冷《ひ》え込みの徴候《ちょうこう》を見つけ」**ることを怠《おこた》らないようにします。

物を消化するときに活発に運動し、熱を発します。このとき、体温も若《じゃっ》干《かん》、上がります。

身体を冷えから守る方法

体温が低下すると、免疫力が下がったり、血流が悪くなったり、自律神経が乱れたりして、不調の原因となります。そのため、患者を冷えから守ることも、看護師の大切な役目です。

1 室温を快適に保つ

24℃前後（22～26℃程度）が目安。

2 身体を温める

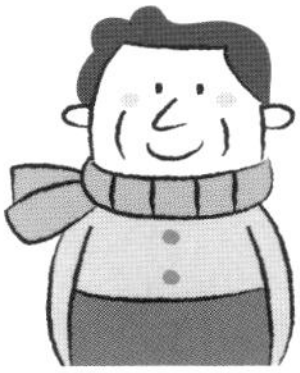

特に、首まわり、足、お腹を温める。

3 内臓を温める

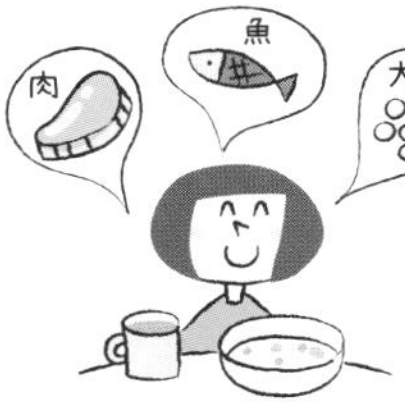

身体を温める食材（➡ P71）をとる。

4 適度な日光浴

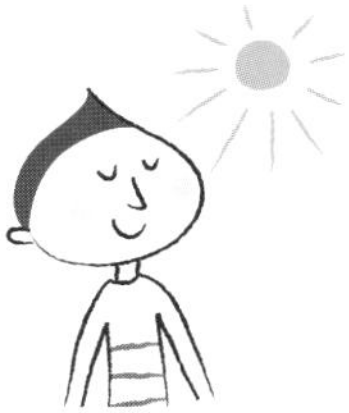

日光は新陳代謝を促し、体熱を産生する。

5 適度な運動

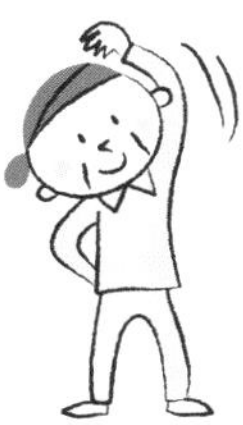

過度な運動は禁物。あくまでも適度に。

6 入浴

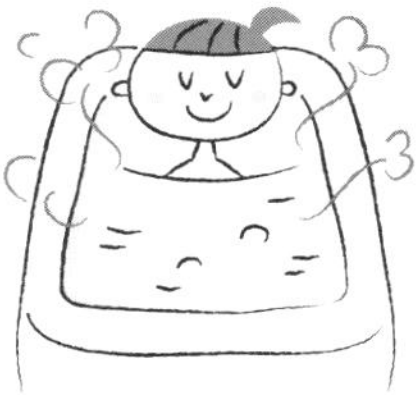

入浴後は湯冷めさせない配慮も必要。

覚え書
＊1「一、換気と保温」9 P24　＊2「一、換気と保温」26 P31
＊3「一、換気と保温」26 P32　＊4「一、換気と保温」26 P31

10 住居の健康とは

感染症対策としてとらえよう

「住居の健康」の質を左右する要素として、ナイチンゲールは次の5点を挙げています。これらは「換気と保温」（⬇P34〜41）の内容と重なります。

「1 清浄《せいじょう》[*1]**な空気　2 清浄な水　3 効果的な排水　4 清潔　5 陽光」**

これらの項目がいつも満たされている住居（病棟や病室）が、看護的に管理されている健康的で衛生的な住居ということになります。現在では誰もが自覚している当たり前の項目ですが、ナイチンゲールの時代には、まだ常識として通用していないテーマでした。当時は住居の衛生状態は悪く、それが原因となり、多くの感染症《かんせんしょう》患者が出ました。

ナイチンゲールは、住居の環境に気を配ることで、感染症を予防できると考えました。この指摘は、今日《こんにち》にも通じる重要な事柄です。

この考えに基づき、ナイチンゲールは感染症を予防することのできる理想的な病院構造を研究し、設計も行いました。

なお、2019年にパンデミックにまで拡大した〝新型ウイルス感染症〟（⬇P34看護のヒント）の予防策として強調された「3密を避ける」という考え方は、ナイチンゲールが力説した視点と重なる点が多いのです。

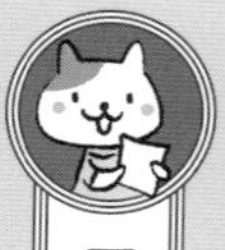

歴史 Scope

19世紀ロンドンの衛生状況

19世紀当時のイギリスでは、産業革命によって国に富《と》みがもたらされましたが、同時に公害問題が深刻化していきました。しかも、都市は仕事を求める労働者で人口が爆発的に膨《ふく》れ上がり、十分に住宅がない状態でした。そのため、貧しい労働者たちは、狭くて風通しが悪く、陽の当たらない部屋に集まって生活をしました。

また、当時は一般家庭に水道が通っておらず、人々は街角の給水塔を共同で使っていました。この給水塔は、上水と下水がきちんと整備されていなかったため、ときには上水と下水が入り交じり、汚染された水を飲むことになりました。さらに、水は、1日のうちわずかな時間しか出ませんでした。

このような不衛生な環境のなかで生活していたことから、街にはコレラや赤痢《せきり》などの疫病《えきびょう》が流行しました。

ナイチンゲールの病棟改革

ナイチンゲールが研究したパリの病棟

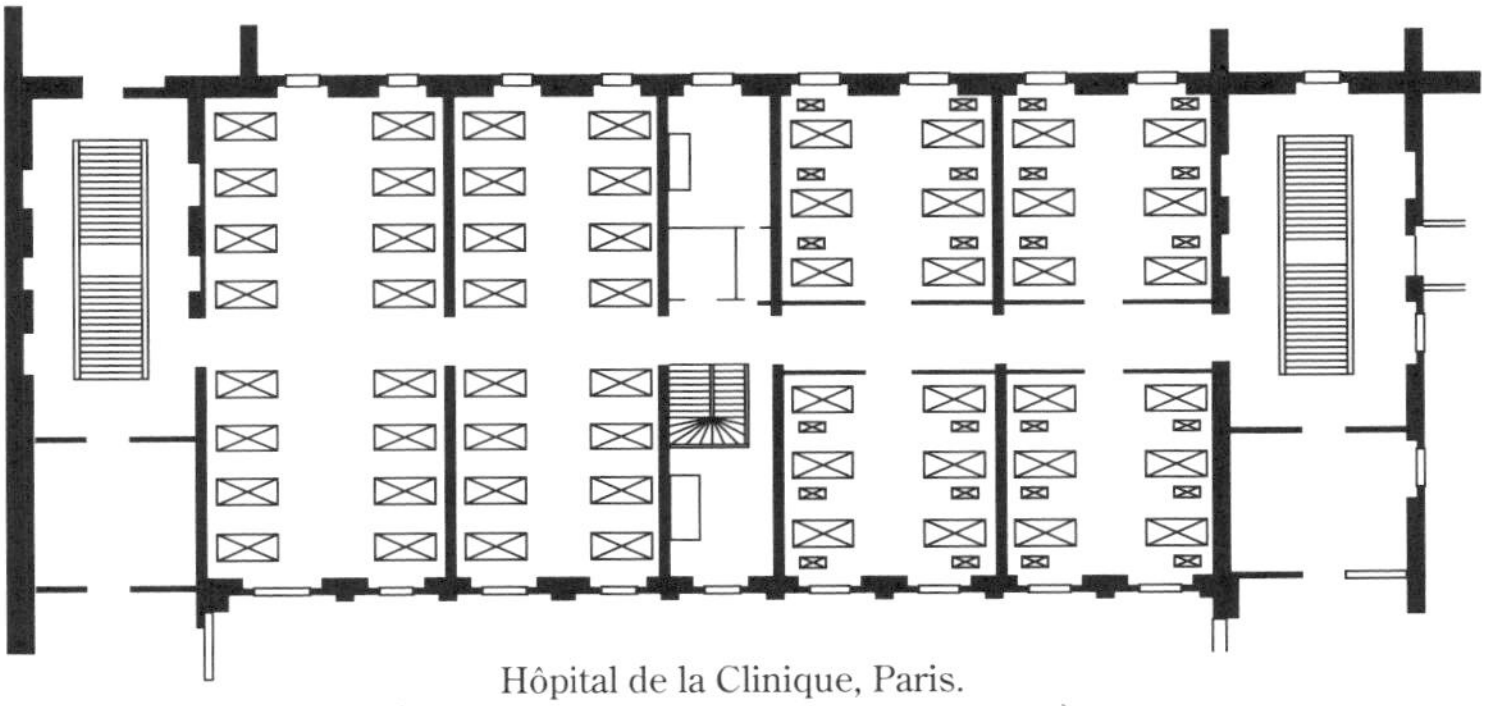

Hôpital de la Clinique, Paris.
(Former arrangement of Lying-in Wards.)

換気というテーマは考えられておらず、また、患者を多く収容することのみが目的であることがうかがえる。

聖トマス病院の「ナイチンゲール病棟」

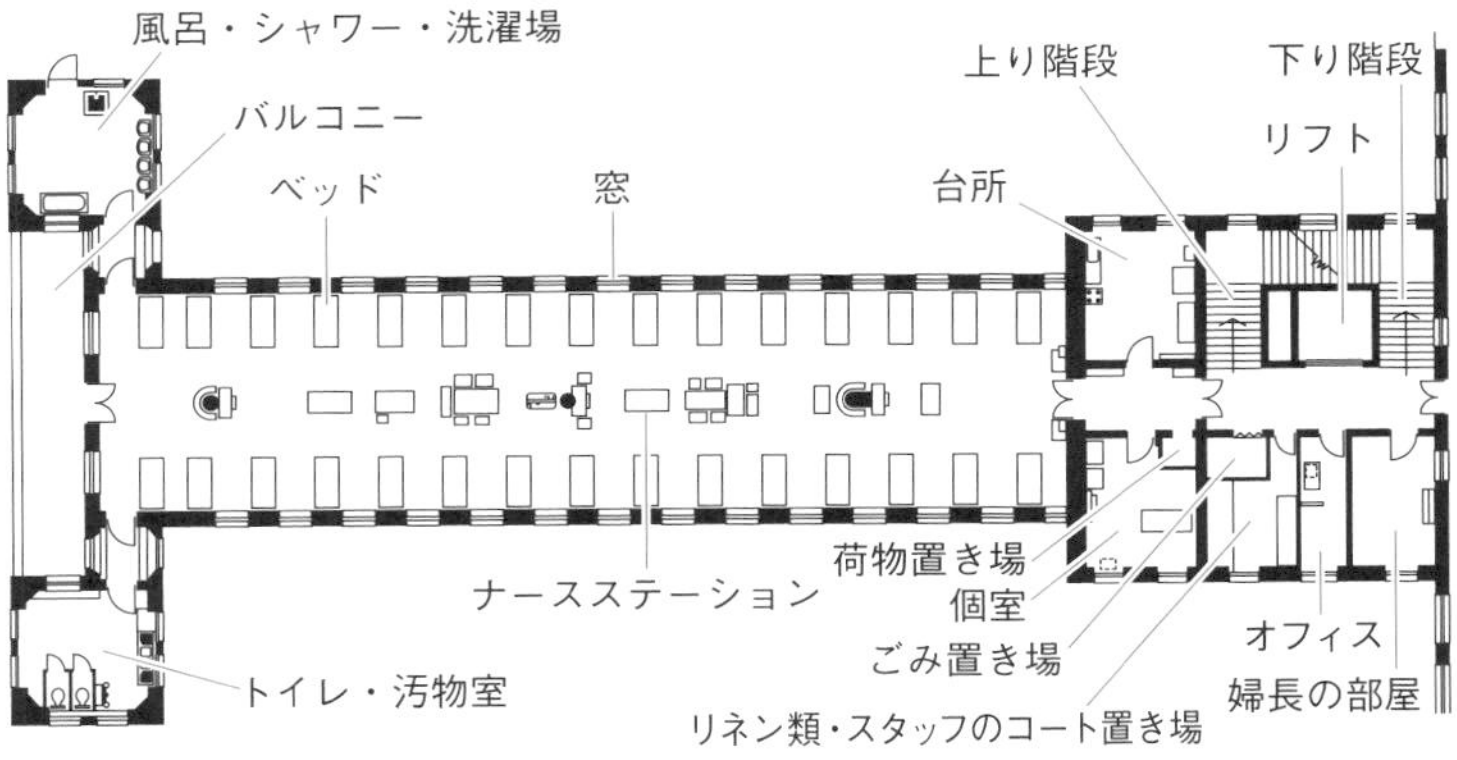

ナイチンゲール病棟の特徴

- 各階とも、病棟内に仕切りを付けて多くの病室をつくらず、フロア全体がひとつの部屋になっている。
- 1病棟のベッド数は30床（ナイチンゲールが提案した1病棟のベッド数は20～32床）。
- 患者一人ひとりに新鮮な空気が行きわたるよう、すべてのベッドを窓際に配置。
- 窓が壁の両面にあるので、換気と採光とが確保しやすい。

覚え書 ＊1「二、住居の健康」1 P43

図版（上）　フロレンス・ナイチンゲール著『NOTES ON HOSPITALS　Third Edition』P37、1863年
図版（下）　聖トマス病院 提供

覚え書
小管理

11 小管理の重要性

看護体制を整える

「*1最も献身的《けんしんてき》な家族や看護師といえども、常時その《持ち場》に詰《つ》めていられるとはかぎらないし、またそれを強制するのも望ましいことではない」と、ナイチンゲールは言います。

看護をひとりで行うことは不可能なことです。したがって、自分がいないときにどんな危険が起こりうるかを考え、常に患者の状態を気遣って段取りを整えておくことが必要です。このことをナイチンゲールは「小管理」と名づけて、次のように教えています。

「この*2『覚え書』に詳しく述べている要点《ポイント》にそって、どんなに良い看護を充分に行なったとしても、ひとつのこと――つまり小管理――が欠《か》けていれば、言い換《か》えれば、『あなたがそこにいるとき自分がすることを、あなたがそこにいないときにも行なわれるよう対処《たいしょ》する方法』を知らないならば、その結果は、すべてが台無《だいな》しになったり、まるで逆《ぎゃく》効果になったりしてしまうであろう」。

よい看護を提供しようと考えるなら、自分ひとりで患者のためにすべてを投げ打って献身的に尽くすのではなく、小管理能力を身につけて、患者

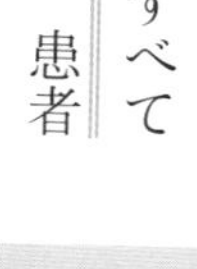

歴史 Scope

ナイチンゲール看護学校

1856年にクリミア戦争から戻ったナイチンゲールは、保健衛生の改善に励《はげ》み、近代看護の基礎となるさまざまな取り組みを展開していきました。

『看護覚え書』を発表したナイチンゲールは、翌1860年6月、ロンドンの聖トマス病院内に看護学校を開設しました。第1期生として迎え入れられた15名の実習生には宿舎が用意され、制服や食事も支給されました。実習では、医師から科学的基礎の教育や医療技術の指導も受け、全課程が終わると、認定看護婦の登録簿に名前が記載《きさい》されました。

これらは、当時としては新しく、進歩的な制度でした。ナイチンゲールが看護制度を整える以前は、看護師に特別な教育は必要ないと考えられていたからです。それどころか、当時の風刺画《ふうしが》からうかがえる看護師像は、昼間から酒を飲んでいるような自堕落《じだらく》な女性なのです（➡P7）。

がいつでも安心して看護を受けられるように整えることが大切です。

ナイチンゲールは、自分がいなくても、誰もが同じ内容の看護ができるように工夫《くふう》することを、〝自分自身を拡大する技術〟と名づけました。

必要な情報を共有する

適切な看護を行うためには、チームワークが要《かなめ》となります。自分が不在のときも適切な看護を行えるよう、まわりの看護師や医療従事者（➡P47 図）と、しっかり情報を共有していきましょう。

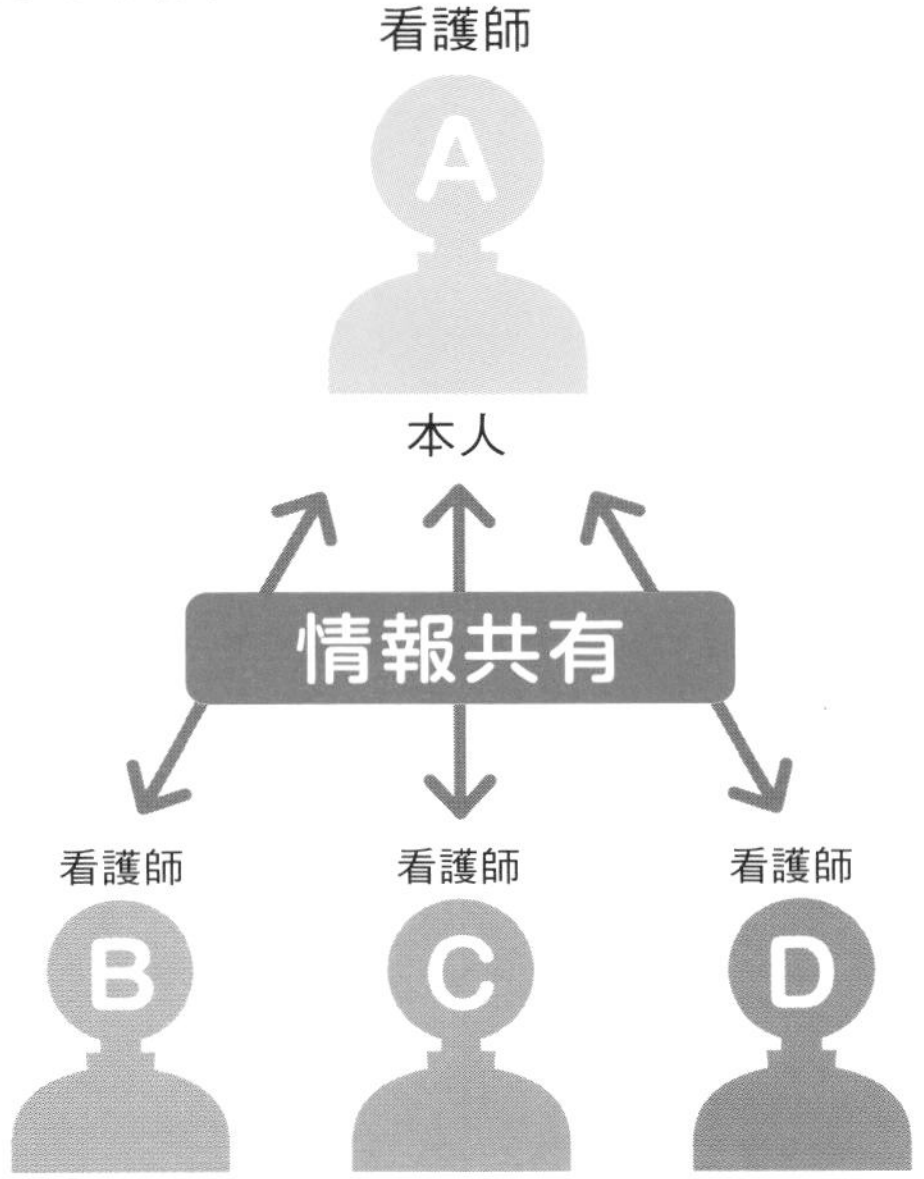

他の看護師（B、C、D）と情報共有をすることで、自分（看護師 A）が不在のときも、自分が行うのと同じ看護を提供することができる。

情報共有の例

- 患者の症状
- 患者の訴えの内容
- 薬の種類と飲む時間
- 治療スケジュール
- 患者の希望（例：「早く退院したい」など）
- 患者の家族の思い
- 患者の嗜好《しこう》

覚え書 ＊1「三、小管理」1 P64　＊2「三、小管理」1 P64

12 具体的な小管理

患者に不安を与えない

「[*1]病人の心をかき乱すような手紙や伝言《でんごん》が病人にわたされたり、反対に、大切な手紙や伝言がわたされ《なかった》りする。会う必要のある大事《だいじ》な面会人が病室に通《とお》してもらえ《なかった》り、絶対に会わせてはならない面会人が通されたりもする」。

ナイチンゲールによれば、こういう事態をまねくのは、小管理（⬇P44）不足が原因です。これでは「[*2]**患者は、たんに訪問者や手紙が自分の許《もと》に無事に着くかどうかを心配するだけでなく、それが届《とど》く予定の日時に、あなたが勤務についているかどうかにまで気を揉《も》むことになる**」のです。

患者に不安や心配を抱《いだ》かせることは、それがどんなに些細《ささい》な事柄であっても生命力を消耗させ、結果として回復過程（⬇P26）を遅らせることにつながります。

ですから、「[*3]**あなたが、自分がその場にいようといまいと物事がいつも整然と運ばれるように手筈《てはず》を整《ととの》えておきさえすれば、患者はもうまったく心配する必要がなくなる**」はずです。

もちろん、患者の希望や気がかりを知ることは大切な看護です。しかし、

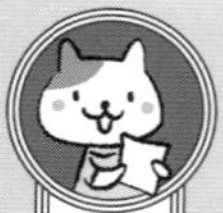

歴史 Scope

ナイチンゲールとクリミア戦争

クリミア戦争に従軍《じゅうぐん》したナイチンゲールは、イギリスの負傷兵《ふしょうへい》が集められたトルコのスクタリ野戦《やせん》病院に赴《おもむ》きました。現地入りしたナイチンゲールが目にしたのは、不潔で臭気を放《はな》ち、害虫やねずみが這《は》いまわる病室と、ごみとぬかるみにまみれた中庭でした。ナイチンゲールによると、「[★]**クリミア戦争の最初の7か月間に、病気だけを原因とする兵士の死亡率は年60%に達して**」いました。

その死亡原因の多くが、傷そのものではなく、治療時の処置や病舎の不十分な衛生状態にあることに気づいたナイチンゲールは、看護師団とともにトイレ掃除をすることから始め、病院内の衛生改革に努《つと》めました。

一方、イギリス政府は、「衛生委員団」を現地に派遣し、給水、排水、換気などの衛生面の問題を改善。その結果、数か月間で死亡率が一桁台へと激減しました。

★ エドワード・クック著、中村妙子・友枝久美子訳『ナイティンゲール［その生涯と思想］II』P8、時空出版、1994年

その内容を自分だけが知り得た情報とせず、可能な限りチームで共有するようにします。そして、チーム全体で患者の希望を叶《かな》え、気がかりを解消していくための努力と管理が、看護師には求められているのです。

看護師と連携する他職種

現代の医療・看護は、他職種との連携で成り立っています。主な医療従業職の種類とその内容について知っておきましょう。

名称	概要
医師	傷病《しょうびょう》の予防、診療、検査、治療、手術などを行う。内科、外科、小児科、産婦人科、耳鼻咽喉科、眼科、皮膚科などの専門分野に分かれている。
薬剤師	薬の調剤および服薬指導を行う。
臨床検査技師	心電図検査、超音波検査、脳波検査、MRI（磁気共鳴画像検査）など、各種臨床検査を行う。
管理栄養士	傷病者の療養に必要な栄養の指導、給食管理、栄養改善指導などを行う。
診療放射線技師	放射線を使って検査や治療を行う。レントゲン、CT、MRI、超音波などの画像診断器を使用する。
理学療法士	けがや病気により身体に障害の出た人に、運動療法や温熱、電気などを用いて、自立した日常生活が送れるようにリハビリテーションを行う。
作業療法士	身体や精神に障害をもつ人に対して、主体的な生活ができるようになるよう、心身のリハビリテーションを行う。
心理療法士	精神疾患や心身症の患者に、対話などを用いながら認知、情緒、行動に働きかけ、精神的健康の回復を図る。
言語聴覚士	失語症、難聴などによって、言語機能、音声機能、聴覚に障害をもつ人を対象に、言語や聴覚に関するリハビリテーションを行う。
社会福祉士	身体または精神に障害のある人や、環境上の理由により日常生活に支障のある人に対して、福祉に関する相談やサービスを行う。
介護福祉士	寝たきりの患者や障害者などの日常生活（食事、排泄、入浴など）の手助けをする。
精神保健福祉士	精神に疾患を負った患者の社会復帰、社会参加を支援する。
臨床工学技士	人工呼吸器、ペースメーカーなどの生命維持管理装置の操作を行う。

覚え書 ＊1「三、小管理」9 P66 ＊2「三、小管理」14 P68
＊3「三、小管理」14 P68

覚え書
小管理

13 病人についての第一原則

病人を敵から解放すること

小管理（⬇P44～47）がおろそかにされて、患者に大きな不安を与えたり、不審《ふしん》を抱《いだ》かせたりすることが、なぜいけないのかという答えを、ナイチンゲールは次のように述べています。

「[*1]およそ患者にとって、気がかり、半信半疑《はんぎ》、時間待ち、予感、不意打ちへの不安などによって生じる心身の消耗《しょうもう》は、ほかのどんな消耗よりもはるかに有害なのである。患者はいつも自分の敵と顔をつき合わせていて、内面で戦《たたか》い、想像上の対話を続けている」。

ですから、「[*2]**『できるだけ早く患者を敵から解放すること』、これは病人についての第一原則である**」と指摘しています。

難しい表現で書かれていますが、つまりこういうことです。

患者は自分の病気についてあれこれ思い悩んでいます。「痛みがいつまで続くのか」とか、「仕事が続けられるだろうか」とか、「病気は本当に治るだろうか」とか、「入院している間、家族は大丈夫だろうか」など、その心配と不安は尽《つ》きることがありません。このように、患者は自分自身についての不安を多く抱《かか》えているのです。そこに看護師が与える気がかりや

看護のヒント 医療現場でも注目されている色の効果

最近は、カーテンなどにパステルカラーを使用する病院が増えています。色彩研究の分野では、ベージュやパステルトーンには、心をやわらげる効果があるという結果が出ているそうです。このように、色には人の心理に影響を与える働きがあります。色が私たちに与えるさまざまな効果を見ていきましょう。

◆温度感への効果
赤やオレンジなどの暖色系《だんしょくけい》は、太陽や火を連想させ、暖かさを感じさせる。一方、青や青緑などの寒色系《かんしょくけい》は水や氷を連想させ、冷たさを感じさせる。

◆時間への効果
暖色系は時間を長く感じさせ、寒色系は時間を短く感じさせる。

◆感情への効果
暖色系は興奮色《こうふんしょく》ともいわれ、気持ちを高ぶらせる。一方、寒色系は沈静色《ちんせいしょく》ともいわれ、心を落ち着かせる。

◆視覚への効果

不安が追加されたとしたら、患者の生命力はさらに消耗することになります。絶えず患者の状態を観察し、気を配《くば》り、患者が思い煩《わずら》うことのないように手筈《てはず》を整えることは、何よりも大事な看護だといえるのです。

患者に寄り添った看護

患者は、病気やけがへの苦しみや不安、入院中の仕事や家族の心配など、悩みが尽きません。そんなとき、患者が安心できる環境や雰囲気を整えていくことは、看護師の重要な役割のひとつです。

1 安心できる雰囲気づくり

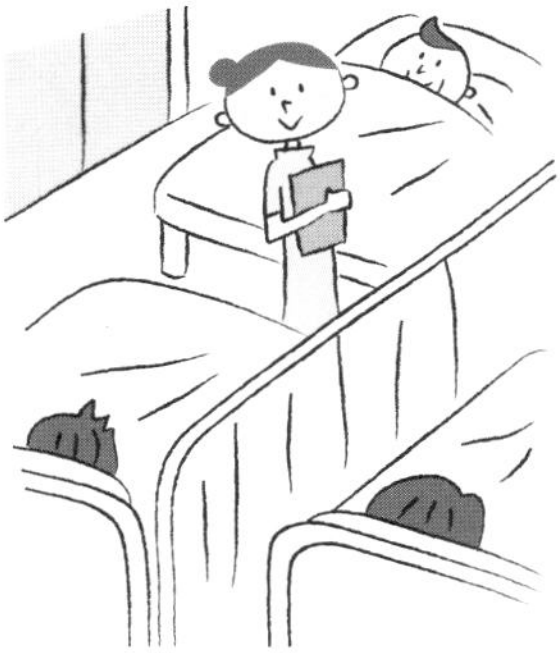

患者が要望を伝えるのを遠慮したりしないよう、声を掛けやすい雰囲気をつくる。

2 迅速な対応

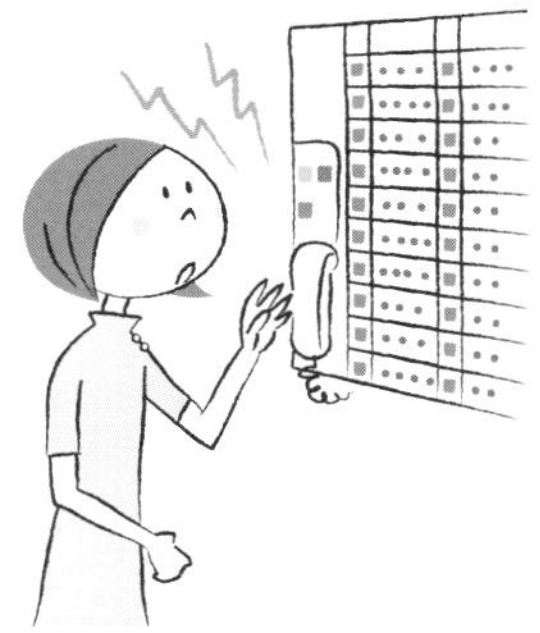

ナースコールに迅速に対応するなど、患者を待たせて気をもませることのないようにする。

3 患者への理解

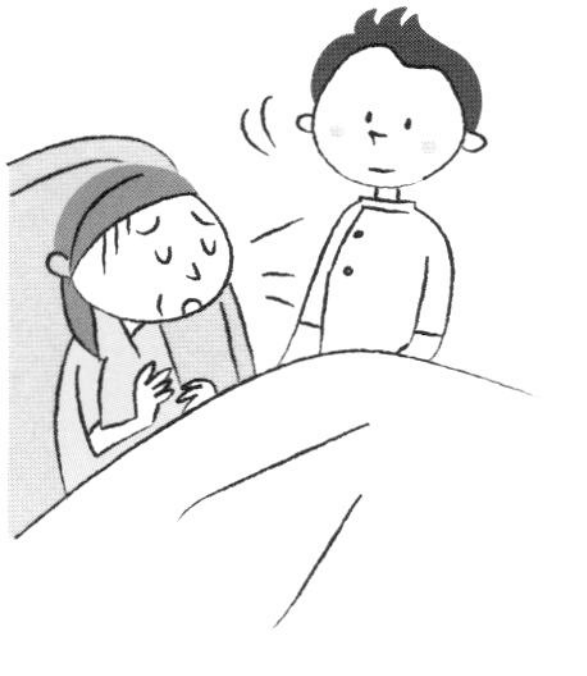

患者の声に耳を傾けて、痛みや苦痛を理解し、それをやわらげるための対処をする。

4 情報共有

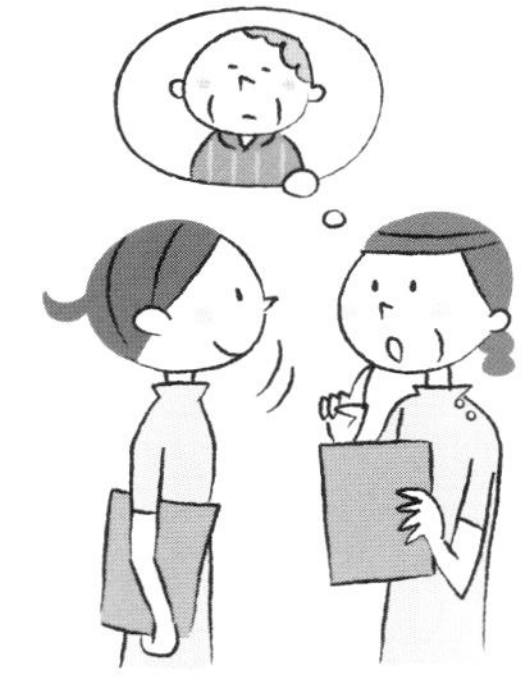

看護師または他職種の医療従事者（➡ P47 図）と、患者にとって必要な情報を共有・理解しておく。

同じ面積の場合、暗い色よりも明るい色のほうが、面積が広く感じる。

覚え書 ＊1「三、小管理」17 P69 ＊2「三、小管理」17 P69

覚え書
物音

14 「物音」の正体

不必要な音は患者に害を与える

『看護覚え書』の1章から3章までは、看護における「空気の質を考える」というテーマが主軸でした。4章に入ると、患者と看護師の「かかわりの質を考える」というテーマに移行していきます。患者は病気からの回復に生命力を消耗している存在なので、その消耗を最小にするよう、看護師は細心の注意をはらって、患者・看護師関係を築くことが求められています。

まずは「物音」の冒頭部分で、「[*1]**不必要な物音や、心のなかに何か予感や期待などをかき立てるような物音は、患者に害を与える音である**」と述べています。この「害を与える音」という表現に注目しましょう。これは患者の神経を消耗させて、回復過程（⬇P26）を妨害する音のことです。

一般的に、「害を与える音」というと、大きな音や騒《さわ》がしい声などを想像します。しかし、ナイチンゲールは、この章では、「[*2]**音が病人に悪影響を及《およ》ぼすと思われるばあい、それは、耳という器官に伝わる刺激の強さ、つまり音の大きさであることはめったにない**」と指摘しています。たとえば、患者を突然に眠りから目覚めさせるような物音や、病室の入口やすぐそばの廊下などでの長話、病室内でのひそひそ話、同情をよそおった声な

看護のヒント

回復過程に影響力を及ぼす睡眠の効果

ナイチンゲールが、「眠りから目覚めさせる物音」を〝害を与える音〟としているのは、病人にとって睡眠が極めて重要だからです。睡眠は、患者に次の効果をもたらします。

◆**痛みや脳の興奮をやわらげる。**

◆**睡眠時に骨髄《こつずい》で、白血球や赤血球、リンパ液などがつくられ、血行が促進されて免疫力《めんえきりょく》を高める。**

◆**睡眠中に分泌《ぶんぴつ》される成長ホルモンが、身体の組織の修復や再生を行い、古くなった細胞をつくり替える。**

◆**心臓の負担を下げる。**

このように、睡眠は患者を一時的に苦痛から解放するだけでなく、回復過程（⬇P26）にも大きな影響を及ぼします。睡眠が不足すると、苦痛や興奮が続くばかりか、それらが増大します。

特に、寝入りばなに起こされた患者が再び眠るのは困難です。

どは、病人の神経を痛めつける「害を与える音」に当てはまります。

つまり、「[*3]**(かすかな音であっても) 不必要な音は、(はるかに大きな音であっても) 必要な音よりも、はるかに病人に害を与える**」のです。

看護師は、睡眠中の患者を起こさないよう、注意を払う必要があります。

病人の神経を痛めつける「物音」

大きな声や音よりも、小さな声や音のほうが、耳障《みみざわ》りになることがあります。次のような不必要な声や音は、患者の神経を消耗させます。

1 話し声

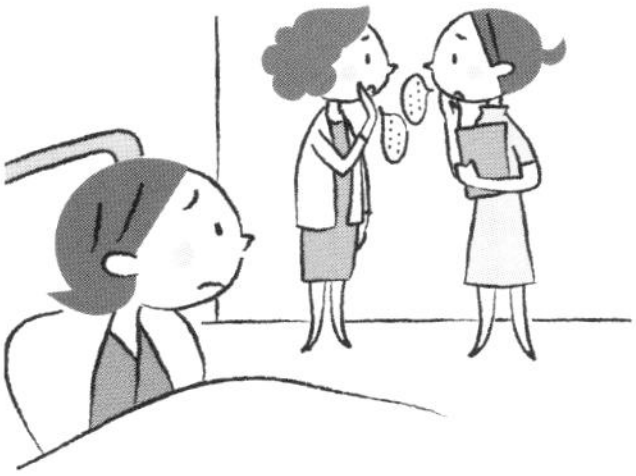

- 病室内外での家族や医療従事者によるひそひそ話の声
- 患者を訪ねたあとで、病室の外で患者について話し合う声

2 不用意なかけ声

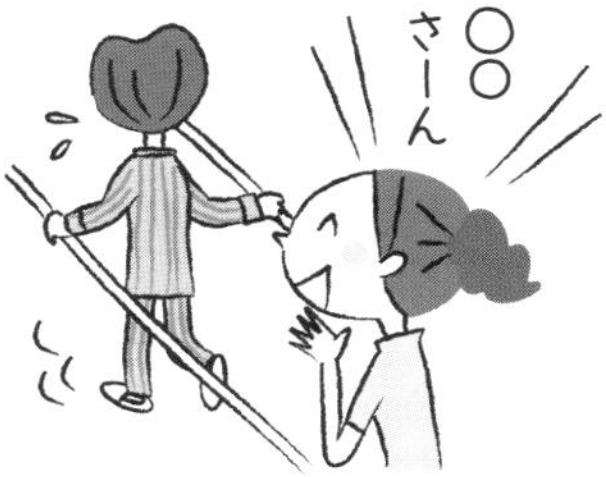

- 寝入りばなの患者を起こす呼びかけ
- 患者が物事に集中しているときや考えごとをしているときに突然声をかけること
- リハビリなどをしている人の後ろから声をかけること

3 わざとらしい声

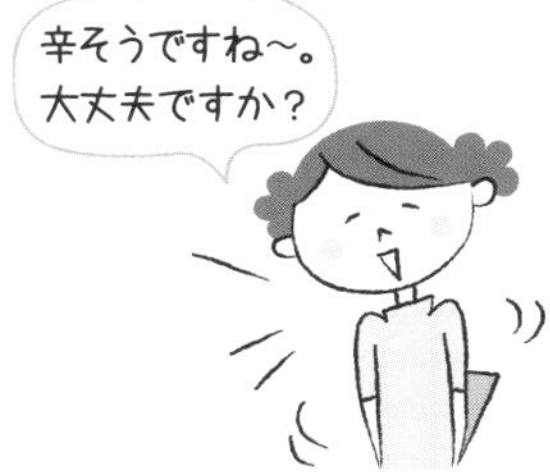

- 取り繕《つくろ》った声
- 同情をよそおった声

4 業務中の不必要な音

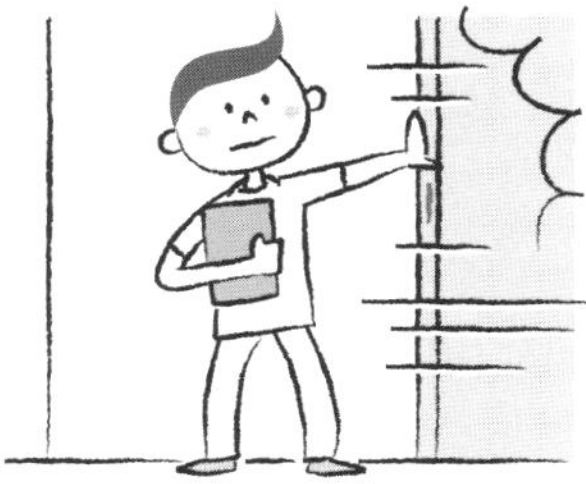

- ドア、窓、カーテンを乱暴に開け閉めする音
- 耳障りな足音
- 医療器具を取り扱う音

覚え書 ＊1「四、物音」1 P81 ＊2「四、物音」1 P81
＊3「四、物音」11 P86

覚え書
物音

15 不注意な看護師とは

患者を消耗させないように行動する

ナイチンゲールは、患者への声のかけ方や態度に、何の配慮もなされないときには、決まって患者に害を与えていると指摘しています（⬇P50）。ナイチンゲールは、不注意な看護師の具体的な例を「物音」のテーマのなかで、次のように挙げています。

❶音[*1]をたてて動きまわる看護師
❷ドアを乱暴に開けたり、何度も出たり入ったりする看護師
❸ドアや窓のがたつきやきしむ音に関心がない看護師
❹病人を急《せ》かしたり、騒々《そうぞう》しくかきまわしたりする看護師
❺患者と話すときに、患者の視野《しや》のなかに座《すわ》ろうとしない看護師
❻患者から受けた伝言《でんごん》を何度も繰《く》り返し確認する看護師
❼病人が何かをしている最中《さいちゅう》に、背後《はいご》や遠くから話しかける看護師
❽病人の思考を中断させる看護師
❾歩行している患者に付添《つきそ》いながら会話を求める看護師
❿患者のベッドに寄《よ》りかかったり、腰かけたりする看護師
⓫自分の考えを簡潔《かんけつ》かつ明確に表現しない看護師

“★自分を失わずに心をしっかり持ちつづけること、
それがあなたを、ぐずぐずあるいは
せかせかのどちらの失敗からも、守ってくれる。”

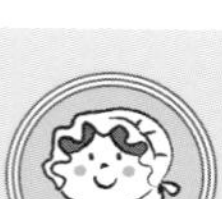

ナイチンゲールの言葉

慌《あわ》ただしく動いて患者に不快感を与えないよう注意するあまりに、看護師の動作が鈍くなっても、患者は不快に感じます。動作が遅いと、頼りない印象を与えてしまうのです。

バタバタと走りまわるのは論外ですが、反対に、音を立てまいと忍び足やつま先立ちで歩くのも看護師がすべき行為ではありません。患者を必要以上に待たせることになりますし、ゆっくりと忍び寄る足音は、かえって患者を不安にさせます。

看護師に求められているのは、着実に、かつすみやかに行動することです。自分がすべきことを理解できていれば、難しいことではありません。看護師が手際よく動けば、患者の苦痛は軽減します。看護師の行動が患者に及ぼす影響は、とても大きいのです。

★ 覚え書 P98

これらは一見して「物音」の項目とは無関係のように思われがちですが、看護師の振る舞いは、そこに配慮と気遣いがなければ、患者に不快感を与える点で、患者の神経を消耗させることにつながることを教えています。

配慮のなさは患者を消耗させる

不安や緊張を感じながら過ごしている患者にとって、一度決定したことの変更は、精神的な負担となります。たとえそれが患者の表情や言葉に現れなくても、患者の心理に影響を与えることを理解しておきましょう。

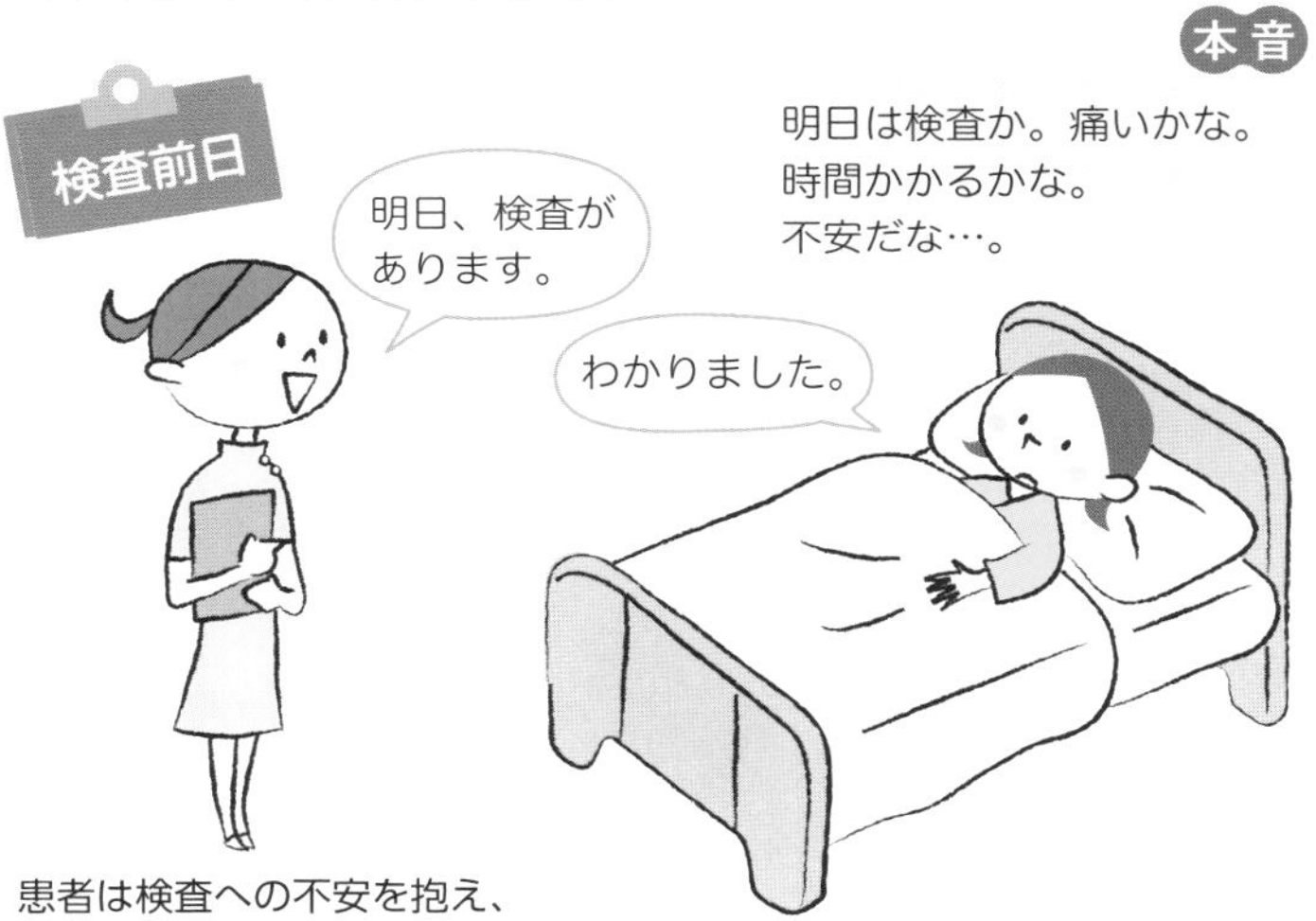
本音
明日は検査か。痛いかな。
時間かかるかな。
不安だな…。
検査前日
明日、検査があります。
わかりました。

患者は検査への不安を抱え、
緊張した状態で次の日を迎える。

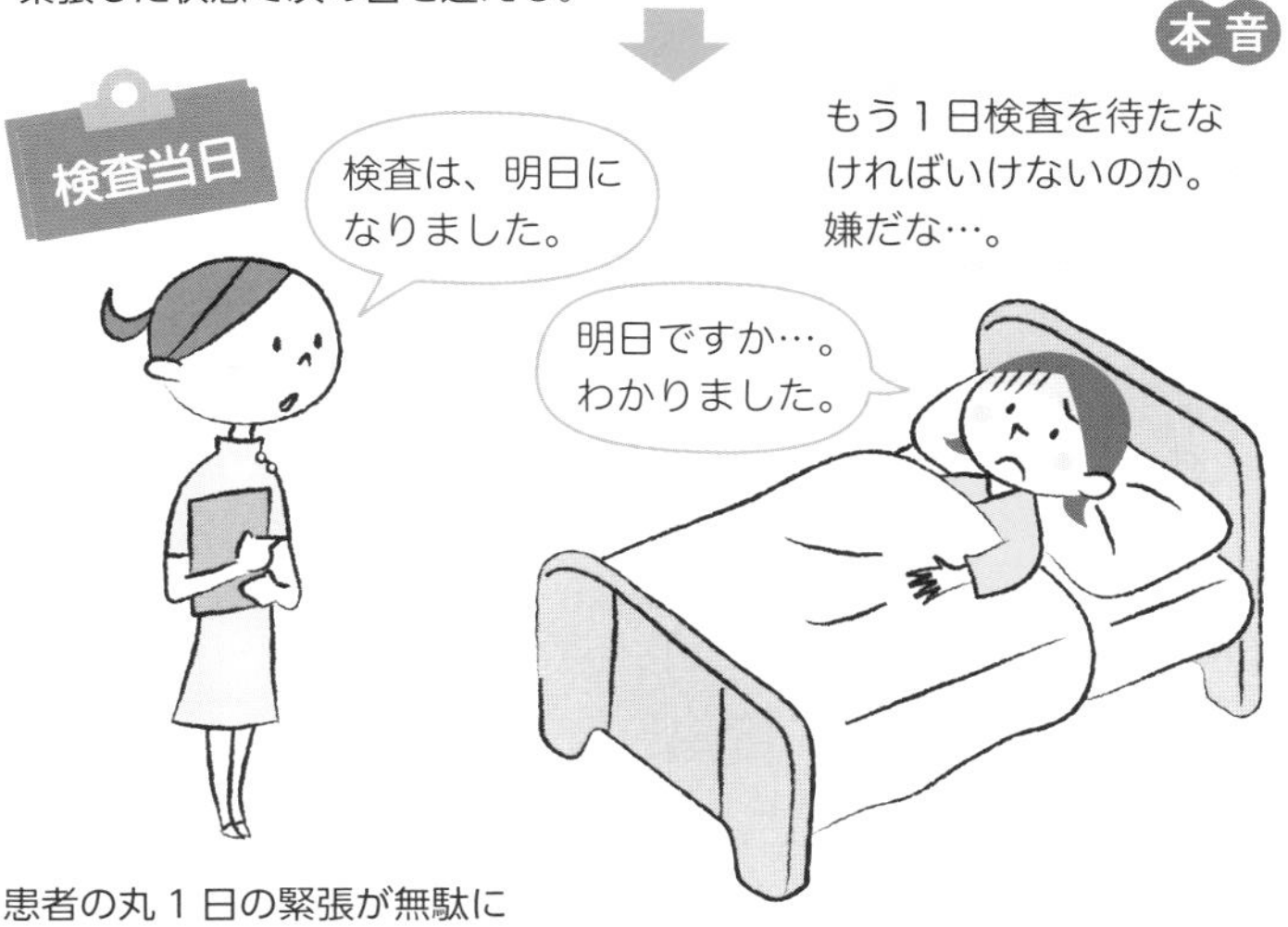
本音
もう１日検査を待たなければいけないのか。
嫌だな…。
検査当日
検査は、明日になりました。
明日ですか…。わかりました。

患者の丸１日の緊張が無駄に
なるだけではなく、さらにもう１日緊張したままでいることから、患者の精神的ダメージはかなり大きくなる。

覚え書
＊1「四、物音」P86 ～ P96 参考

16 患者の特質

患者は内気でおずおずした存在

一般的に、患者とはわがままで、言いたいことを言う人という指摘もありますが、ナイチンゲールの見解はこれとは大きく異なっています。[*1]「**どのような階級のひとをとってみても、強腰《つよごし》な態度の患者よりも、内気《うちき》でおずおずした患者のほうが多い**」と言うのです。実際に、ナースコールを押すのをためらい、状況を見計らって、これ以上待てないという段階で勇気を出して押すなど、いつでも遠慮がちで弱腰《よわごし》な患者はたくさんいます（⬇P118）。ですから看護師は、患者の状況や気持ちを先回りして察《さっ》し、適切に対応していかなければなりません。

ナイチンゲールの指摘はさらに続きます。患者のために朗読をするというケアは、現代においては大切なもので、病院や施設ではボランティアの方たちが活躍しています。しかし、ナイチンゲールの時代に流行《はや》った朗読は、患者を疲れさせるものだったようです。[*2]「**自分で書物も読めないほど病状の悪い患者は、ほとんどのばあい、他人の朗読にも耐《た》えられない**」と指摘し、[*3]「**どうしても病人に読んで聞かせなければ《ならない》ものがあるときは、ゆっくりと読むこと**」と述べています。

プラスα《アルファ》　音楽の効果

音楽には、自律神経のバランスを調和させる効果があります。ただし、患者に音楽療法を行う際は、どんな音楽でもよいというわけではありません。

ナイチンゲールは、「私の考え」と断《ことわ》りを入れて、患者の状態によって、効果的な音楽と不適切な音楽を次のように分けています。

◆**効果的な音楽**
声楽を含めた吹奏《すいそう》楽器と弦《げん》楽器のような音の持続が可能な楽器による音楽。

◆**不適切な音楽**
ピアノのような、構造上、音がつながらない楽器による音楽。

音がつながらない楽器の音は、いくら優れた演奏でも、「病人を痛めつける」とナイチンゲールは述べています。効果的な音楽は、心身の回復や機能の維持改善を促しますが、不適切な音楽では、逆効果になって

患者の状況や気持ちを読みとる

患者は、内心は臆病《おくびょう》で内気

① 看護師に話すのをためらうこともある。
② 自分の状況や気持ちを相手に察してほしいと思っている。

↓

患者の状況や気持ちを言葉以外から読み解く。

1 態度

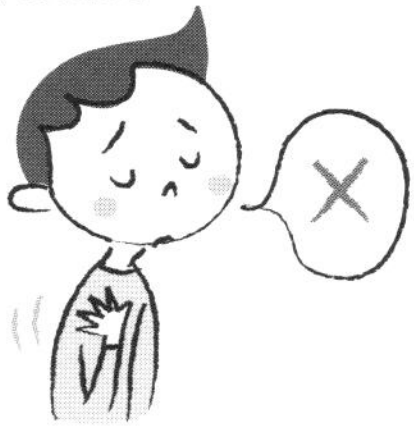

- おずおずしている
- 尻込みしている

2 表情

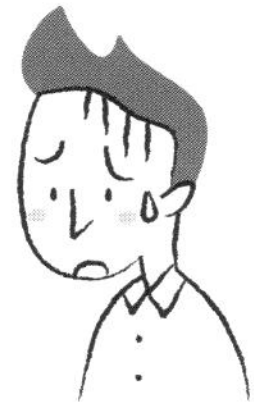

- 表情がない
- 表情が暗い

3 しぐさ

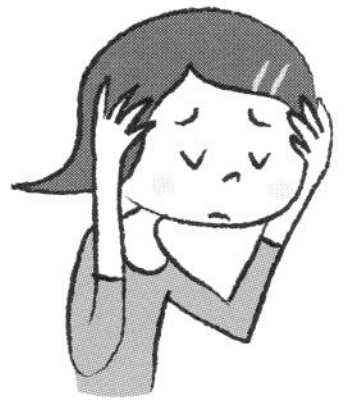

- もじもじしている
- 頭をかかえている

4 声

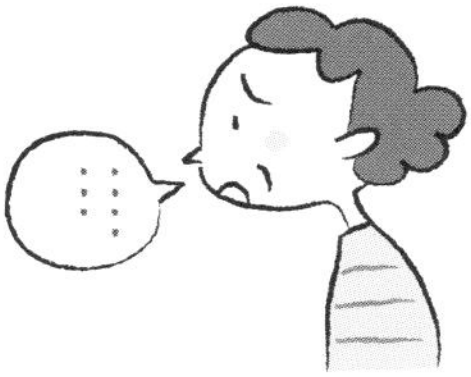

- 沈んだ声
- 小さな声

ポイント

患者の気持ちは、特に「表情」に現れやすい。 ➡ 看護師は、患者の表情を読みとり、患者が言葉にする前に行動することが求められる。

また、病人が音楽を聴くことの効用も取り上げています。ナイチンゲールは、この時代にあって、すでに現代の音楽療法のような考え方を導き出していたのです。

しまうのです。そのことを踏まえ、患者の状態に合わせた音楽を選ぶようにしましょう。

覚え書 ＊1「四、物音」21 P88 ＊2「四、物音」48 P99
＊3「四、物音」49 P99

17 「変化」の必要性

患者は「変化」を強く望んでいる

「[*1]人びとには、長期にわたってひとつ二つの部屋に閉じ込《と》められ、毎日毎日、同じ壁《かべ》と同じ天井《てんじょう》と同じ周囲《まわり》の風物《ふうぶつ》とを眺《なが》めて暮らすことが、どんなに病人の神経を痛《いた》めつけるかは、ほとんど想像もつかないであろう」と、ナイチンゲールは患者の心理について述べています。

健康な人は特に意識しなくても、毎日多くの変化のなかで暮らしています。そして、基本的に人間は、変化がなければ生命力が弱まってしまう生き物なのです。

ナイチンゲールは、変化の不足した状況について、**「[*2]単調な食事によって消化器官が損《そこな》われると同じく、神経組織もまた、たしかに、この種の単調さによって損《そこ》なわれるのである」**と述べています。

したがって、特に長期にわたって療養が必要な患者には、病室の中や患者の周囲に〝たしかな変化〟をつくることは、必要不可欠な看護です。

「[*3]患者の眼に映《うつ》るいろいろな物の、その形の変化や色彩の美しさ、それはまさに、患者に回復をもたらす現実的な手段」です。色鮮やかな花一束や壁に掛ける絵、窓から見える景色など、患者の目を楽しませる物を考えて、

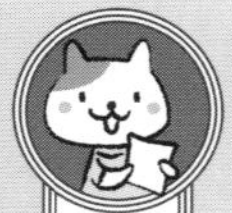

歴史 Scope

ナイチンゲールの長い闘病生活

クリミア戦争から帰還《きかん》した1856年から、90歳で亡くなる1910年までの間、ナイチンゲールが自室にこもり、病《やまい》を抱えながら仕事をしていたのは、巻頭ページ（➡P6）で述べたとおりです。

『看護覚え書』が出版されたのは、1859年、ナイチンゲールが39歳のときです。このころには、1日中自室で過ごしていたことになります。

長期にわたって病室にいる患者に「変化」を与えなければならないというナイチンゲールの指摘は、彼女の看護経験だけでなく、自身の病気体験によって身をもって感じたことなのかもしれません。

もっとも、ナイチンゲールは自室で単調な毎日を送っていたわけではありません。彼女は身を削りながら、膨大な仕事に取り組んでいました。しかし、患者と同様の環境に身を置いていたことで、患者の苦悩をより深く理解できたのです。

提供することが求められています。

『看護覚え書』第5章のタイトルである「変化」の原語は、〝change《チェンジ》〟ではなく〝variety《バラエティ》〟です。眼に映る多彩な出来事が患者には不可欠なのです。

病室に取り入れられる「変化」

単調な病室での生活は、患者にとって苦痛です。次のようなさまざまな変化をつくることで、患者の身体と心を癒《いや》すことができます。

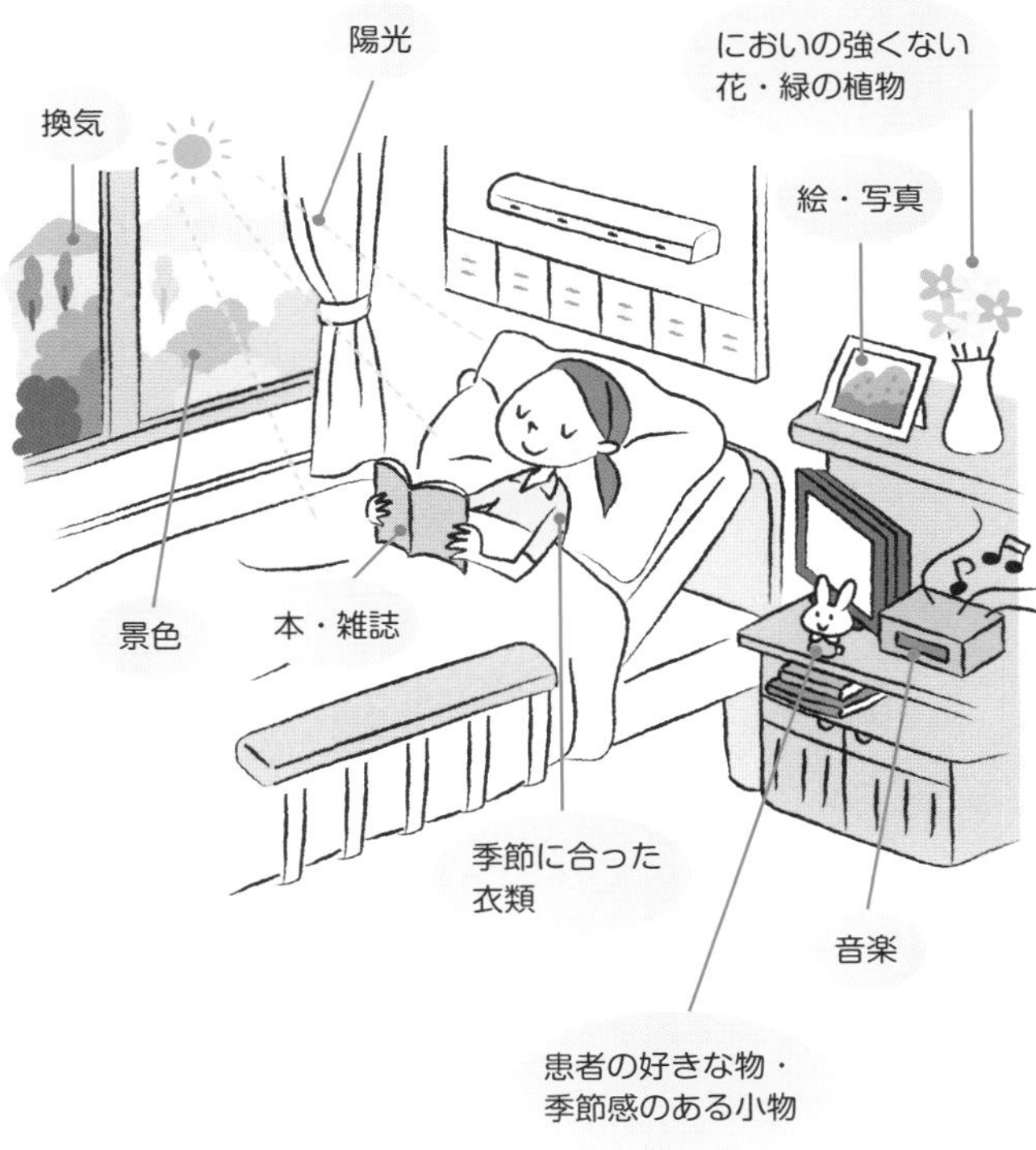

ポイント

- 植物の持ち込みが禁止されている場合は、アートフラワーなどを飾ってもよい。
- 絵や写真は、患者が見える場所に飾る。患者を疲れさせないために、頻繁《ひんぱん》に、また、一度に何枚も取り替えない。
- 本・雑誌、音楽は、患者の状態に合わせて取り入れる。

覚え書 ＊1「五、変化」1 P104 ＊2「五、変化」3 P104
＊3「五、変化」8 P106

覚え書
変化

18 「変化」の効用

効果は身体の状態に影響する

「変化[*1]といっても、それは《ゆっくりした》変化でなければならない」ということを心がけながら、変化（⬇P56）を取り入れましょう。一度に多くの変化を与えたりすると、患者の生命力を消耗させてしまうからです。

さらに、ナイチンゲールは変化の効用について、次のように述べています。

「この効果[*2]は、たんに気分的なものにすぎないと、人びとは言う。しかし、けっしてそんなものではない。効果はまさに身体《からだ》にも及《およ》ぶのである。どういう経路で物の形状《かたち》や色彩や明るさなどの影響が身体にまで及ぶのか、その作用機序《きじょ》はほとんど知られていない。しかし私たちは、現実にそれらが身体的効果を持つことを知っているのである」。

五感を通して入る「快」の刺激は、脳細胞のシナプス（⬇下段、用語解説）のつながり方をつくり変えていきます。その情報がホルモン系や神経系を経て身体内部に届けられ、身体全体によい影響を及ぼすのだと考えれば納得がいきます。

では、どのような変化をつくればよいのでしょうか。ナイチンゲールは、美しい景色を見せること、花や可愛らしい品々などを、その変化に気を配

用語解説

【シナプス】

五感（視覚、聴覚、触覚、味覚、嗅覚）で受けた刺激は電気信号に変わり、情報として無数の神経細胞を通じて脳に伝達されます。この神経細胞同士をつなぐ部分をシナプスといいます。つまり、神経細胞は、シナプスを介して情報伝達を行っています。

シナプスでの情報伝達効率は、一定ではなく、刺激の有無や量に応じて変化します。

シナプスの構造

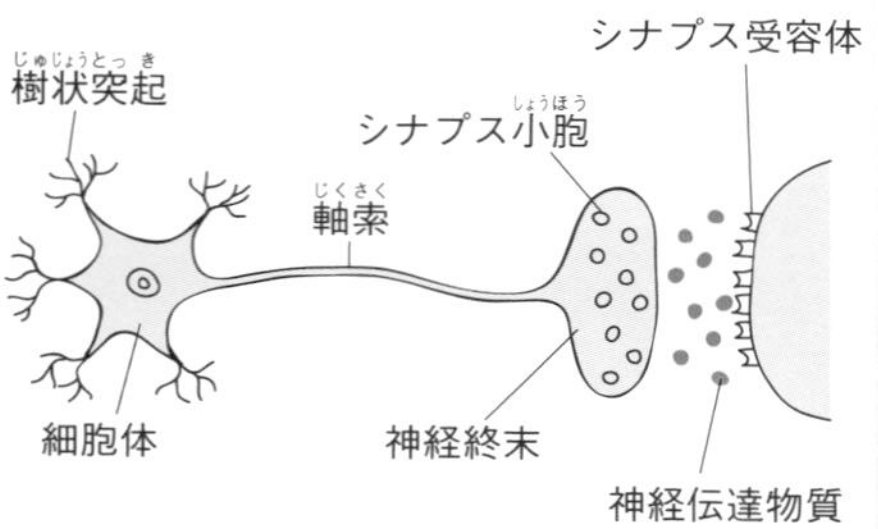

手仕事のすすめ

手先を動かす作業は、患者の苦痛をやわらげ、心身によい影響を与えます。気持ちをやわらげる手仕事の例をいくつか紹介します。

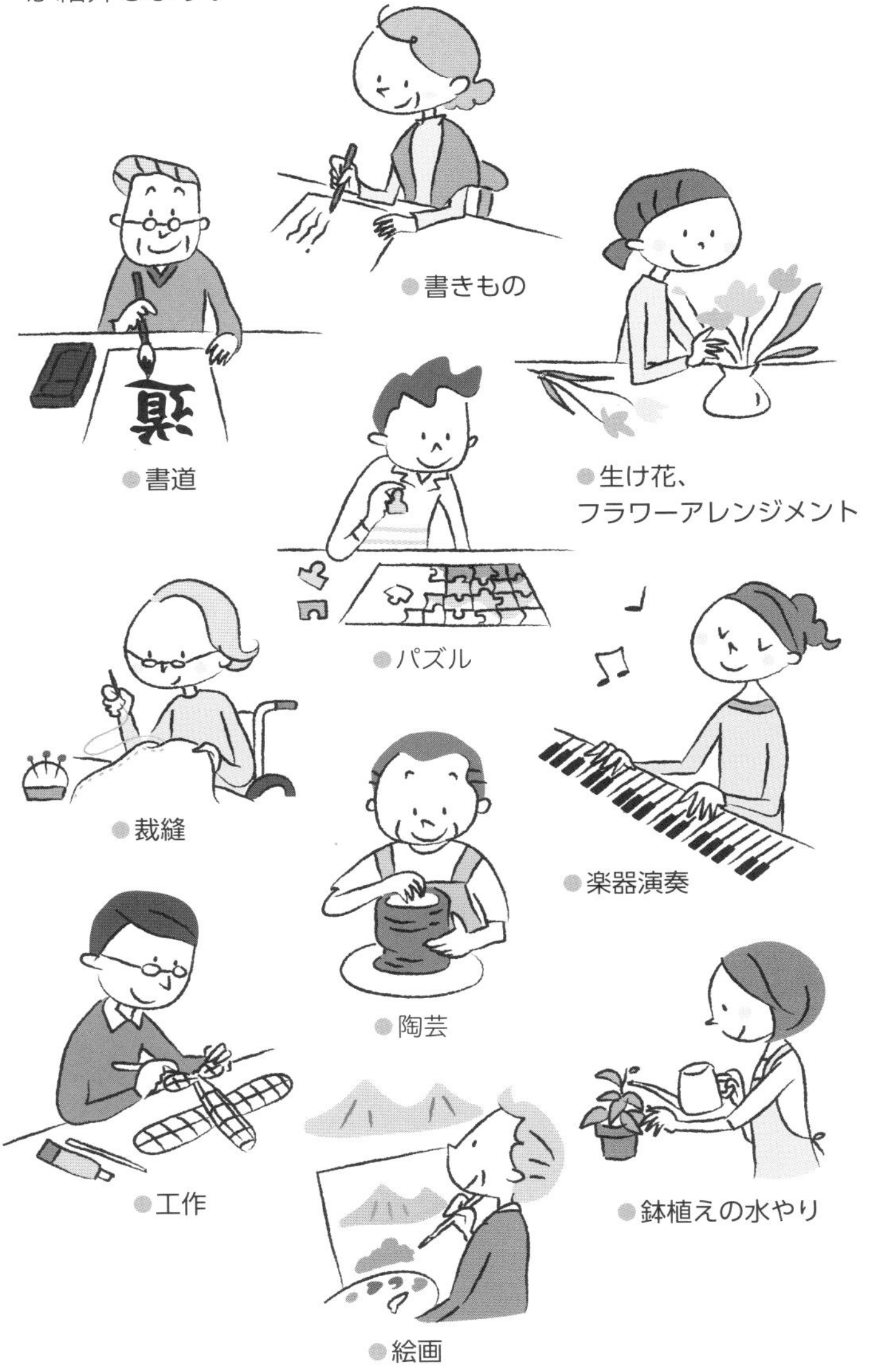
書きもの
書道
生け花、フラワーアレンジメント
パズル
裁縫
楽器演奏
陶芸
工作
鉢植えの水やり
絵画

りつつ見せること、陽光が射している所に連れ出すこと、団栗《どんぐり》や橡《とち》の実を育てること、ちょっとした針仕事や書きものなどの手仕事がよいと言っています。どれも私たちの日常生活のなかにある、ありふれたものばかりです。

覚え書 ＊1「五、変化」9 P106 ＊2「五、変化」7 P105

覚え書
変化

19 病人の苦悩と変化

病人を苦しめる看護師の無関心

「病人[*1]というものは、脚《あし》の骨折のときに他人の手を借《か》りないかぎり脚を動かせないのと同じように、外から変化が与えられないかぎり、自分で自分の気持ちを変えることができない。まったくのところ、これこそ病気についてまわるひとつの大きな苦悩なのである」。

これは、病人の苦悩の本質を言い当てた文章です。同時に、病人にとっての「変化」（⬇P56〜59）は、看護師によって与えられるという指摘でもあります。しかし、実際には、看護している人々は、**「[*2]自分の生活や仕事については、一日に何度も、あれこれ変化をもたせておりながら、寝たきりの病人たちを看護（！）しているというのに、病人の身のまわりに変化をつけて気分転換をはかったりなどまるでせず、ただじっと重苦《おもくる》しい壁《かべ》面を見つめさせておく」**という指摘のような状況になることがあります。

これでは病人は病苦から解放されるどころか、ますます病苦と向き合い、闘うことを強《し》いられることになってしまいます。

「[*3]病人の神経は常に、あなたが徹夜したあとの神経と同じ状態にある」とナイチンゲールは言います。そこに加えて、看護師の無知や無関心が病人

看護のヒント
看護師と医師が取り除く苦痛の違い

看護師と医師には、患者の苦痛や苦悩を取り除くことが求められます。

ただし、看護師と医師が対処する苦痛には、大きな違いがあります（⬇P25）。〝病気そのものから生じる苦痛〟を除去するのは、医師の仕事です。

一方、看護師が対処するのは、闘病で生じる〝日常生活の制限や不自由がもたらす苦痛〟です（⬇P125図）。とりわけ、普段なら自分でできることを他人に頼らなければならないのは、とても辛いことです。

これらの苦痛はまったく異なるものですが、患者に与える影響という点において、密接に関連しています。どちらかの苦痛を緩和または除去できれば、もう一方の苦痛も鎮《しず》まります。また、どちらかが増大すれば、もう一方も強まります。

つまり、看護師が適切な看護をしなければ、患者が日常生活

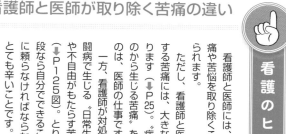

を痛めつけているとすれば問題です。病人の気持ちをいつも明るい方向にもっていくように変化に気を配ること、これが看護師に求められている看護です。

で抱《かか》える苦痛が増大し、さらには容体の悪化にもつながってしまうのです。

「変化」への配慮

看護師のちょっとした気配りで、患者は「変化」を感じ、気分転換を図ることができます。

1 陽光が射すようにする

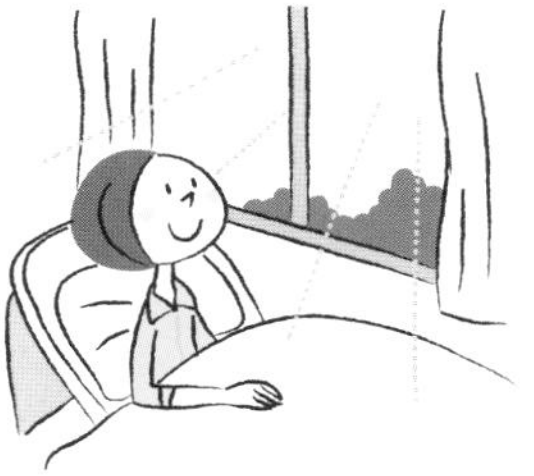

朝にカーテンを開けて、室内に陽光が射すと、患者の神経は安らぐ。

2 外の景色を見せる

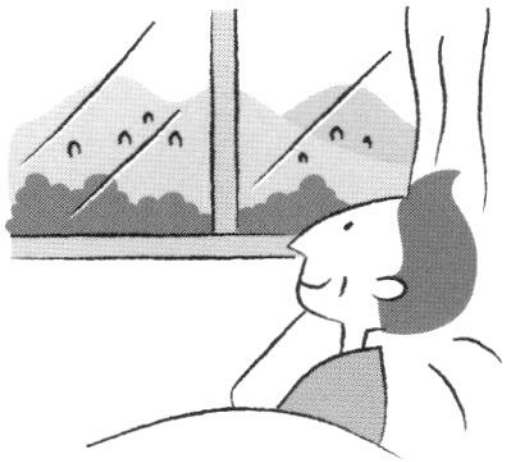

たとえ同じ場所からの景色でも、時間や季節が違えば、見えるものが異なる。

3 楽しい話を聞かせる

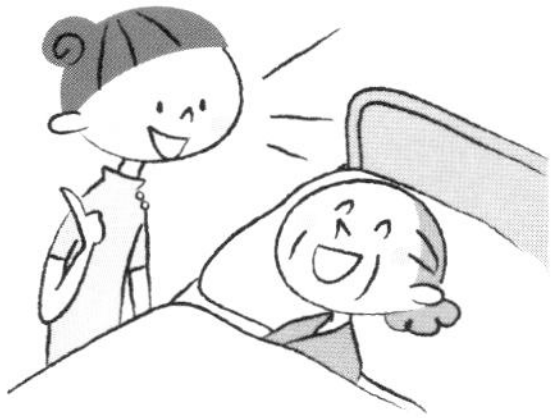

楽しい会話と笑いは苦痛を忘れさせ、免疫力アップにつながる。

4 色彩に気を配る

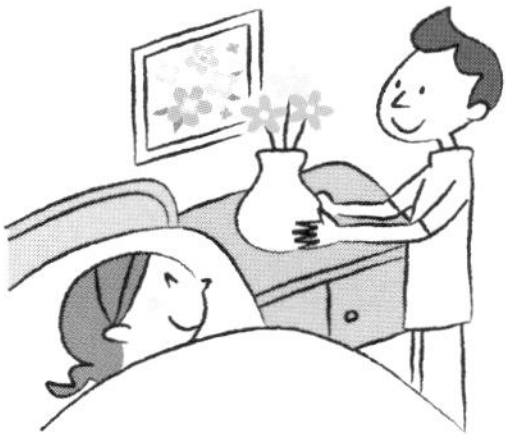

花や壁掛けなどを飾る。とりわけ、明るく美しい色彩は、患者を癒《いや》す。

「変化」による効果

どれも些細《ささい》なことばかりです。しかし、このような小さな変化こそが脳に心地よい刺激を与え、回復につながっていくということを、認識しておきましょう。

覚え書 ＊1「五、変化」13 P108 ＊2「五、変化」14 P108
＊3「五、変化」18 P110

覚え書
食事

20 食事への援助①

患者がおいしく食べられる時間を考えよう

「食事への援助」というテーマは、生活を整えることを第1の目的とする看護職にとって、重要な援助の柱のひとつです。ナイチンゲールは、『看護覚え書』第6章「食事」のなかで、食事への援助のあり方について述べています。そこには、日ごろ何気《なにげ》なく行っている援助に対して、警告《けいこく》が発せられています。

まずは、「食事の時間」についてです。

「[*1]患者が食物を摂れる時刻について考慮をめぐらすこと、人によってもばあいによってもさまざまであるが、患者の衰弱《すいじゃく》が最もはげしい時間帯について観察すること、衰弱のはげしい時刻を予測しその時刻を避《さ》けるために、食事の時刻を組みかえてみること、そのためには観察と創意工夫《そういくふう》と忍耐力（これらはまさに優《すぐ》れた看護師が持っている特質である）が要求されるが、そうすることによって、もっと多くの生命が救《すく》われるであろう」。

ナイチンゲールの時代には、現代のようなチューブ栄養（⬇P72看護のヒント）による食事方法はありませんし、食事のメニューも豊富ではありませんでした。しかし、基本的な考え方は今も昔も変わりません。

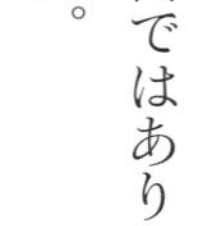

歴史 Scope

19世紀イギリスの食事回数と時間

ナイチンゲールが生きた19世紀のイギリスは、上流階級と労働者階級とがはっきり分かれた階級社会でした。そして、食事の内容、回数、時間も、階級によって異なっていました。当時、上流階級の食事時間は、朝食が午前8〜9時、昼食が午後2〜3時、夕食が午後9〜10時でした。

〝1日の主要な食事〟のことを英語で「ディナー（dinner）」といいますが、19世紀はじめまでは昼食を「ディナー」と呼んでいました。ところが、当時のヴィクトリア女王が遅めのディナーを好んだため、上流階級ではディナーの時間を夜にずらし、それが次第に定着していきました。

ディナーまでの空腹は、紅茶を飲みながら、サンドウィッチやスコーンなどの軽食や菓子を食べるアフタヌーンティーで満たしていたようです。

食事時間は患者ごとに違う

患者の食べられる時間が変わる要因

① 病名
② 症状
③ 回復の度合い

→ ①〜③を踏まえ、看護師が患者の様子を観察して、患者が食べられる時間を把握しておく。

観察すべきこと

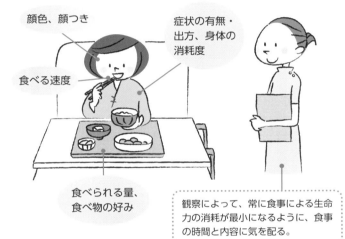

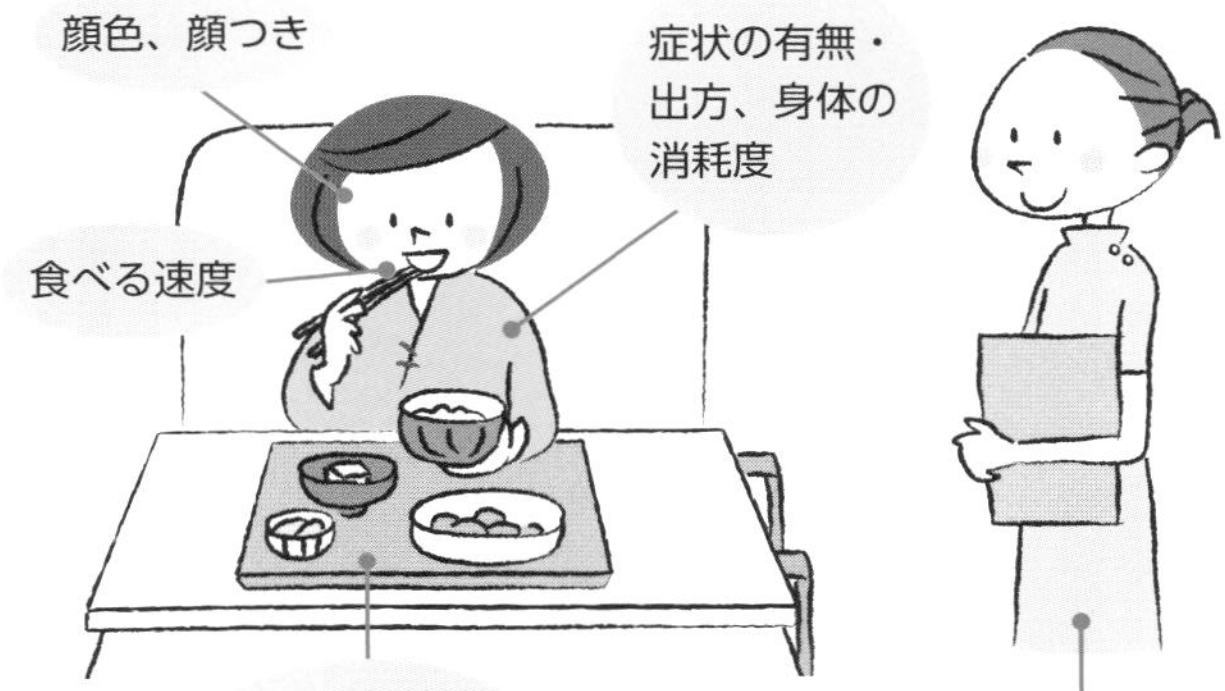
顔色、顔つき
症状の有無・出方、身体の消耗度
食べる速度
食べられる量、食べ物の好み

観察によって、常に食事による生命力の消耗が最小になるように、食事の時間と内容に気を配る。

ポイント

- 食事の様子や衰弱度の高い時間を観察して、患者が食べられる時間を把握する。
- 「いつなら食べられますか？」と患者に尋ねるのではなく、観察から情報を得る。
- 患者が食べられる時間がわかったら、その時間に食事ができるよう可能な限り努める。
- 病状の変化などにより、患者が食べられる時間が変わることがあるので、常に観察を続ける。

健康な人は決められた時間においしく食事をとることができますが、衰弱した患者にとってはそれが難しいのです。〝患者が食べられる時間〟を考慮するためには、看護師は観察をし、創意工夫をこらさねばなりません。

覚え書 ＊1「六、食事」7 P114

覚え書　食事

21 食事への援助②

配膳の原則

食事への援助のあり方に関して、次に考えるべきテーマは、「どのように配膳するか」です。

現代の配膳は、基本的に看護師や看護補助者が、トレイに載せた食事を患者のベッドサイドまで持参するスタイルが一般的です。次の文章は、そうした配膳にあたっての注意事項です（自力で食事がとれる人や施設で暮らす人たちは、病棟や施設にある食堂で食事をすることが多いので、その場合にはナイチンゲールの指摘は直接該当しません）。

「食物[*1]は、適切な時刻に配膳《はいぜん》し、食べても食べなくとも、しかるべき時刻には下膳《げぜん》すること。食物を見ただけで吐《は》き気《け》がする、そんな患者にしたくないなら、患者のそばに『いつも何か食物が置いてある』ようなことは絶対にしてはならない」。

病気になるとわかるのですが、それがどんな病気であっても、食欲がない状態になることが多いものです。そういう患者に、「今、食べたくなかったら、後で召し上がってください」と言って、食事の載ったトレイをオーバーテーブルに残したままにすることがありますが、ナイチンゲールは、

看護のヒント

誤配膳《ごはいぜん》に注意しよう

配膳において、最も気をつけなければならないのが、間違って配膳してしまう、いわゆる「誤配膳」です。

誤配膳には、主に、別の患者の食事を配膳してしまう場合と、提供すべき食事と異なる食事を配膳してしまう場合があります。

どの病院にも配膳ルールがあるはずですが、誤配膳は後を絶《た》ちません。その理由の多くが、配膳する側の確認不足によるものです。食事の確認は複数名で行うのが基本です。調理師、栄養士だけでなく、配膳担当者も、患者名や食事内容を食札《しょくさつ》と照らし合わせて確認する必要があります。

患者が医師の指示どおりの食事をすることは重要です。誤った食事により、症状が悪化したり、命を落としてしまったりすることがあるからです。

厨房で調理師や栄養士が確認したうえで、配膳する前にも配

それは絶対にしてはならないと警告しているのです。
さらに、患者には一度に食べきれない量の食べ物を見せないようにすることも、食事援助の基本として大事な点だと指摘しています。

配膳の「時間」と「量」

患者の食事は、決められた「時間」に食べきれるくらいの「量」を提供することが求められます。

配膳の時間

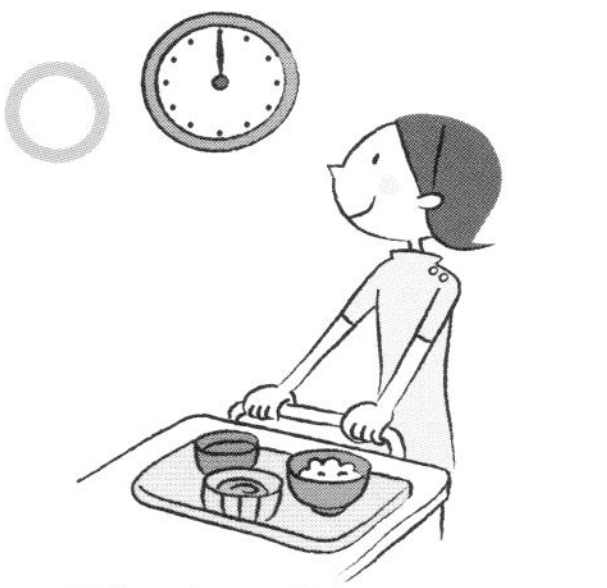

配膳の時間を厳守し、下膳の時刻には食べ残していても食事を下げる。

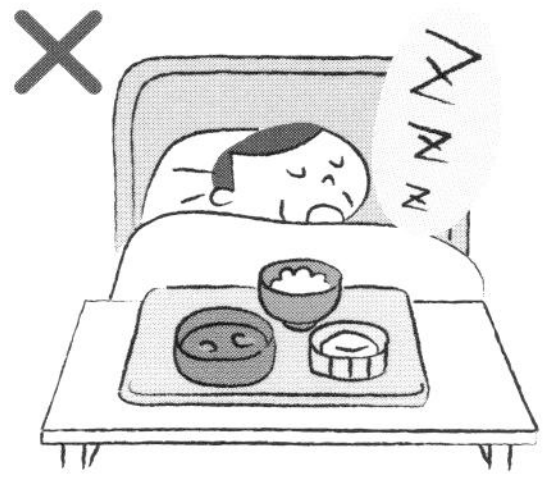

食事の時間が過ぎても下膳せず、オーバーテーブルに置きっぱなしにする。

配膳の量

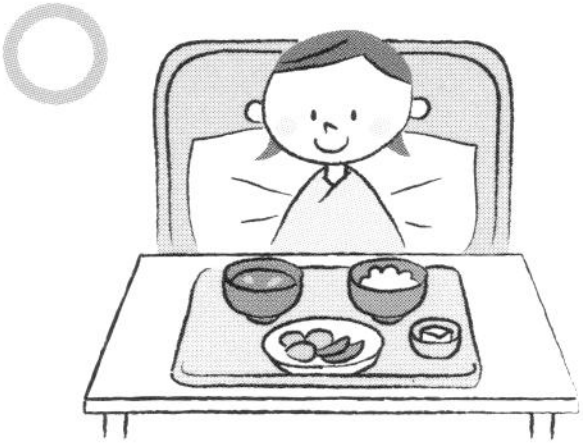

その時々の患者の状態に応じて、患者が食べられる量を出す。

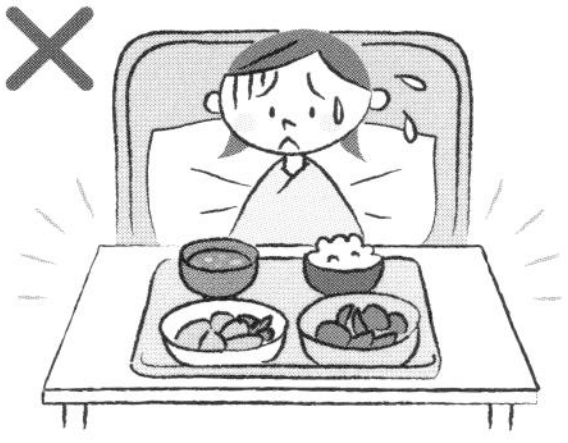

一度に食べきれない量の食べ物を見せると、かえって食欲が減退する。

ナイチンゲールのアドバイス

より食欲のない患者には、次のような工夫をしましょう。

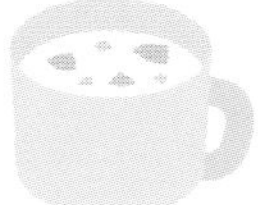

3時間ごとに
カップ1杯

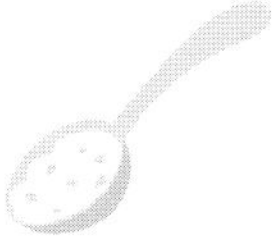

1時間ごとに
大さじ1杯

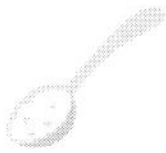

15分おきに
ティースプーン1杯

膳担当者が再度確認するよう徹底することで、事故を未然に防ぐようにしましょう。

覚え書 ＊1「六、食事」8 P115

覚え書
食事

22 食事への援助③

患者の状態に合わせてリズムをつくる

さらに、食事の援助のあり方について考えていきましょう。ナイチンゲールは、次のように少し意外な指摘をしています。

「[*1]食事中の病人はなるべくひとりにしておくほうが良い、と言われるが、それは問題なく正しい。たとえ食事介助の必要な患者でも、介助しながら話しかけたり話させたりしないこと。とりわけ食物の話題は禁物《きんもつ》である」。

現在の看護教育においては、食事介助のあり方について、楽しい雰囲気をつくることや、話しかけながら介助することの必要性を説いています。

では、ナイチンゲールのこの指摘をどう理解したらよいのでしょうか。

こう考えてみてください。衰弱が激しい患者や、かろうじて食べることができる患者の場合、咀嚼《そしゃく》・嚥下《えんげ》（⬇下段、用語解説）という動作にはかなりの集中力が必要です。このような患者は、そばで話しかけられたり、返答を求められたりすると、気持ちが食べることに集中できず、誤嚥《ごえん》する危険性が大きくなります。ひとりで、自分の状態に合わせてリズムをつくり、ゆっくりと慎重に飲み込んでいくことが必要なのです。ですから、そのような患者にとっては、食事を楽しんでもらおうとして話しかける、看

用語解説

【嚥下】

食べ物や飲み物を飲み込むことを、嚥下といいます。

私たちが飲食物と認識して口に入れた食物は、口腔《こうくう》内で咀嚼（食物を噛み砕いて、唾液《だえき》と混ぜ合わせること）することで食塊《しょっかい》となり、咽頭《いんとう》、食道を通って胃に送られます。このうち、飲食物を認識してから口腔内で咀嚼するまでが摂食《せっしょく》、食塊が咽頭と食道を経て胃に運ばれるまでが嚥下です。

加齢や疾患《しっかん》などにより、嚥下の機能が低下すると、飲食物をうまく飲み込めなかったり、むせたりすることがあります。これを、嚥下障害といいます。

患者に嚥下障害が見られるときは、原因を突きとめて、対処しなければなりません。

対処法としては、食事内容の変更や嚥下訓練の実施などがあります。嚥下障害がひどい場合は、経管《けいかん》栄養法やIVH（中心静脈栄養法）（➡P72看護のヒント）などを行います。

護師のその行為が、〃余計なお世話〃になってしまいます。

また、食べ物を思い出しただけで、胸がムカムカする状態になる患者もいるので、会話の内容にも細かい注意が必要です。

食事介助のポイント

食事は、患者にとって肉体的・精神的負担がかかるものです。看護師は、患者に食事を楽しんでもらうよう努めながらも、患者を消耗《しょうもう》させせることがないよう、手際《てぎわ》よく介助することが求められます。

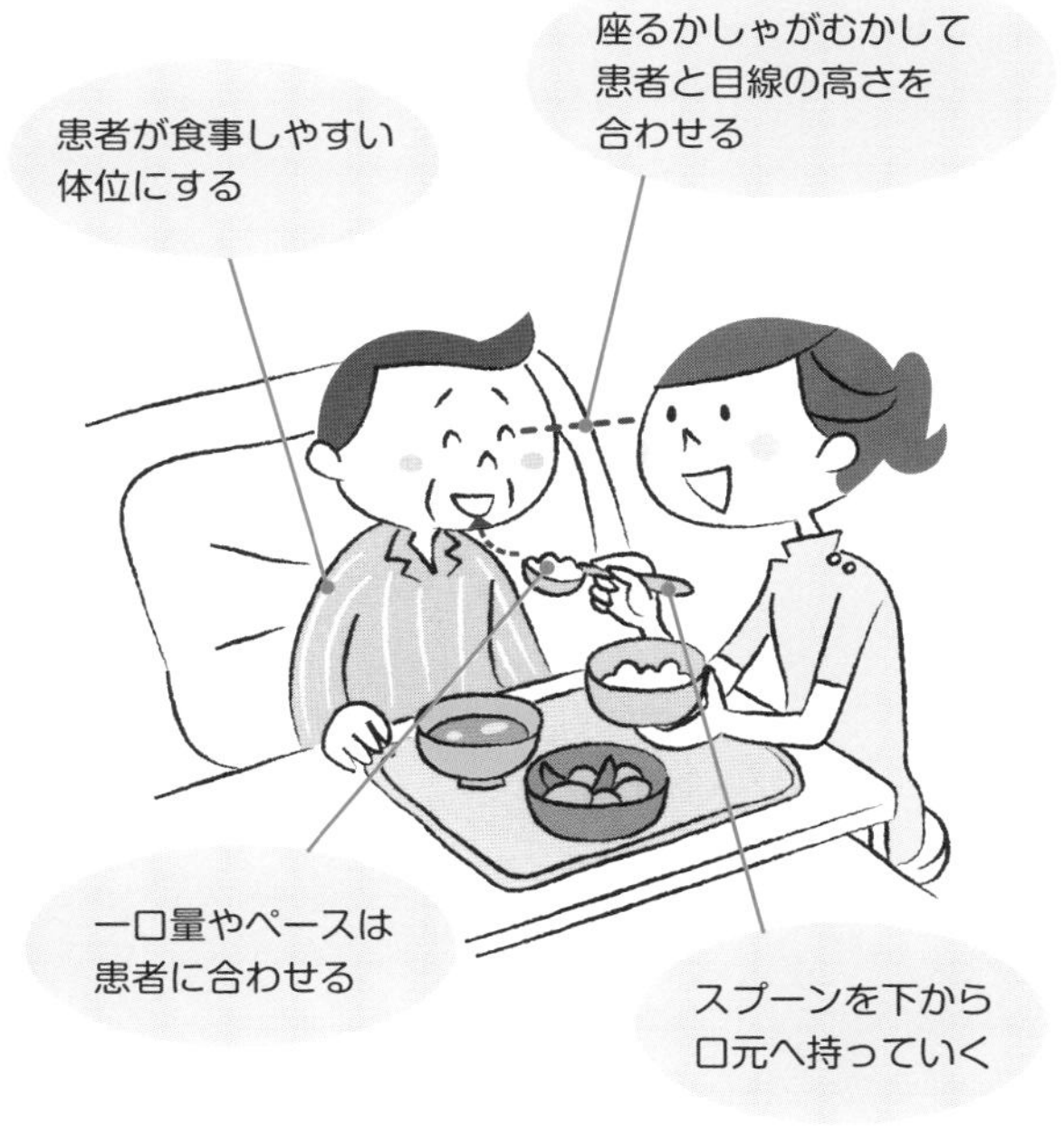
座るかしゃがむかして
患者と目線の高さを
合わせる
患者が食事しやすい
体位にする
一口量やペースは
患者に合わせる
スプーンを下から
口元へ持っていく

ポイント

- 食前に患者名、食事内容、食事形態を食札《しょくさつ》と照合する。（➡ P 64看護のヒント）。
- 常に患者の状態を確認しながら行う。
- 咀嚼や嚥下中には話しかけない。
- 患者が飲み込んだのを確認してから、次の一口を入れる。
- 可能であれば、自助具を活用するなどして、できるだけ自分で食べてもらうようにする。

覚え書 ＊1「六、食事」13 P116

23 病人食の基準

食品分析表に頼ってはいけない

現代の病人食は、栄養学が基礎になって作られています。病名や症状、患者の年齢や性別、そしてアレルギーの有無などに基づいて、献立が決められていきます。この過程において、今や看護師が関与することは少なくなりましたが、本来は病人食の内容に大きく影響を与えるのは、看護師の注意深い観察なのです。このテーマについて、ナイチンゲールの洞察には現代にもつながる深いものがあります。

「[*1]化学という学問は目下《もっか》のところ、こと病人食に関しては、ほとんど何の知見《ちけん》をももたらしてはいない。化学に可能なこと、それは、種々の食品について、その炭素成分量や窒素成分量などの分析結果を示すことのみである。これら栄養素のどれかを基準にして、その含有量の順序に配列された食品分析表があるが、それは、ただそれだけのものである。ほとんど例外なく病人の胃は、たんに食物中に含まれる炭素成分や窒素成分の量などでなく、他のさまざまな選択原理に導《みちび》かれて働いている。もちろんこのばあいも、自然は明確な法則を以《も》って導いているのであるが、その法則は、病床におけるきわめて注意深い観察によってしか確《たし》かめられない」。

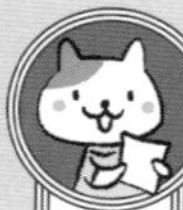

歴史 Scope

ナイチンゲールの時代の病人食

『看護覚え書』の第7章には、具体的な食物に関する記述があります。

はじめに取り上げているのが、牛肉スープです。当時のイギリスでは[★a]「**最高の栄養食品**」だと考えられていて、病人食の定番だったようです。しかし、ナイチンゲールは、牛肉を茹《ゆ》でてスープをとったとしても、その中に含まれる栄養分は、ほんの少ししかないと指摘しています。

野菜は[★b]「**調理法がひどいので、患者はいつも手つかず**」だったと言います。おそらく、茹でたただけで、味つけはほとんどしていなかったのかもしれません。

牛乳と、バターやチーズなどの乳製品については、[★c]「**病人食としては最も重要な食品のひとつである**」と、ナイチンゲールは述べています。

このほか、パン、卵、果物、ゼリー、葛湯《くずゆ》なども提供していたようで、現在の病人食と共通する食物も見られます。

★A 覚え書 P121　★B 覚え書 P122　★C 覚え書 P122

ここでは、〃今、患者は何が食べられ、何が食べられないか〃をよく観察しなければ、病人食を決定することはできないと教えています。このことが、病床における〃食事への援助〃に関する看護本来の役割なのです。

病人食を決める観察チェックリスト

病名のほか、患者ごとに下記の項目を観察して、それぞれに適した食事を提供できるようにしましょう。

食事に関する観察項目

- ☐ 食事の様子（振る舞いや態度）
- ☐ 食物の残り具合
- ☐ 食欲、空腹感の有無
- ☐ 味つけの好み
- ☐ アレルギーの有無

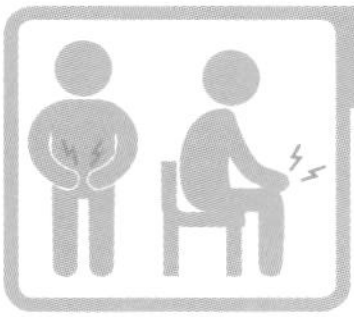

症状に関する観察項目

- ☐ 嚥下《えんげ》の状態
- ☐ 咳《せき》込み
- ☐ 腹痛
- ☐ 腹部膨満《ぼうまん》
- ☐ 歯痛
- ☐ しびれ、麻痺《まひ》
- ☐ 吐き気
- ☐ 胃腸にトラブルがないか
- ☐ 便《べん》の状態・回数
- ☐ 血圧

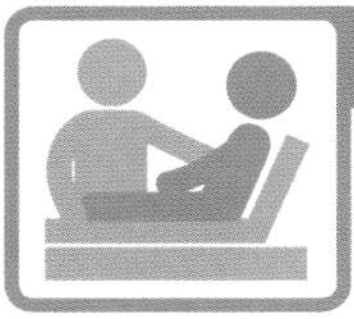

日常生活に関する観察項目

- ☐ 睡眠の状態
- ☐ 運動量
- ☐ ストレス
- ☐ 疲労度
- ☐ 安楽な体位
- ☐ 体重
- ☐ 要望

覚え書

＊1「七、食物の選択」10 P126

24 食援助の最重要事項

患者の胃の意見に耳を傾ける

「病人が、今、何を食べたらよいのか」を考えるにあたって、ナイチンゲールは、最も大切なこととして次のように述べています。

「[*1]最も肝腎《かんじん》な問題は、患者の胃は何を吸収できるかということ、つまり患者の胃は何から栄養を摂取《せっしゅ》できるか、ということであり、しかもこれを判定するのは患者の胃だけである、ということである。化学はこの問いに答えられない。患者の胃自体がその胃について判定をくだす化学者でなければならない。健康人にとっては健康維持に役立つ食事も、病人にとっては命《いのち》奪《と》りになるかもしれない」。

この指摘は、現代の看護師たちにとっては難題です。ナイチンゲールが言うように〃患者の胃の意見〃に耳を傾けるためには、食事における綿密な観察と、注意深い配慮が必要だからです。トレイに載った食事を、ただ仕事の一環として病人に配膳したり、食べさせたりするだけでは、とても患者の胃の意見を聞くところまではできません。

「今、何なら食べられるか」「どのくらい食べられるか」「別な物と取り換えるとしたら何が適しているか」「温度や固さはどうか」など、患者の嗜

プラスα《アルファ》

紅茶とコーヒー

イギリス人の紅茶好きはよく知られていますが、それは病気になっても変わらないようです。『看護覚え書』の第7章「食物の選択」には、紅茶とコーヒーに関する記述があります。このうち、現在の日本人にも参考になりそうなものをいくつか挙げます。

◆紅茶やコーヒーには患者に活力をつける効用があるが、多量に与えてはいけない。

◆コーヒーは紅茶よりも元気づけの効果が強いが、消化力を損なう度合いも大きい。どちらを選ぶかは患者の好みによる。

◆興奮をいっそう高めるため、午後5時以降には与えない。

これらのナイチンゲールの見解は、紅茶とコーヒーの効能と害をきちんと踏まえています。紅茶やコーヒーを飲んでも支障のない患者が望むときは、「適度な量」を「適切な時間」に提供することが大切です。

好に合わせながら、日々の細かな観察と洞察力を鍛えなければなりません。

またそのための訓練も必要です。学生時代の実習を通して、患者の胃の意見に耳を傾けるためのポイントを学びましょう。

身体を温める食材・冷やす食材

身体が必要とする栄養素は、症状や体調によっても異なります。東洋医学では、「身体を温める食材」と「身体を冷やす食材」に分類しています。

1 身体を温める食材の例

体が冷えているとき、外気が冷たいときに用いる。

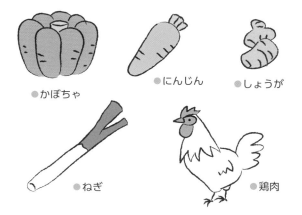

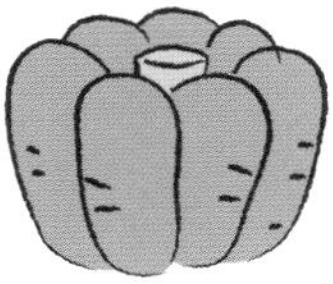
●かぼちゃ

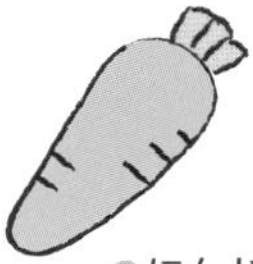
●にんじん

●しょうが

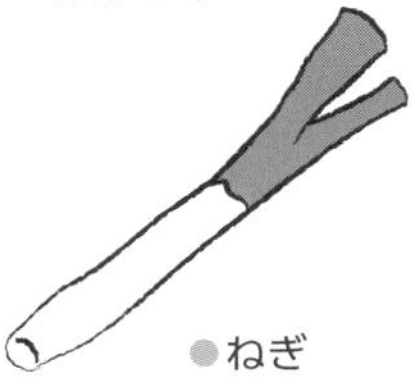
●ねぎ

●鶏肉

2 身体を冷やす食材の例

夏場などで体熱を冷やしたいときに用いる。

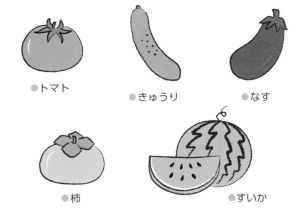

●トマト

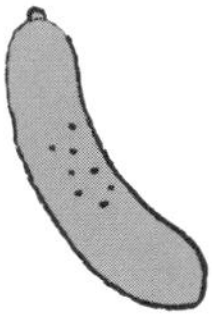
●きゅうり

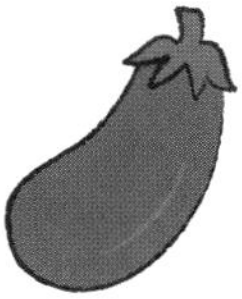
●なす

●柿

●すいか

覚え書 ＊1「七、食物の選択」11 P127

覚え書
食物の選択

25 食物の胃への影響

食物は空気に次いで重要なもの

「患者[*1]に何を食べさせるかを決める立場のひとの職務とは、あくまでも患者の胃の意見に耳を傾《かたむ》けることであって、『食品分析表』を読むことなどではない。まわりの人間が気を配《くば》って患者に与えるべきものとしては、食物は呼吸する空気に次いで重要なものである」。

この記述から、ナイチンゲールの時代にはすでに食品分析表があったことを知ることができます。しかし、科学が進歩してきた現代においても、患者の胃は食品分析表に書いてあるとおりには、食物を分解したり、吸収したりはしていないことを理解しなければなりません。それは、必要カロリーの考え方においても言えるでしょう。そのときの患者の胃の状態によっては、同じ食物であっても、そこから取り出せるエネルギー量は異なり、書物に書いてあるとおりの栄養価が得られるとは限りません。

また、ナイチンゲールは、**「看護師[*2]の任務のなかでも他に比較できないほど重要な任務は、患者の呼吸する空気に注意を払うことに次いで、患者の食物の影響を注意深く観察して、それを医師に報告することなのである」**とも言っています。医師は四六時中《しろくじちゅう》患者のそばにいるわけではないので、

看護のヒント IVHとは

鎖骨下静脈《さこつかじょうみゃく》などの中心静脈にカテーテルを挿入して輸液を投与《とうよ》することによって栄養補給する方法を、IVH（中心静脈栄養法）といいます。高カロリー輸液療法、TPN（完全静脈栄養法）とも呼ばれます。

ナイチンゲールの時代にはありませんでしたが、現在では、経口《けいこう》摂取や鼻腔《びくう》栄養が不可能または不十分な患者の栄養補給になくてはならないものです。

IVHには、糖質、アミノ酸、電解質などが含まれており、1日に必要な栄養のほとんどを摂取できますが、長く続けていると、免疫力の低下や合併症などを起こすおそれがあります。したがって、IVHを行う場合は、できるだけ早く経口摂取、無理ならば鼻腔栄養などに移行すべきです。

食事は経口摂取が基本です。少しでも口から食べたり飲んだりすることが可能な患者に対し

患者の胃の意見について知る機会は少ないのが現状です。医師たちの判断を誤らせないためにも、看護師は正確に観察をして、食物が身体にどのように影響しているのかを見て取る力が求められています。

胃のはたらき

口から摂取した食べ物は、胃でドロドロした粥状《かゆじょう》にまで消化されたのち、十二指腸に送られてから小腸で栄養分が吸収されます。胃のはたらきに異常があると、消化不良になり、さまざまな症状が現れます。

正常時の胃のはたらき

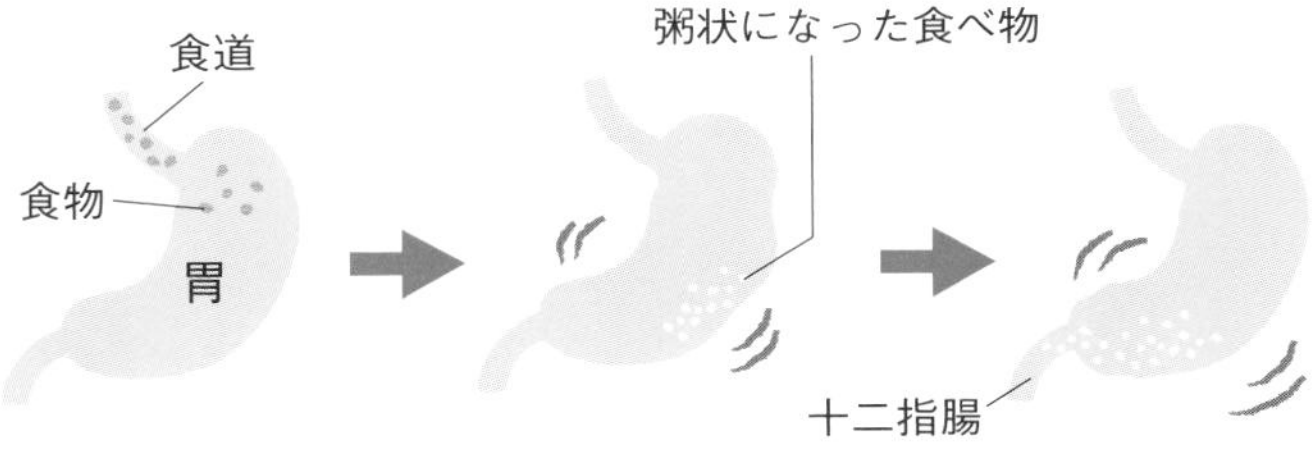

食道から送られてきた食物を一時的に胃に蓄える。

ぜん動運動によって食物を胃液と混ぜ合わせて粥状にする。

たんぱく質などの一部を消化して、残りを十二指腸に送る。

異常があるときの胃の状態

〈例〉胃の機能が低下している患者が無理に牛肉を食べたとき

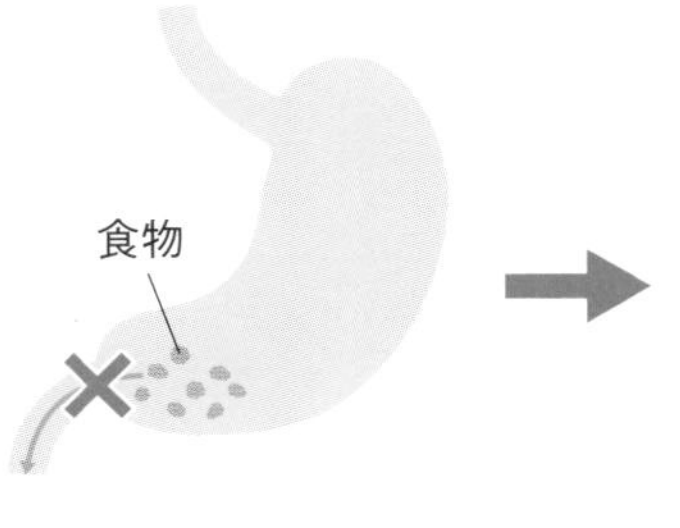

ぜん動運動ができないため、食物の消化が進まず、胃に溜《た》まってしまう。

次の症状が起こる

- 胃もたれ
- 胃痛
- 吐き気
- 嘔吐
- 食欲不振

ては、できるだけ経口摂取で食事ができるよう、援助する必要があります。

覚え書 ＊1「七、食物の選択」13 P128 ＊2「七、食物の選択」14 P129

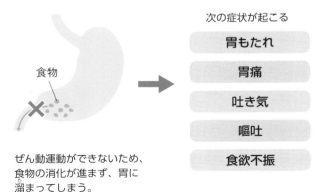

覚え書
ベッドと寝具類

26 寝具類と看護

回復過程を妨害しないために

『看護覚え書』第8章のテーマは「ベッドと寝具類」ですが、この章でナイチンゲールは、その対象を「寝たきりの病人あるいはそれに近い病人」に限定して述べています。もちろん、原則は健康な人にも当てはまりますが、ここでは、対象を病院や在宅で療養している病人にしぼったうえで、読み込んでいきましょう。まずは、長期にわたって療養している患者が使っているベッドと寝具類を、看護の視点で点検していきます。

[*1]「何日も何週間も風に当《あ》てて乾《かわ》かしたことのない寝具類にくるまってきた患者は、そこに浸《し》み込んだ自分の身体《からだ》からの発散《はっさん》物を、繰《く》り返し再吸収してきた」、そのために発熱することがあると述べています。

[*2]「人間は肺と皮膚から二十四時間にすくなくとも三パイント〔一・七リットル〕の水分を排泄しており、その水分中には、すぐにも腐敗《ふはい》しはじめる有機物がたっぷりと含まれているのである。しかも病人の身体から発するこれらの水分は、その量がいちじるしく増えることが多く、その質も毒性がきわめて強くなる。ではいったい、これらの水分はどこへ行くのか？ そのほとんどは寝具《しんぐ》類に吸収されることになる。なぜなら、ほかに行き場

看護のヒント 寝衣《しんい》の工夫

ベッドの上にいるときに身体から出る汗や皮脂は、寝具類だけでなく、寝衣や下着でも吸収しています。寝衣は患者の肌に直接触れているので汚れやすく、こまめな交換が必要です。

寝衣は着脱しやすく、身体を締めつけないデザインのものを選びます。最近では、病院が寝衣を貸し出すことが多くなっていますが、患者が持参する場合は、あらかじめ、用意してほしい形や素材などを伝えておいたほうがよいでしょう。

自分で着替えができない患者は、看護師が介助します。寝衣交換は、苦痛を最小限にし、患者のプライバシーにも配慮しながら、すみやかに行います。その際に、患者の皮膚の状態を観察することも重要です。また、汗をかいているときは、身体を拭きながら交換します（全身清拭の手順➡P99）。

患者が常に清潔な寝衣を着て

がないからである」と、看護師が注意すべき点を示《し》唆《さ》しています。

体内では不要となったものを排泄し、回復過程（⬇P26）を進めようとしています。ベッドや寝具類に気を配らなければ、それを妨害してしまうのです。

寝具の不衛生が回復過程を妨げる

寝具類や寝衣には、身体から出る汚れが染みついています。患者の回復過程（➡P26）の妨げにもなるので、こまめに取り替えて清潔を保つようにしましょう。

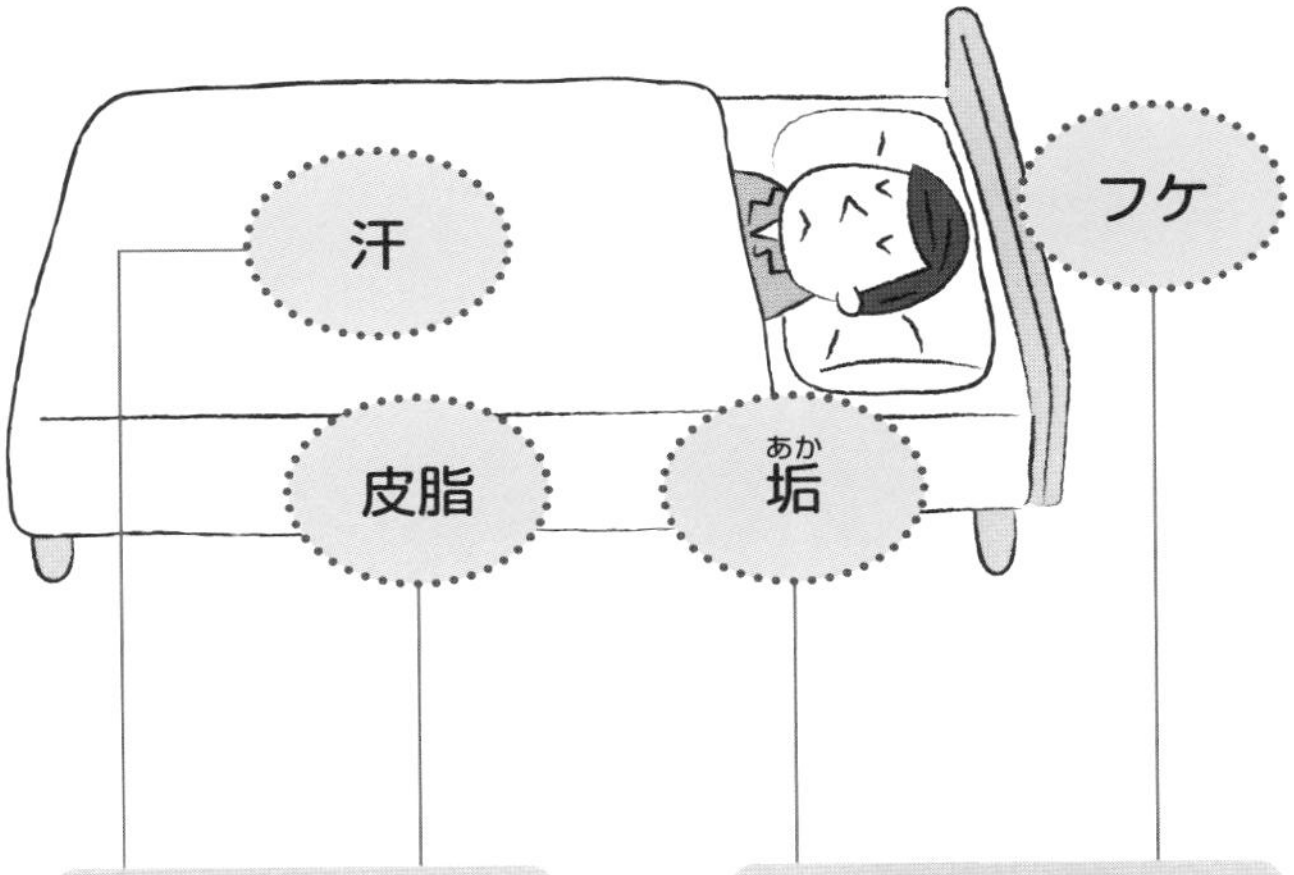

汗や皮脂は、寝具類や寝衣が吸収する。

垢やフケなどの老廃物は、寝具類や寝衣に溜《た》まる。

↓

老廃物で汚れた寝具類や寝衣を放置すると、においや雑菌が発生し、患者の回復過程を妨げる。

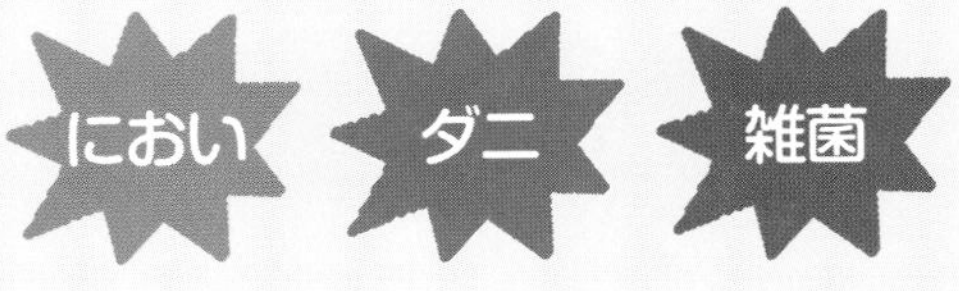

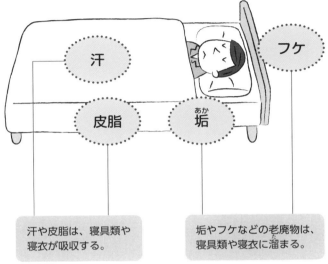

↓

- シーツ・カバー類は、週 1 回は交換する。
- 寝衣は、毎日または汚れたときに交換する。

快適に過ごせるよう配慮するのは、看護師の重要な仕事のひとつです。

覚え書 ＊1「八、ベッドと寝具類」3 P135 ＊2「八、ベッドと寝具類」6 P136

27 よいベッドの条件

乾かしやすく清潔であること

ナイチンゲールは、病人用のベッドの条件や、その室内における配置の条件について、詳細に意見を述べています。まずは、基本的なベッドの条件に関するナイチンゲールの見解を見ていきましょう。

❶《鉄製》[*1]で重層スプリング付きのベッド枠《わく》であること。
❷馬毛や羊毛などを詰めた薄手《うすで》のマットレスを用いること。
❸ベッドの幅は三フィート半（約一〇六センチ）を超《こ》えないこと。
❹病人が寝たきりのばあいには、このベッドを《二台》用意し、患者を十二時間ずつそれぞれのベッドで交互に過ごさせること。
❺ベッドは長椅子《ソファー》よりも高くしないこと。
❻まわりにカーテンを張りめぐらした四柱《しちゅう》ベッドは、絶対に避《さ》けること。

この指摘は、当時の状況が真逆だったことを示しています。つまり「ベ[*2]ッドの枠《わく》は木製で、マトレスが二枚も、どうかすると三枚も、テーブルの高さほどにも積《つ》み重ねられ、まわりはぐるりと垂《た》れ布《ぬの》で覆《おお》われている」という具合です。これでは常時、空気を通してベッドを乾燥させ、清潔を保つことなどはできません。マットレスを含むベッドの条件としては、何よ

歴史 Scope

19世紀のベッド

19世紀中ごろのイギリスでは、鉄製や真鍮《しんちゅう》製のベッドが大量生産されました。

従来の家庭用ベッドは、木製が一般的で、上流階級では、天蓋《てんがい》付きで装飾が施された木製の四柱ベッドが使用されていました。鉄製のベッドもありましたが、主に病院や刑務所で使われていました。しかし、金属製ベッドが、木製ベッドにつきものであるシラミやノミを防ぐことが知られるようになると、家庭にも普及しました。

同じころ、コイルスプリング（らせん状のばね）のマットレスが考案されました。当初は耐久性がなかったため、以前からある羊毛のマットレスも使われ続けましたが、やがてコイルスプリングのマットレスが主流になりました。

また、産業革命によって綿製品の生産が盛んになり、従来の羊毛や麻のシーツ・カバー類は次第に姿を消していきました。

りも通気のよさが求められています。病床のマットレスの乾燥と洗浄という課題は、現代の日本においても未《いま》だ完全にクリアされていません。

現在の病院用ベッドの例

ナイチンゲールの時代と比べると、現在のベッドやマットレスには、患者が安全で快適に過ごせるための機能が数多く備わっています。

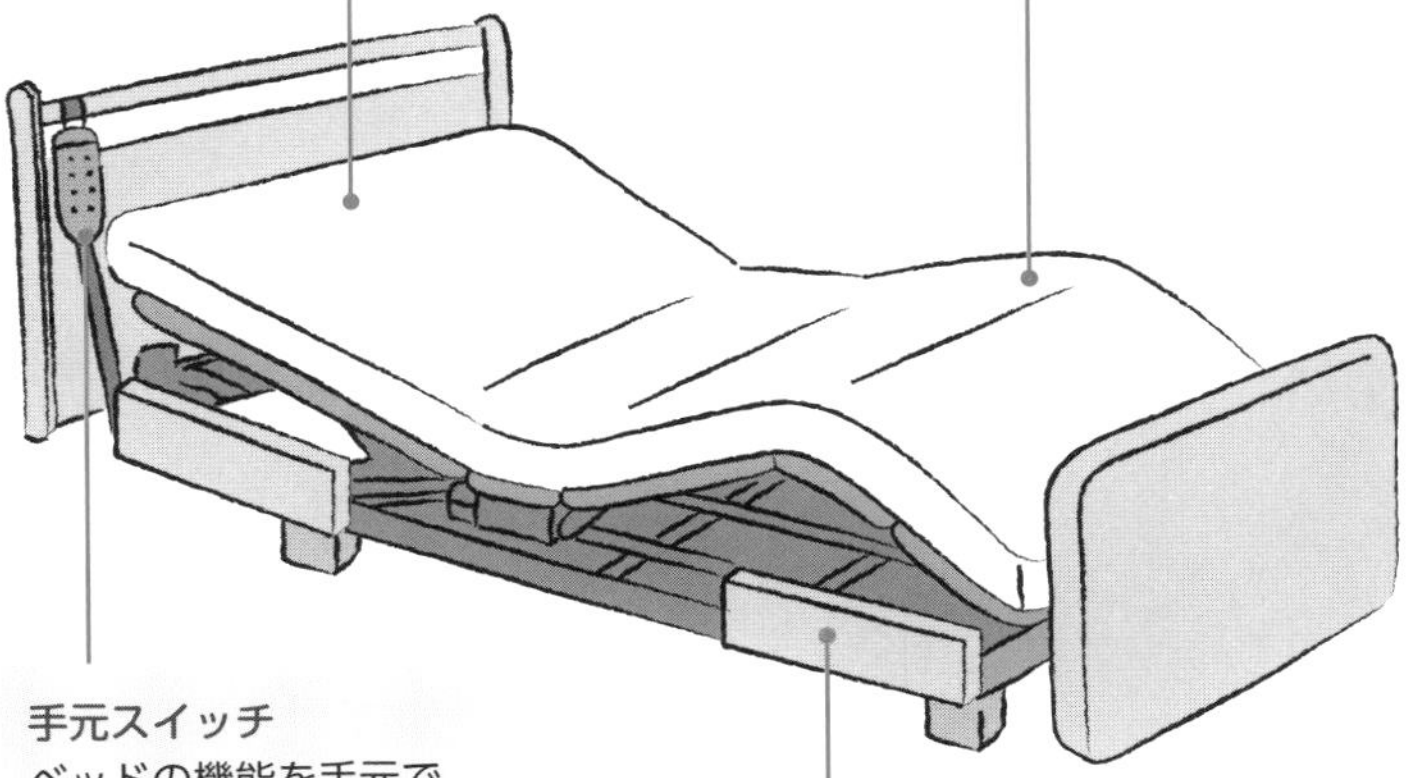
背上げ
背の部分の角度を調節できる
膝《ひざ》上げ
膝を持ち上げることで、背上げ時の臀部《でんぶ》のずり落ちを抑える
ベッドの機能を手元で操作できる
昇降機能
ベッドの高さを調節できる

病院用ベッドの特徴

- 長さは約 200cm、幅は約 100cm 程度が一般的。
- 高さ、背上げ、膝上げを電動で調節できるので、さまざまなポジションが可能。
- フレームは鉄製、木製が多い。鉄製は耐久性に優れ、木製は温かみがある。
- マットレスは、通気性、制菌性、体圧分散性、支持性などを備えている。

覚え書
＊1「八、ベッドと寝具類」P137 ～ P140　＊2「八、ベッドと寝具類」4 P135

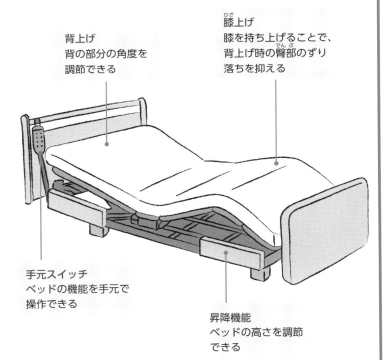

覚え書

ベッドと寝具類

28 ベッドの配置と高さ

理想のベッドまわりとは

次に、室内におけるベッドの配置と高さについて、ナイチンゲールの意見を聞いてみましょう。

❶「病人[*1]のベッドは室内のいちばん明るい場所に置き、かつ窓から外の見える位置に据《す》えるべきこと」。

❷「ベッド[*2]は側面を壁《かべ》にぴたりとつけて置いたりしないこと。看護師が無理なくベッドのどちらの側《がわ》へも立て、かつ無理な姿勢でなく看護師の手が患者の身体《からだ》のどの部位にも届《とど》かなければならない。（中略）これはまた、ベッドが高過ぎても広過ぎても不可能となる」。

ほとんどの指摘は、現代の日本の狭い病室で実現するのが難しい課題です。日本の病院では、多くのベッドは、いずれかの壁面にぴったりと付けて置かれていますし、窓から外の景色が見える位置に置かれたベッドで療養できるのは、入院患者のごく一部です。

一方、ベッドの高さに関しては条件を満たしています。現代では、ベッドの高さは患者の状況や看護師の仕事に合わせて、ある程度は変化させられますし、長椅子と同程度の高さのベッドも採用されるようになりました。

用語解説

【端座位《たんざい》】

ベッドの端などに足を下ろして座ったときに、側面や背面に支えがない状態で、さらに、足底《そくてい》がしっかり床に着いている体位を端座位といいます。

端座位で座るときには、背もたれがないので、背中や腹部、臀部《でんぶ》、太ももなどの筋肉をそれなりに使います。これらの、重力に対抗して姿勢を保つために働く筋肉を抗重力筋《こうじゅうりょくきん》といいます。これらは、座る、立つなどの重力に逆らう姿勢を保持するために働く筋肉なので、寝ているときには使いません。したがって、寝たきりの患者は、抗重力筋の機能が低下します。抗重力筋が衰えると、いっそう自力で起き上がれなくなってしまうので、端座位でいることは、よいリハビリになります。

端座位ができると、車いすやポータブルトイレへの移乗がしやすくなります。さらに、食事や更衣などのADL(日常生活動作➡P124用語解説）の向上にもつながります。

こうした現状をみると、「長椅子《ソファー》*3よりも高いベッドとなると、ベッドに出入りする疲労度が高まる」というナイチンゲールの指摘は見事です。すべて〝患者中心〟に物事を考えていることがうかがえます。

望ましいベッドの高さ

ベッド上で端座位（➡P78用語解説）になったとき、足底が床にしっかり着く状態が、ベッドの理想的な高さです。端座位を安定させることは、自立を促すことにもつながります。

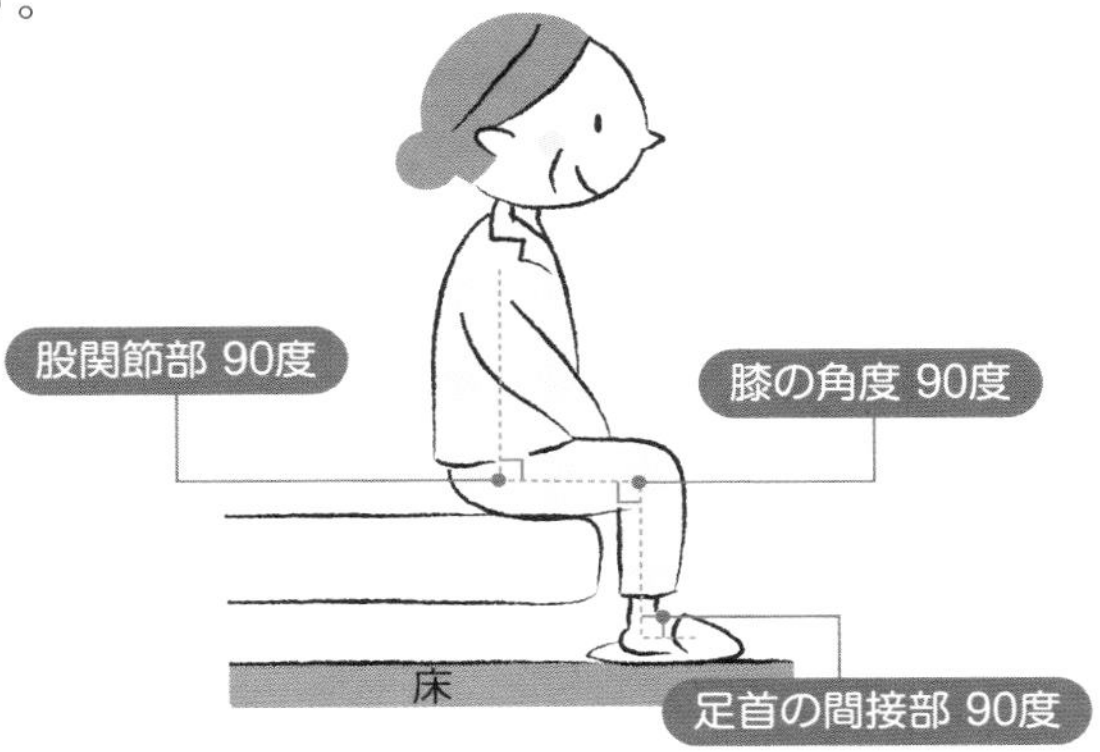

ベッドが低すぎる例

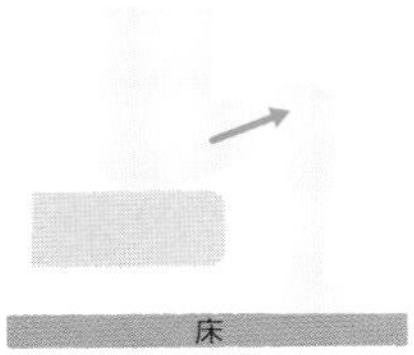

臀部《でんぶ》より膝のほうが高い位置にある

問題点

立つときにお尻を上げづらくなる

ベッドが高すぎる例

床から足が浮いている

問題点

立つときにお尻がすべり、足元が危険

つま先しか床に着いていない

問題点

踵《かかと》が浮いているので、立つときに不安定

覚え書　＊1「八、ベッドと寝具類」12 P140　＊2「八、ベッドと寝具類」9 P138　＊3「八、ベッドと寝具類」11 P139

覚え書
ベッドと寝具類

29 ベッドづくりと睡眠

良質な睡眠をとるために

「ベッドと寝具類」が最適な条件に整えられていなければ、睡眠に大きな影響を及ぼします。では、良質な睡眠を確保するために必要な条件とは何でしょうか。ナイチンゲールの意見は次のとおりです。

❶[*1]掛《か》け物は軽くすること。
❷身体《からだ》の下には絶対に毛布を敷き込まないこと。毛布は湿気《しっけ》を吸収してしまい、褥瘡《じょくそう》を作りやすくするからである。
❸マットレスは裏返したり、左右を入れ換えたりして使用すること。
❹その人に合った適切な枕《まくら》を使うこと。
❺枕《まくら》の当て方を工夫すること。

こうした点に注意してベッドをつくれば、回復過程（⬇P26）を順調に進めることができるようになります。さらに、「[*2]**病人にとって睡眠がいかに大切で、その睡眠の確保のためには良いベッドづくりがいかに必要かを考えるならば、自分の職務のいちばん肝要《かんよう》な部分を《他人の手》などに任《まか》せられるものではない**」と、強調しています。近代看護発祥の時点から、看護の世界でベッドメイキングを大事な看護業務としてきたのは、この指摘があったからかもし

看護のヒント　患者の枕《まくら》選び

良質な睡眠をとるには、身体に合う枕を使用することが大切です。合わない枕は、不快感、不眠、身体の痛みなどを引き起こすことがあります。

枕選びのポイントは次の3つです。

◆**高さ**…首の彎曲《わんきょく》にぴったり合う高さが理想。睡眠中の姿勢によっても変わってくる。横向きで寝た状態の場合は、頭と胴体が一直線になるのがよいとされる。

◆**大きさ**…左右に寝返りできるくらいの大きさが必要。年齢、体型、寝返りの頻度などにより、最適な大きさが異なる。

◆**素材**…羽毛、ソバガラ、綿、ポリエステル、低反発ウレタンなどがある。硬さ、吸湿性、通気性、洗濯の可否などを考慮して選ぶ。

これまで病院では、枕のことをほとんど考えてきませんでした。最近では枕を選べる病院も

れません。

加えて、「病人用のいす」についても言及しています。「患者[*3]の身体《からだ》をなるべく多くの支点で支えること」がその基本条件です。

ありますが、まだ多くはありません。これは現代の看護における大きな課題のひとつといえるでしょう。

いすの選び方

患者が座るいすは、安定した姿勢で座ることができて、立ち上がりやすいよう、次の条件を満たしているものが望ましいといえます。

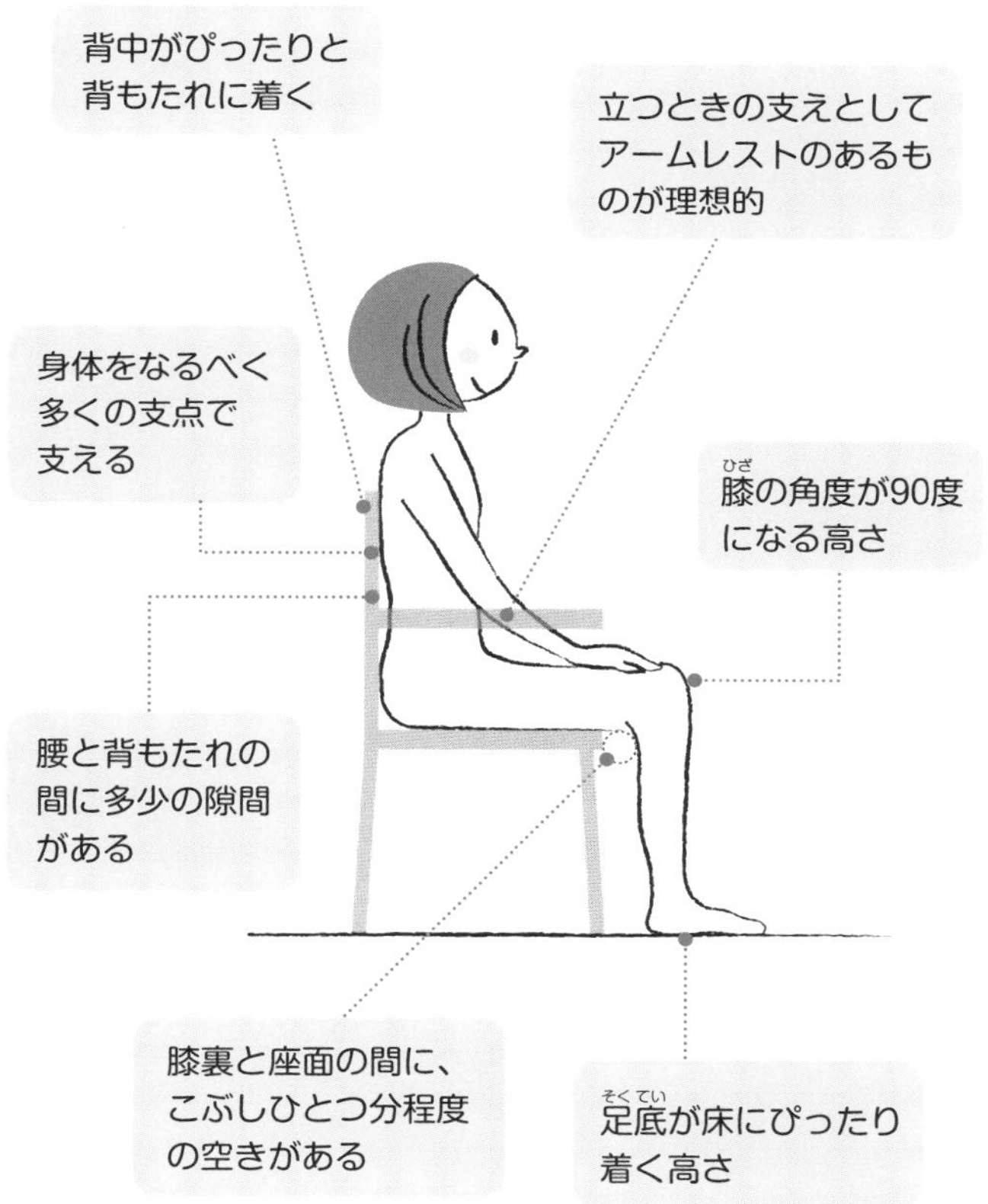

背中がぴったりと背もたれに着く
立つときの支えとしてアームレストのあるものが理想的
身体をなるべく多くの支点で支える
膝《ひざ》の角度が90度になる高さ
腰と背もたれの間に多少の隙間がある
膝裏と座面の間に、こぶしひとつ分程度の空きがある
足底《そくてい》が床にぴったり着く高さ

適さないいす

- 座面が高すぎる（ベッドが高すぎる例➡ P79 図）
- 座面が深すぎる➡立ち上がるときに腰を痛めてしまう
- 背もたれが合っていない
- 素材が硬すぎる、または柔らかすぎる

覚え書
＊1「八、ベッドと寝具類」P142～P143 参考
＊2「八、ベッドと寝具類」19 P142　＊3「八、ベッドと寝具類」21 P144

覚え書
陽光

30 陽光と健康の関係

太陽の恵みがもたらす効果

「病人を[*1]看護してきた私の経験のすべてが語る、動かしようのない結論がある。それは、新鮮な空気についで病人が求める二番目のものは、陽光をおいてほかにはないということである」。「[*2]太陽の恵《めぐ》みをいっぱいに受けて、部屋が明るく快適なこと、それは病気の治療に欠《か》かせない条件である」。

現在の日本において、陽光の重要性について、このように深く考えて実践している看護師が、果たしてどれほどいるでしょうか。

病院という建物のみならず、在宅で療養している患者の家屋であっても、陽光はどこの部屋にもまんべんなく射しているわけではありません。それどころか、陽光が入りにくい部屋で寝ている患者のほうが、はるかに多いと考えられます。そのため、看護師は、できる限り病人を太陽の光の下《もと》に連れ出す必要があります。

ナイチンゲールは「[*3]**太陽は、たんに光で描く画家であるばかりでなく、物質に働きかけて造《つく》りかえる彫刻家でもある**」と述べています。おもしろい表現ですが、この文章は、陽光がもつ身体面への実質的な効果や、空気

用語解説

【サーカディアンリズム】

私たちは、朝起きて、昼活動して、夜眠るということを繰り返しています。こうした生理的な1日のリズムのことを「サーカディアンリズム」、または「概日《がいじつ》リズム」といいます。人間に限らず、ほとんどの生物に備わっています。

1日24時間に対して、人間のサーカディアンリズムは約25時間周期のため、毎日約1時間のずれが生じます。これを調整するのが、「陽光」です。朝に陽光をたっぷり浴びることで、1時間分のずれがリセットされるのです。食事、社会的接触などでも調整されます。

朝に陽光を浴びない生活をすると、サーカディアンリズムが乱れます。深夜労働、交代勤務、時差のある国への渡航、不規則な生活などによって、疲労や不眠に陥《おちい》るのは、このためです。乱れたサーカディアンリズムを戻すには、朝日を浴びて、規則正しい生活をすることが大切です。

の浄化作用について指摘しているのです。陽光は、ビタミンDを体内でつくって人間の健康保持に貢献し、また、室内の空気を浄化して家屋を健康に保つはたらきをしていることを教えています（⬇左図）。

適度な陽光の効果

適度な陽光には、次のような効果があり、人間の身体によい影響を与えます。患者が陽光を浴びることができるよう、看護師は配慮しなければなりません。

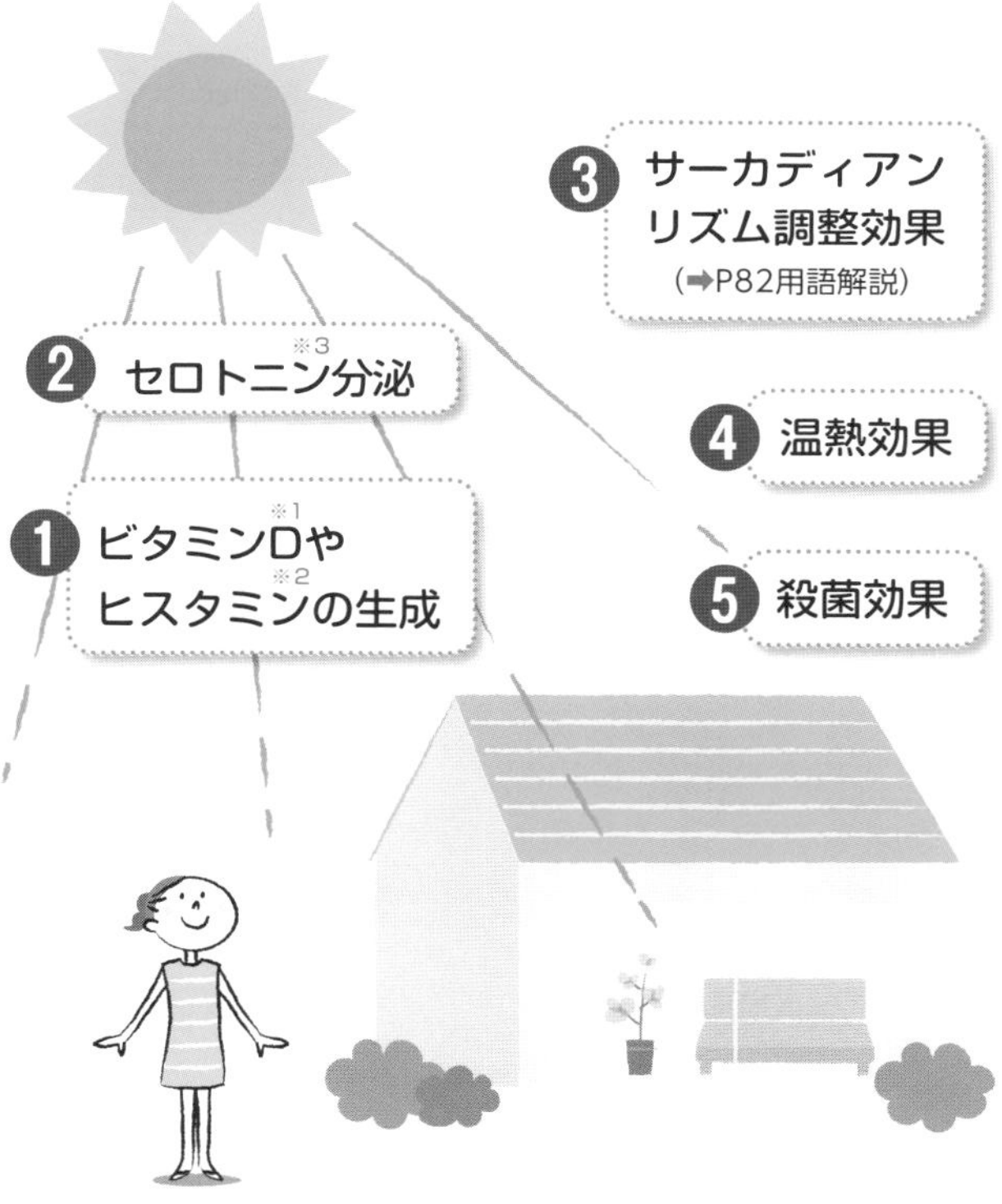

※1	ビタミンD	脂肪性ビタミンのひとつ。カルシウムの吸収を助け、骨を丈夫にする。また、免疫力がアップする。
※2	ヒスタミン	血管拡張作用をもち、血液の循環をよくする。
※3	セロトニン	神経伝達物質のひとつ。精神を安定させる。

↓

陽光によって体内の機能が活性化され、自然治癒力が高まる。

覚え書 ＊1「九、陽光」1 P145 ＊2「九、陽光」1 P146
＊3「九、陽光」1 P145

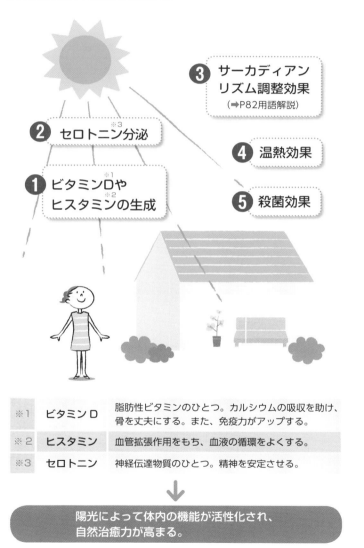

31 病室の条件

陽光と窓からの景色が不可欠

「『[*1]健康な人間は、病人の部屋を準備するとき、《寝室》と《病室》の差異《ちがい》などろくに考えもしない』と言いたい。健康な人間が眠《ねむ》るばあい、ベッドからの眺《なが》めなどは、たいした問題にはなりえない。（中略）病人のばあいは、身を起《お》こしたり寝返《ねがえ》ったりしなくともベッドのなかから窓の外が見え、たとえ何も見えるものがないばあいでも、空と陽光だけは見えなくてはならない」。

ナイチンゲールはここで、寝室と病室の違いについて述べています。一般に、寝室は1日のうちの数時間しか使いませんが、病人にとっての病室は、「生活の場」となります。つまり、〝病人だからこそ〟回復過程（⬇P26）を進めるために、何よりも「陽光」と「窓からの景色」が必要だと、ナイチンゲールは力説しているのです。

イギリスのような北国では、陽光はとても貴重なものです。その点、日本は恵まれた地球環境に位置しています。このような両国の違いにも関心を抱きながら、陽光と人間の生命のあり方を考えてみましょう。

ところで、病室の条件として、太陽の光と窓からの景色の重要性を訴え

プラスα アルファ

短い日照《にっしょう》時間が引き起こす病気

ナイチンゲールの母国であるイギリスは、北海道よりも北に位置し、日照時間が日本よりも少ない環境にあります。日本における日照時間は、年間1500～2200時間程度ですが、イギリスの日照時間は1500時間よりも短いという記録が出ています。

日照時間が短いと、くる病や、骨粗しょう症にかかりやすくなり、季節性うつ病、多発性硬化症、高血圧などを発症する確率が高くなることが指摘されています。

くる病は、ビタミンD（⬇P83図）の欠乏によって骨が変形する疾患《しっかん》で、子どもに多くみられるのが特徴です。日照時間の短い地域では、体内のビタミンDが不足しがちになるため、イギリスでは17世紀に蔓延《まんえん》し、ナイチンゲールが生きた19世紀にも、多くの子どもがかかっていました。近

たナイチンゲールのこの発想は、近代病院建築様式に大きな影響をもたらしました。また、当時は感染症の時代だったこともあり、〃空気と陽光と栄養と安静〃は、療養の基本的条件として医療界に定着していきました。

「生活の場」としての病室

「陽光」が差し込み、窓から「景色」が見える病室で過ごすことが、理想的です。

陽光

○

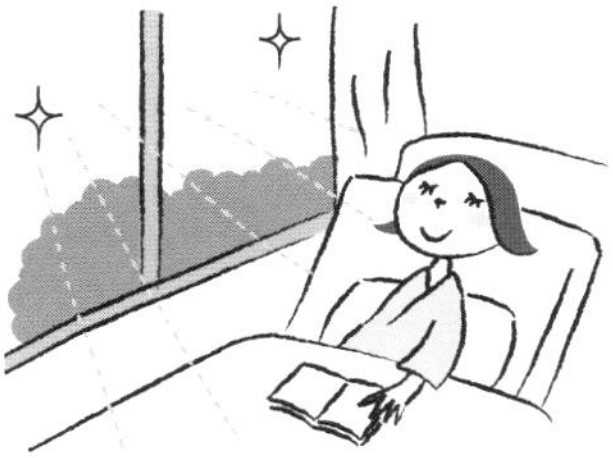

日の出から日没まで、1日中陽の当たる環境。それが難しい場合は、午前中から正午ごろの陽光が入るだけでもよい。

×

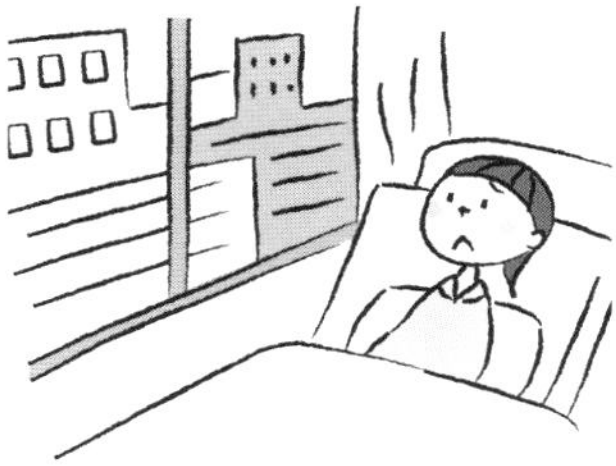

- 十分な陽光が得られない北向きの窓。
- 隣の建物で光がさえぎられている状態。

景色

○

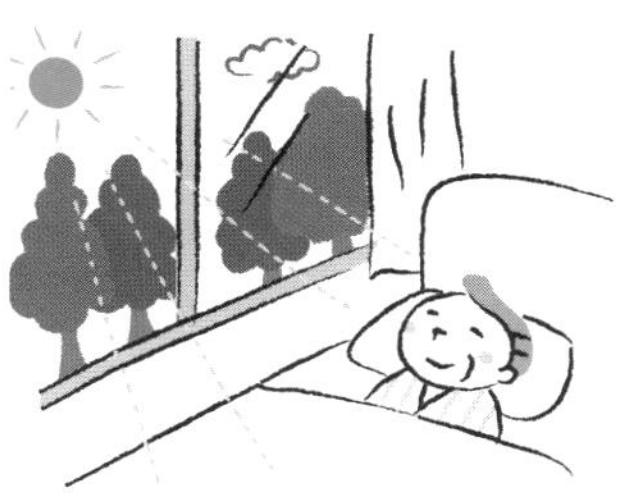

身を起こしたり寝返ったりしなくても、窓から「空」「陽光」「木々」などの自然が見える。

×

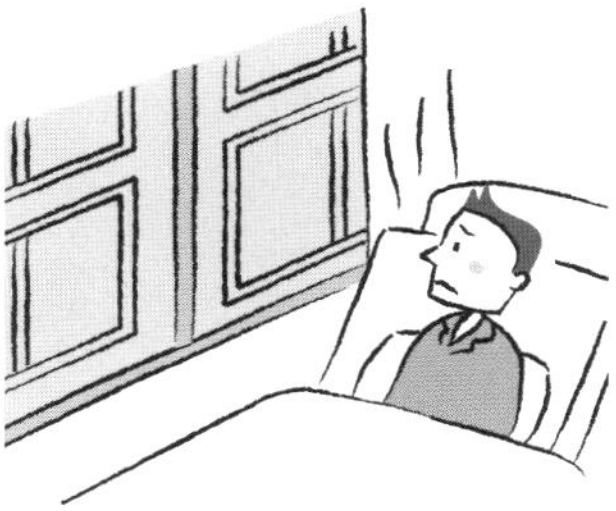

- 窓から「空」や「陽光」さえ眺めることができず、建物の壁しか見えない。
- わざわざ身を起こさないと外を見ることができない。

年は、乳幼児の日光浴不足と偏食により、日本でもくる病の患者が増えています。

覚え書 ＊1「九、陽光」2 P146

覚え書
部屋と壁の清潔

32 病院衛生の重要性

病棟や病室の清掃について

『看護覚え書』第10章「部屋と壁の清潔」で、ナイチンゲールは改めて「換気」（⬇P38）と「清掃」（⬇P86～91）の重要性について述べています。そこでは、〝病院衛生〟や〝衛生看護〟を重視しているのがわかります。

ナイチンゲールの時代には、衛生看護という概念はまったくありませんでした。当時の看護師は、病室の清潔という点には無頓着《むとんちゃく》で、医師にも、手指の消毒をはじめとする、衛生的なものの見方が欠落していました。さらに、病院全体は薄暗くて、ほこりっぽく、衛生というテーマを実現するには、建物の構造全体が不適格でした。そのため、院内感染が頻発《ひんぱつ》し、多くの患者は感染症で亡くなりました（⬇P10）。

ナイチンゲールは、「[*1]**どんなに換気《かんき》に努《つと》めてみても、清掃の行き届《とど》いていない部屋や病棟では、空気を新鮮にすることはできない**」と言い、病棟や病室の清掃の仕方を具体的に示しています。『看護覚え書』では、壁や床、絨毯《じゅうたん》や家具類などの清掃の仕方を、一つひとつ丁寧に述べています。

まずは部屋の清掃についてです。当時の部屋の掃除の仕方は、ほこりを舞い立たせるだけで、清掃といえるものではありませんでした。そこで、

歴史 Scope

感染症との闘い

ナイチンゲールがクリミア戦争から帰国した19世紀中ごろのロンドンでは、コレラ、結核、赤痢《せきり》、腸チフス、発疹チフスなどの感染症が流行し、多数の死者が出ていました。

当時は、ごみの処分方法が確立されておらず、下水道も不足していたため、路上はごみや糞尿《ふんにょう》であふれていました。さらに、下水道の水を処理せずに川に流し、その川の水を浄化せずに上水道に供給していました。そのため人々は、家庭や工場からの廃棄物で汚染された水を料理や洗濯に使用しなければなりませんでした。このような劣悪な衛生環境によって、感染症は猛威《もうい》をふるいました。

イギリスでは1848年に公衆衛生法が制定されましたが、ロンドンの水道が十分に整備されたのは1865年ごろのようです。それと同時に、感染症が流行することは、ほとんどなくなりました。

ナイチンゲールは、「新鮮な空気を愛する人びとにとって疫病神《やくびょうがみ》——すなわちほこり——を、《追い出す》ための唯一《ゆいいつ》の方法、それはあらゆるものを濡《ぬ》れ雑巾《ぞうきん》で拭《ふ》く」[*2]ことを強調しました。

ほこりは大敵

ほこりの溜《た》まった不衛生な病室は、患者の回復を妨げます。ほこりをこまめに除去して、病室を清潔に保ちましょう。

ほこりにはいろいろなものが付着している

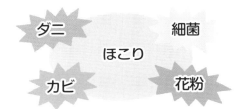

病室内にもほこりは存在している

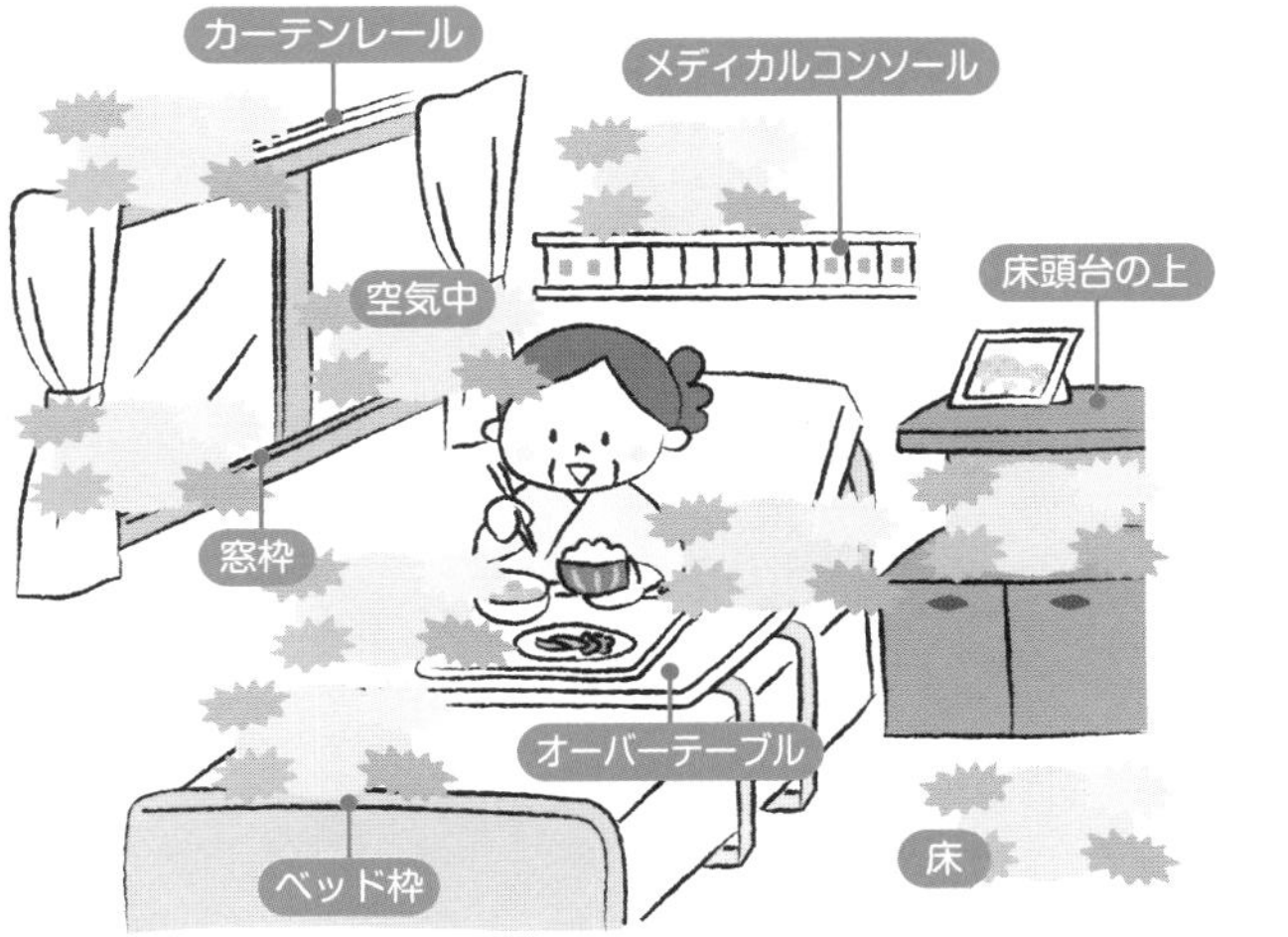

患者の体内に、細菌などの病原菌が付着したほこりが侵入して、感染症にかかるおそれがある。

アドバイス

宙に舞わないようにするために、濡れたモップやクロスで、ほこりを取り除く。

覚え書

＊1「十、部屋と壁の清潔」1 P149　＊2「十、部屋と壁の清潔」2 ➡ P150

覚え書
部屋と壁の清潔

33 床の清掃

床と絨毯《じゅうたん》の清掃について

ナイチンゲールは、部屋の清掃の重要性（⬇P86）について述べた後で、床の清掃についても具体的に示しています。

床の材質について、ナイチンゲールは、次のように述べています。「*1**英国において、学校、療養所、病院、あるいは個人の家などから、吸収性の床板《ゆかいた》がすべて姿を消す日のくることを私は願っている**」。

つまり、吸収性の素材を使った床の場合は、どのように掃除をしても、人間の足や呼気などからの有機物が浸《し》み込んでしまい、完全にそれらを拭《ぬぐ》い去ることができないとして、問題視しています。そのうえで、床の水洗いについては、「*2**患者が移動に支障《ししょう》のないばあいは、患者を他《ほか》の部屋に移しておいて床を洗いあげ、部屋にもどす前に暖炉《だんろ》の火で乾燥させ窓を開けておく、これが最上であろう。したがって、湿度の高い日でなく、空気の乾燥した日を選ぶこと**」「*3**しかし、家庭の病室**（ここは病院ほど人の出入りははげしくない）**では、濡《ぬ》れ雑巾《ぞうきん》でよく拭《ふ》いてから、さらに空拭《からぶ》きして乾《かわ》かしておきさえすれば、床の清潔は完全に保《たも》たれる**」と言います。

また、絨毯《じゅうたん》については、「*4**病室にとって、絨毯《じゅうたん》なるものは、**（中略）**最も**

プラスα アルファ

病院に適した床材

病院などの医療施設では、さまざまな床材が使用されています。多いのは、ビニル系、ゴム系ですが、リノリウム系（亜麻仁油《あまにゆ》、ロジンなどの天然素材が原料の床材）、フローリングなどの木質系、絨毯などの繊維《せんい》系、畳も使われています。

病院の床材には、多くの機能が求められます。すべりにくく、転倒時の衝撃をやわらげる「安全性」、車いすやストレッチャーなどの頻繁《ひんぱん》な通行にも耐えられる「耐久性」はもちろん、快適性、耐汚性、耐薬品性、耐水性、抗菌性、防カビ性、防音性、掃除のしやすさなどです。

診察室、病室、廊下、手術室、調理室、リハビリ室、トイレなど、院内の場所によって、床材に求める機能は異なります。

それぞれの場所の用途と求める機能に応じた床材が選択されていることを知っておきましょう。

始末《しまつ》の悪い代物《しろもの》であろう。どうしても絨緞を敷《し》かざるをえないばあいの、唯一の安全策は、年に一度などといわず、年に二度も三度も、絨緞を床から剥《は》がして徹底的にほこりを落とすこと」だと指摘しています。

正しい床の清掃法

床の清掃は、「モップによる水拭き」が基本です。正しいモップの使い方を、知っておきましょう。

1 一方向に拭く

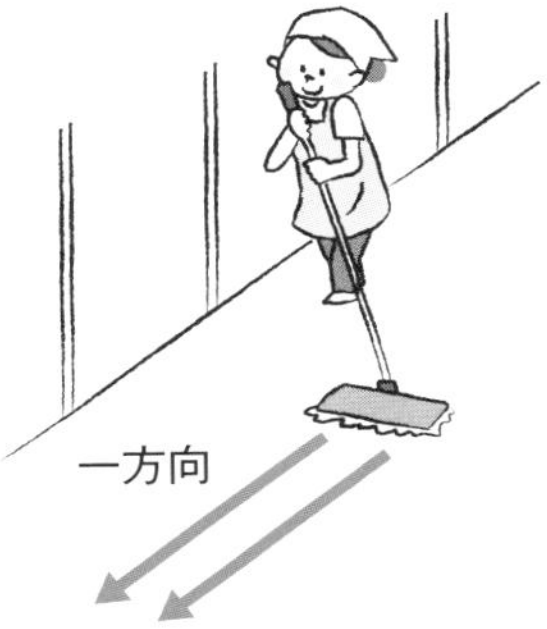

2 奥から手前へ拭く

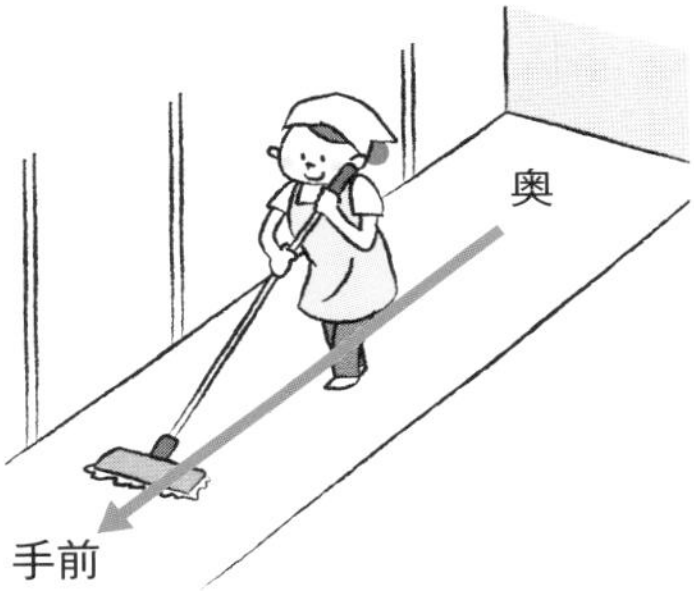

3 ごみの少ないところから多いところへと拭き進める

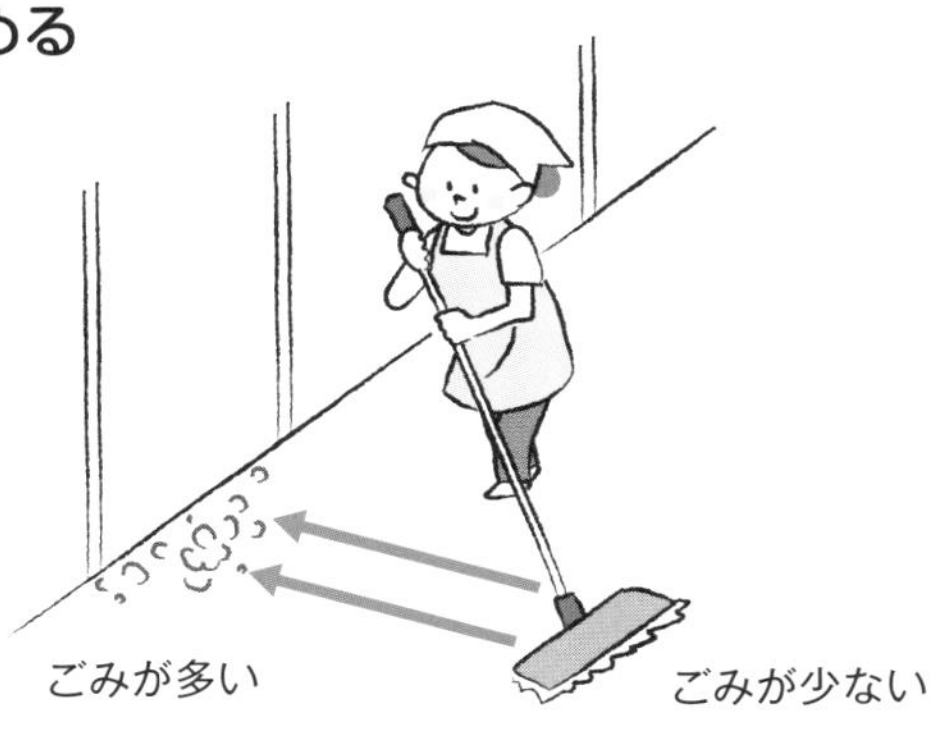

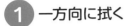

ポイント

- 清掃作業中、モップを床から離さない。
- 1回の掃除に使うモップは、すすぎながら繰り返し使うのではなく、汚れたモップを清潔なモップに交換しながら拭くようにする。
- 使用したモップは、80℃、10分間以上の熱水洗濯を行う。

覚え書
＊1「十、部屋と壁の清潔」18 P153　＊2「十、部屋と壁の清潔」12 P152
＊3「十、部屋と壁の清潔」13 P153　＊4「十、部屋と壁の清潔」5 P151

覚え書　部屋と壁の清潔

34 壁の清潔を保つには

材質による壁の特性

ナイチンゲールは、部屋の環境を保つため、壁についても述べています。

「壁《かべ》[*1]についていえば、最も不潔なのは壁紙《かべがみ》をはった壁であり、つぎに不潔なのは漆喰《しっくい》塗《ぬ》りの壁である。ただし、漆喰の壁は頻繁《ひんぱん》に石灰《せっかい》をぬり直せば、また壁紙は頻繁にはりかえれば、どちらも何とか清潔を保《たも》つことができる」と、ナイチンゲールは述べています。要は、壁の清潔を保つには、浸み込んだ〝動物質の汚れ〟を落とすことができるかどうかにかかっています。汚れを放置すれば、部屋の空気は常に汚染された状態となり、カビ臭い部屋になってしまうでしょう。ナイチンゲールが最もおそれていたのは、壁の材質によって部屋の空気が汚れ、そういう部屋ではたとえ換気（⬇P38）をしても、空気は完全に清浄にはならないという点です。そして、そのことが、患者の回復を遅らせるということを伝えたかったのです。

ここで、病室・病棟の清掃（⬇P86〜91）についてまとめます。

ナイチンゲールは、部屋や病棟に不潔が発生する経路には次の3つがあると述べ、この経路を絶つことの重要性を示唆しました。

❶室外[*2]から侵入してくる不潔な空気。

滅菌・殺菌・消毒・除菌の使い分け、できていますか？

看護のヒント

病院にとって、感染症や食中毒の発生を防ぐための取り組みは、大変重要です。

菌を制御する方法として、「滅菌」「殺菌」「消毒」「除菌」があります。いずれも微生物（細菌、ウイルス、原虫など）を殺《さつ》滅《めっ》・除去することを目的としていますが、対象とする微生物の種類や、除去できる数が異なります。

◆**滅菌**…すべての微生物を、完全に殺滅・除去すること。

◆**殺菌**…菌を殺滅させること。微生物の種類や数は特定されていない。

◆**消毒**…病原性微生物を、感染症の危険がない程度まで殺滅・除去すること。非病原性微生物は残存していてもよいとされる。

◆**除菌**…微生物の数を減らして、清浄度を高めること。

このうち、医療や看護の現場で使われるのは、「滅菌」と「消

❷室内に生じる不潔な空気。これは、ほこりからも人体からも発生する。
❸絨緞《じゅうたん》から発散する不潔な空気。

この指摘はすべて、現代の病室や病棟の衛生にも当てはまる事柄です。

毒」です。それぞれの意味の違いを理解して、きちんと使い分けましょう。

病室のココが汚れている

病室で汚れやすいのは、壁だけではありません。特に汚れやすい場所を知り、日々の清掃に生かしましょう。

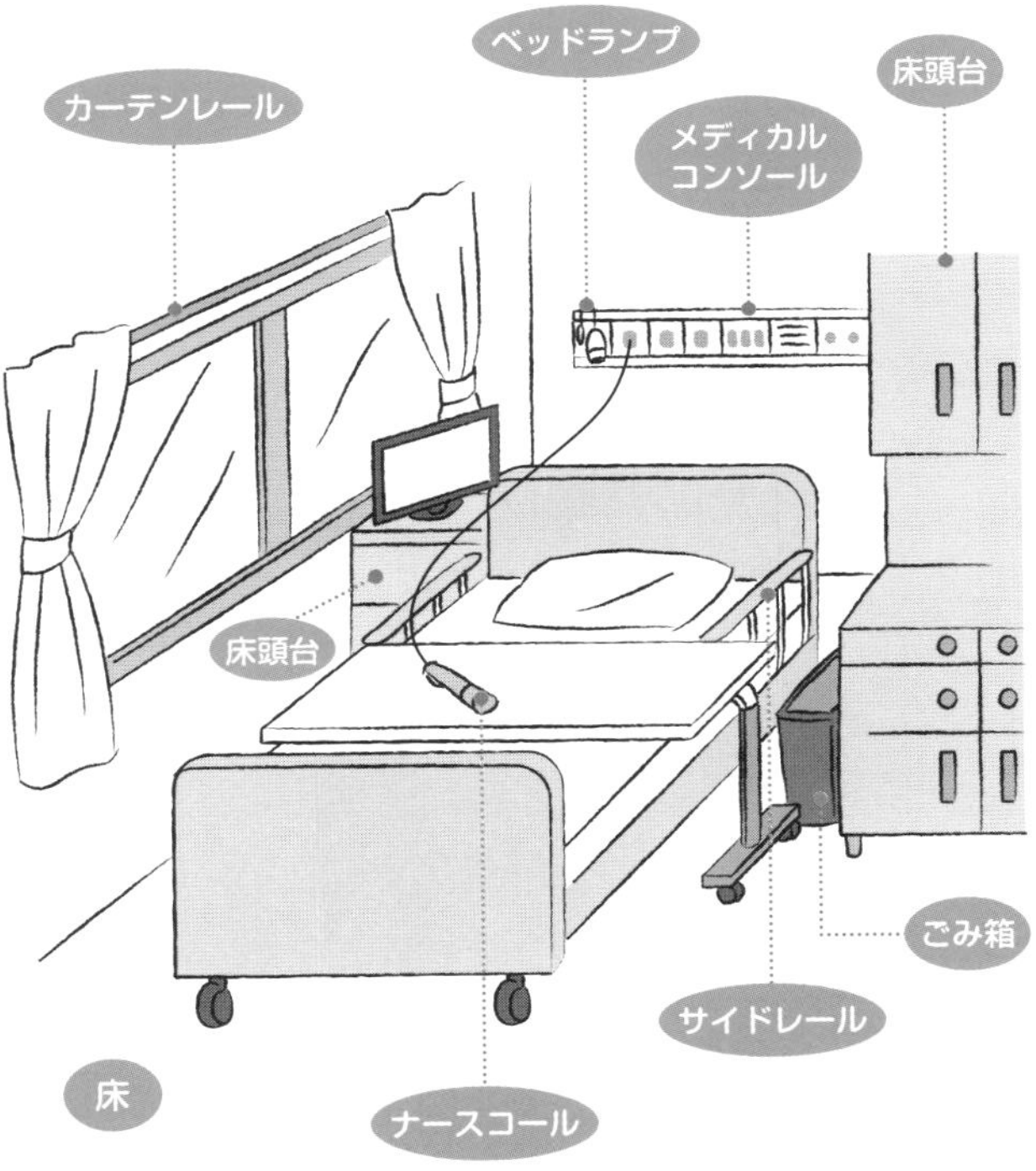

特に汚れに注意したい場所

患者がよく触る場所	オーバーテーブル、サイドレール、ナースコール、ドアスイッチ、床頭台、カーテン、いす など
空気が出入りする場所	空調設備、通気口 など
高い場所	カーテンレール、ベッドランプのかさ、メディカルコンソール など
隙間がある場所	ベッド下、床頭台の下 など

覚え書 ＊1「十、部屋と壁の清潔」19 P153 ＊2「十、部屋と壁の清潔」 P155 ～ P156 参考

覚え書
部屋と壁の清潔

35 病人の特性と環境

〝清潔な環境の提供〟は看護の基本

「*1病人の部屋に要求される徹底《てってい》した清潔ということについて、すこしでも理解しているひとは、その社会階級の上下に関係なく、きわめて稀《まれ》である」。

ナイチンゲールのこの言葉は、当時の世相《せそう》を表現しています。

同時に、そうした世相のなかで、病気になって療養することの難しさ、入院患者の辛さについて、ナイチンゲールは、次のように述べました。

「*2健康な人間には不思議な習性があって、自分にとっては『がまん』できる些細《ささい》な不便が、病人にとっては重い苦悩の種《たね》となり、それで死期が早まることはないにせよ、回復を遅《おく》らせる原因となることに、まるで思いが及《およ》ばない」。

これこそが、病人の特性であり、病人への看護の心得《こころえ》です。病人には、小さな不便が大きな苦渋となって襲ってきます。**「*3病人たちは、健康人から見れば取るに足りない些細《ささい》なことによって、まさにその身は毒され、心は暗くふさぎ込んで」**しまうのです。そうしたことから、病室や病棟の空気をきれいに保ち（⬇P36〜39）、明るさや温度に気を配り（⬇P40・84）、快適な環境を提供することは、看護師の重要な仕事となります。

看護のヒント　マスク着用の効果

2019年11月に新型コロナウイルスが発生して以来、マスク着用による感染予防効果が世界的に注目されるようになりました。感染予防効果はマスクの素材や厚さなどによっても差が出ますが、一般的には、布類やウレタンよりも不織布マスクの効果が高いといわれています。

2020年に東京大学医科学研究所が発表したデータでは、話し手と聞き手が50㎝の距離にあり、両者が布マスクをしている場合、布マスクで70%、不織布マスクで75%、ウイルスの吸い込みを防ぐ効果があるとの結果が出ました。これに対し、話し手だけが不織布マスクを着用し、聞き手はマスクを着用しない場合の防御率は70%以上、話し手はマスクをせず、聞き手のみが不織布マスクをした場合の防御率は47%という結果でした。

きちんと鼻と口を覆える、自分の顔にフィットしたマスクを現代の病院は清潔で明るくなりましたが、〝清潔な環境の提供〟（⬇P86〜91）が、看護師の仕事から、清掃業者に委託されているのが今日《こんにち》の状況です。今一度、原点の思考に戻ることを忘れてはなりません。

清潔は手洗いから

手洗いには、「日常手洗い」「衛生的手洗い」「手術時手洗い」の３種類があります。このうち、医療従事者が医療行為の前後に行うのは「衛生的手洗い」です。衛生的手洗いは、すべての通過菌を除去することを目的としています。

衛生的手洗いの手順

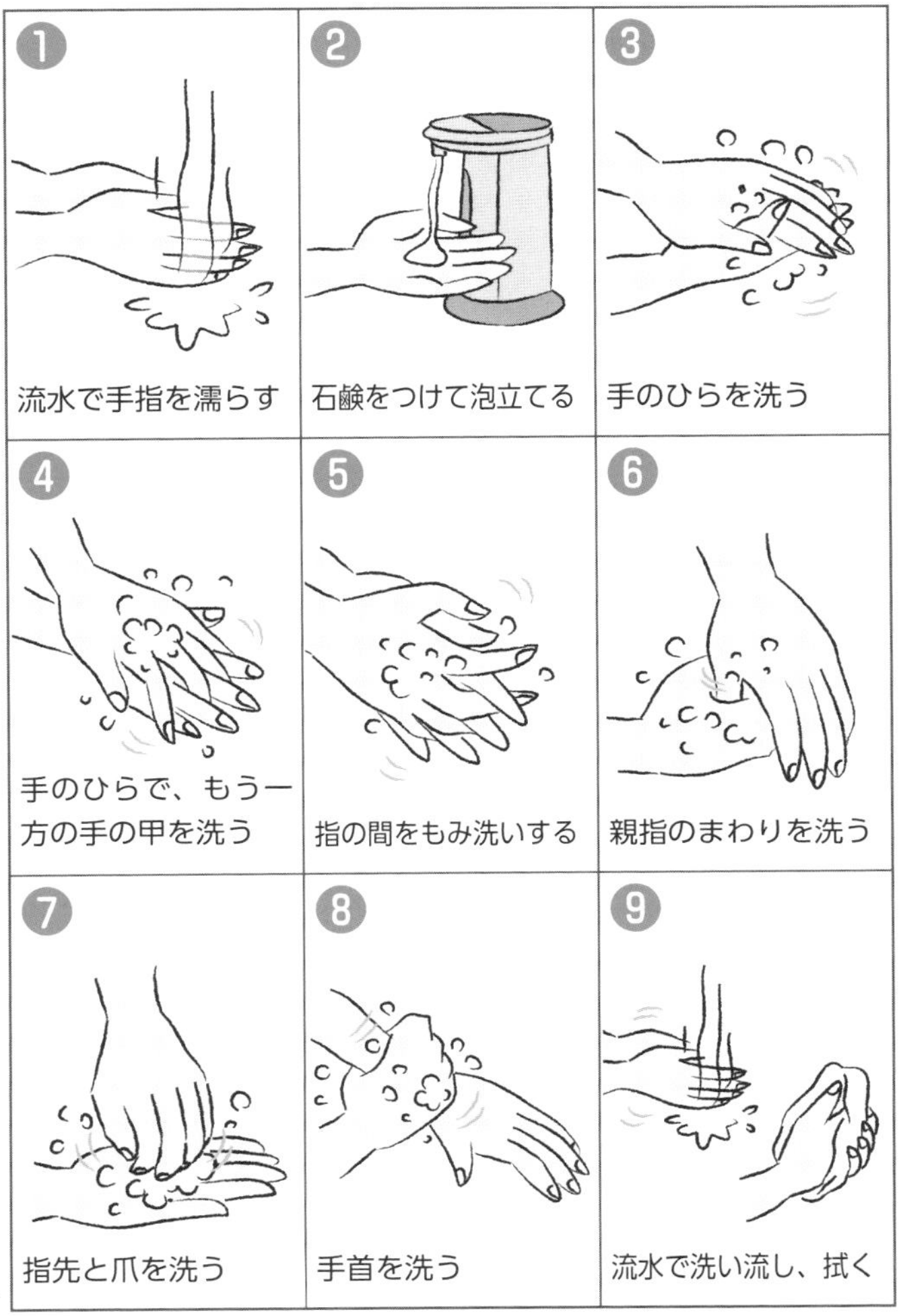

❶ 流水で手指を濡らす
❷ 石鹸をつけて泡立てる
❸ 手のひらを洗う
❹ 手のひらで、もう一方の手の甲を洗う
❺ 指の間をもみ洗いする
❻ 親指のまわりを洗う
❼ 指先と爪を洗う
❽ 手首を洗う
❾ 流水で洗い流し、拭く

着用すること、そして、互いがマスクを着用することの大切さがわかりますね。

覚え書
＊1「十、部屋と壁の清潔」35 P157　＊2「十、部屋と壁の清潔」36 P157
＊3「十、部屋と壁の清潔」36 P158

覚え書
からだの清潔

36 身体の清潔

なぜ、身体の清潔が大切なのか

「[*1]ほとんどすべての病気のばあい、皮膚の機能は、多かれ少なかれ、不調《ふちょう》をきたしている。しかも多くの重篤《じゅうとく》な疾患《しっかん》のばあい、排泄《はいせつ》はほとんど全面的に皮膚を通《とお》して行なわれる。これはとくに、子供のばあいにいちじるしい。ところが、皮膚からの排泄物は、身体《からだ》を洗うか衣類に吸着《きゅうちゃく》させるかして取り除《のぞ》かないかぎり、付着《ふちゃく》したままそこに留《とど》まるのである。看護師は常にこの事実を念頭《ねんとう》に置いておくこと。なぜなら、病人の身体を不潔なままに放置したり、あるいは病人に汗やその他の排泄物が浸《し》み込んだ衣類を着せたままにしておくことは、健康をもたらす自然の過程を妨《さまた》げて患者に害《がい》を加えることになるからである。それはちょうど、身体にゆっくりと作用する毒物を、病人の口から飲ませているのと同じ結果となる」。

この文章は、〝患者の身体の清潔（⬇P96〜99）や寝衣《しんい》交換（⬇P74看護のヒント）は、なぜ看護師の大切な仕事のひとつとされているのか〟という問いに、見事に答えてくれています。

皮膚は人間にとっての細胞膜に相当し、多くの機能を備えています。たとえば、排泄、吸収、防護、感覚、体温調節、免疫、保温などです。人間

プラスα《アルファ》

皮膚の機能

人間の皮膚は、身体の表面を覆うだけではなく、たくさんの機能があります。それぞれの機能をしっかり押さえて、看護に役立てましょう。

◆**排泄**…汗を分泌して、体内の老廃物を出す。

◆**吸収**…表皮や毛孔《もうこう》などから薬などの化学物質を吸収する。

◆**防護**…バリア機能。体内の水分の蒸発を防ぎ、体外からの細菌や異物の侵入を防御する。

◆**感覚**…触覚、温覚、冷覚、痛覚、圧覚などの情報を脳へ伝達する。

◆**体温調節**…暑いときや身体を動かしているときに、汗をかいたり、熱を放散したりして、体温の上昇を防ぐ。

◆**免疫**…病原菌やウイルスなどの有害物質などから身体を守る。

◆**保温**…寒いときは、血管と毛孔を収縮させて（いわゆる鳥肌《とりはだ》）、熱の放散を防ぐ。

は、この皮膚の機能を通して生体の恒常性《こうじょうせい》を維持しています。そして病人の場合には、排泄は皮膚を通して行われることが多く、それが回復過程（➡P26）を促進《そくしん》させているのです。この視点が重要です。

身体から排泄される老廃物

患者自身の身体から出る老廃物を放置すると、患者の身体に悪影響を及ぼします。寝具や寝衣が吸収した汗（➡P 75図）も、皮膚の状態を悪化させるだけでなく、新たな汗を排泄しにくい状態にするため、回復過程（➡P26）を妨げることになります。

身体から排泄される老廃物の割合

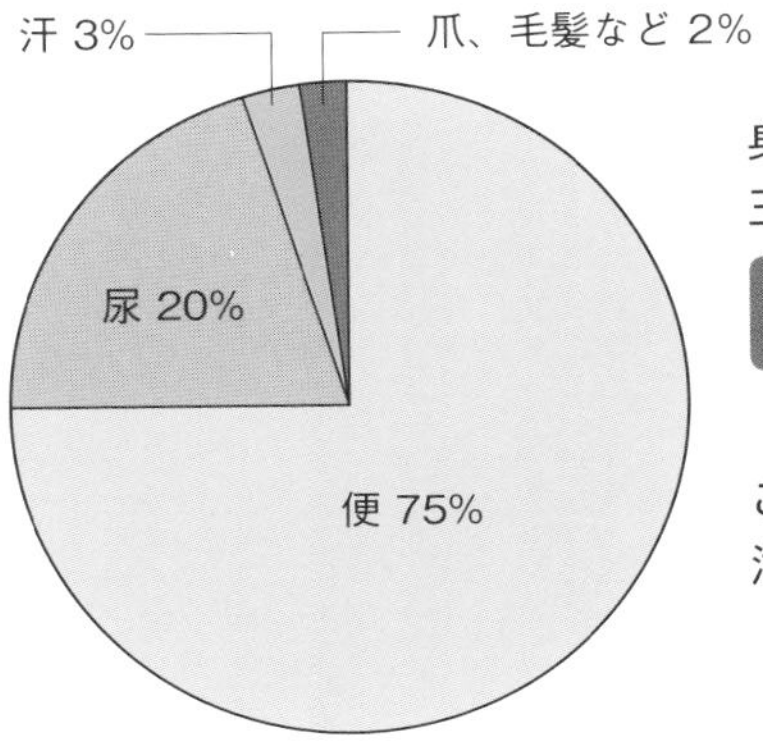

身体から排泄される三大老廃物は、

便・尿・汗

⬇

このうち、皮膚から排泄されるのが

汗

適度な汗は皮脂と混じり合って、肌の表面に皮脂膜をつくり、皮膚の潤いを保つ。

「適度な汗」は潤いとなる

⇕

「余分な汗」は不潔のもと

皮膚に溜《た》まった汗に皮脂や垢《あか》が混じると、皮膚の汚れや異臭の原因となる。

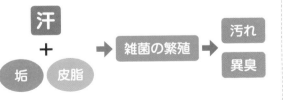

汗 ＋ 垢 皮脂 ➡ 雑菌の繁殖 ➡ 汚れ 異臭

覚え書 ＊1「十一、からだの清潔」1 P159

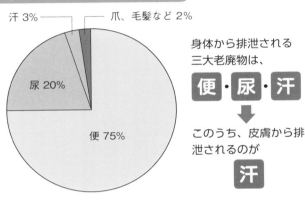

覚え書
からだの清潔

37 〝身体の清潔〟の真の意味

身体を清潔にすることで生命力を解き放つ

「皮膚[*1]をていねいに洗ってもらい、すっかり拭《ぬぐ》ってもらったあとの病人が、解放《かいほう》感と安《やす》らぎとに満《み》たされている様子は、病床ではよく見かける日常の光景である。しかし、そのとき病人にもたらされたものは、たんなる解放感や安らぎだけではない、ということを忘れてはならない。事実、その解放感や安らぎは、生命力を圧迫していた何ものかが取り除《のぞ》かれて、生命力が解《と》き放《はな》たれた、まさにその徴候《しるし》のひとつなのである。したがって看護師は、患者の身体の清潔に関する世話《ケア》を、どうせちょっと気分が良くなるだけのことだから、時間がずれても同じこと、などという口実《こうじつ》のもとに、何かの後《あと》まわしにするようなことを絶対にしないことである」。

ナイチンゲールの時代にも、病人は身体を清潔にしてもらっていたことがわかる文章です。しかし、清拭《せいしき》やシャワー浴が、単に気分転換や気持ちよさを得るためだけではないということを、ナイチンゲールは次のように強調しています。「病人[*2]の肺と皮膚から排出される病的な悪臭《あくしゅう》を除去するためには、ひたすら換気しつづけることによって病人のまわりの空気を絶《た》えず新しくしておかなければならないが、それとまったく同様に、皮膚に分布する小さな

皮膚の健康を保つために保湿を！

看護のヒント

患者の身体を清潔にしたら、保湿ケアをすることが大切です。

入浴や清拭をした後は、身体の水分と皮脂の多くが失われるため、保湿をせずにそのままにしていると皮膚は乾燥してしまいます。

乾燥は皮膚の機能を低下させ、かゆみを引き起こします。ひどくなると、湿疹《しっしん》が出ることもあります。せっかく身体を清潔にしても、皮膚が乾燥してしまったら、患者の状態はよくなりません。

保湿に使用する保湿剤は、さまざまな種類があるので、患者の状態に合わせて選びましょう。入浴や清拭が終わり、乾いたタオルで身体を拭いたら、できるだけ早く保湿剤を塗るようにします。

高齢者は特に乾燥しがちです。さらに、空気が乾燥する冬は、皮膚の乾燥も一段と強まり、入浴や清拭の後以外でも保湿が必

孔《あな》も、その排泄物によって塞《ふさ》がれてしまわないよう、絶えず排泄物を除去しておかなければならない」。

患者のもつ生命力を解き放つために、皮膚を清潔に保たなければならない理由はここにあります。

要になる場合があります。こまめに患者の状態を観察して、適切な保湿を行いましょう。

身体を清潔にする方法

患者の身体を清潔にする際は、患者の症状や状態に合わせて、最もよい方法を選んで実施します。

1 入浴

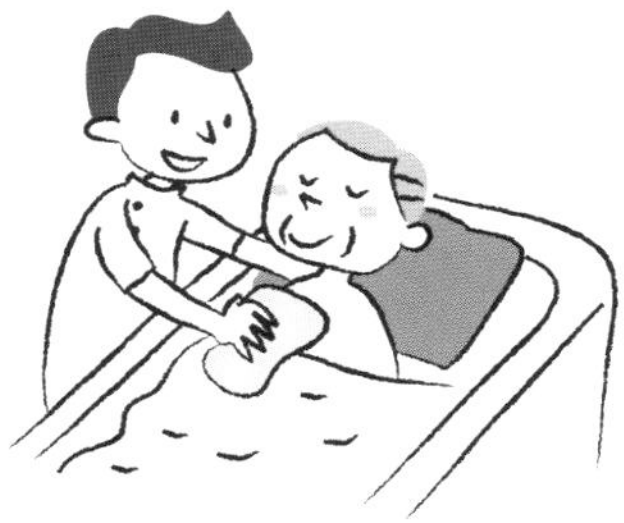

2 シャワー浴

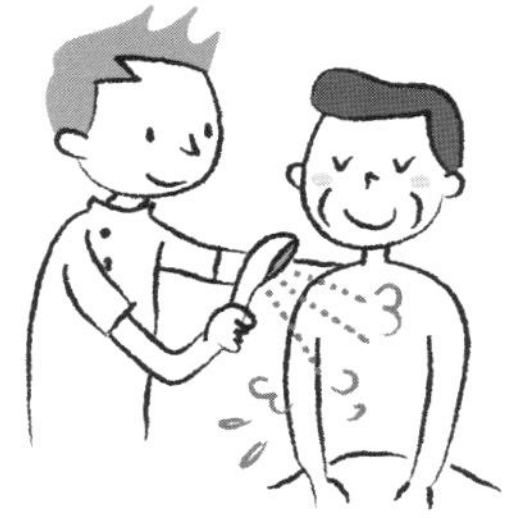

3 部分浴（手浴《しゅよく》・足浴《そくよく》など）

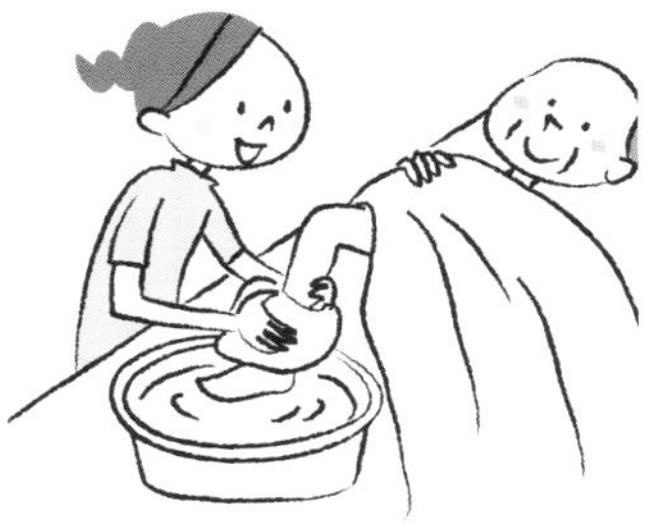

4 清拭

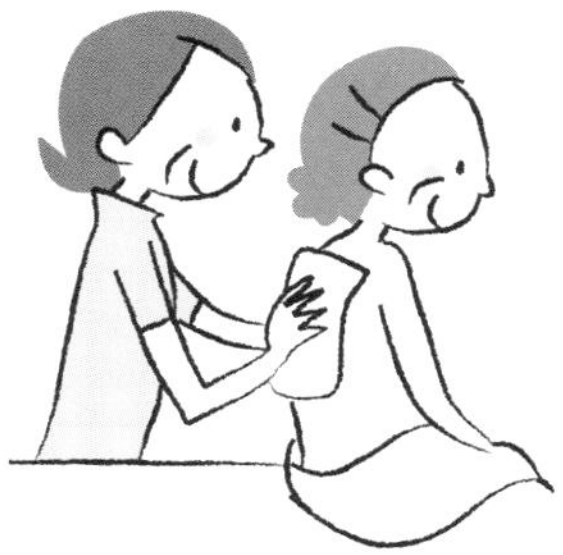

入浴や清拭の効果

- 皮膚を清潔に保ち、感染を防ぐ
- 血行がよくなる
- 褥瘡《じょくそう》を防ぐ
- 新陳代謝《しんちんたいしゃ》を高める
- 爽快感を得られる
- リラックスできる
- 睡眠を促す
- 患者の皮膚の状態を知ることができる

覚え書

＊1「十一、からだの清潔」2 P159　＊2「十一、からだの清潔」4 P160

38 「清拭」による清潔

ナイチンゲールから引き継ぐ「清拭」の基本形

皮膚を清潔にする理由（⬇P94〜97）を理解したところで、次は、どのようにして清潔にすればよいのかを確認していきます。

ナイチンゲールは『看護覚え書』全体を通して、〝看護の考え方のヒントを与える〟ことを念頭に置いて書いているので、『看護覚え書』を具体的な方法を述べたマニュアル本と考えてはいけません。なぜなら、諸々の具体的な方法は、患者の状況に応じて工夫しなければならないからです。

「からだの清潔」の章においても、「[*1]**病人の身体《からだ》を洗うには種々の方法があるが、ここで具体的に詳《くわ》しく述べておく必要はないと思う**」と言っています。それでも、皮膚を清潔にする場合には、次のように、かなり具体的な指摘をしています。

❶一度[*2]にあまり広い皮膚面を露出《ろしゅつ》しないこと。

❷石鹸《せっけん》と微温湯《ぬるまゆ》を使い、タオルを皮膚にすりこむようにして身体を擦《こす》るように洗うこと。

❸水は硬水《こうすい》でなく、軟水《なんすい》を使うこと。

これが「清拭《せいしき》」の基本形となって、現代の看護にも引き継がれています。

プラスα《アルファ》

イギリスの水事情

イギリスの水道水は、地域によって硬水と軟水に分かれています。イギリスは、イングランド、スコットランド、ウェールズ、北アイルランドに分けられますが、このうち、ロンドンをはじめとするイングランド南部は、硬水の地域が多くなっています。

硬水とは、カルシウムを多く含んでいる水です。ミネラルが豊富というメリットがありますが、硬度が高いほど石けんの効きが悪くなるというデメリットもあります。また、この水をそのままやかんや鍋で沸《わ》かすと、カルシウムの化合物である白い石灰《せっかい》がこびりつくことがあります。そのため、硬水の地域では浄水器が欠かせません。

日本と同様に、軟水が多い地域は、「ピーターラビット」で知られるイングランド北西部の湖水地方、スコットランド、ウェールズ、北アイル

全身清拭の手順

1. 患者の状態を確認する。
2. 室温が 24±2℃であることを確認する。
3. カーテンを閉めるなどして、プライバシーを確保する。
4. 患者に清拭をすることを伝えてから、脱衣介助をする。
5. 顔→上肢→胸部→腹部→下肢→背中→臀部→陰部の順に拭く。濡れたタオルで拭いたあと、乾いたタオルで拭く。

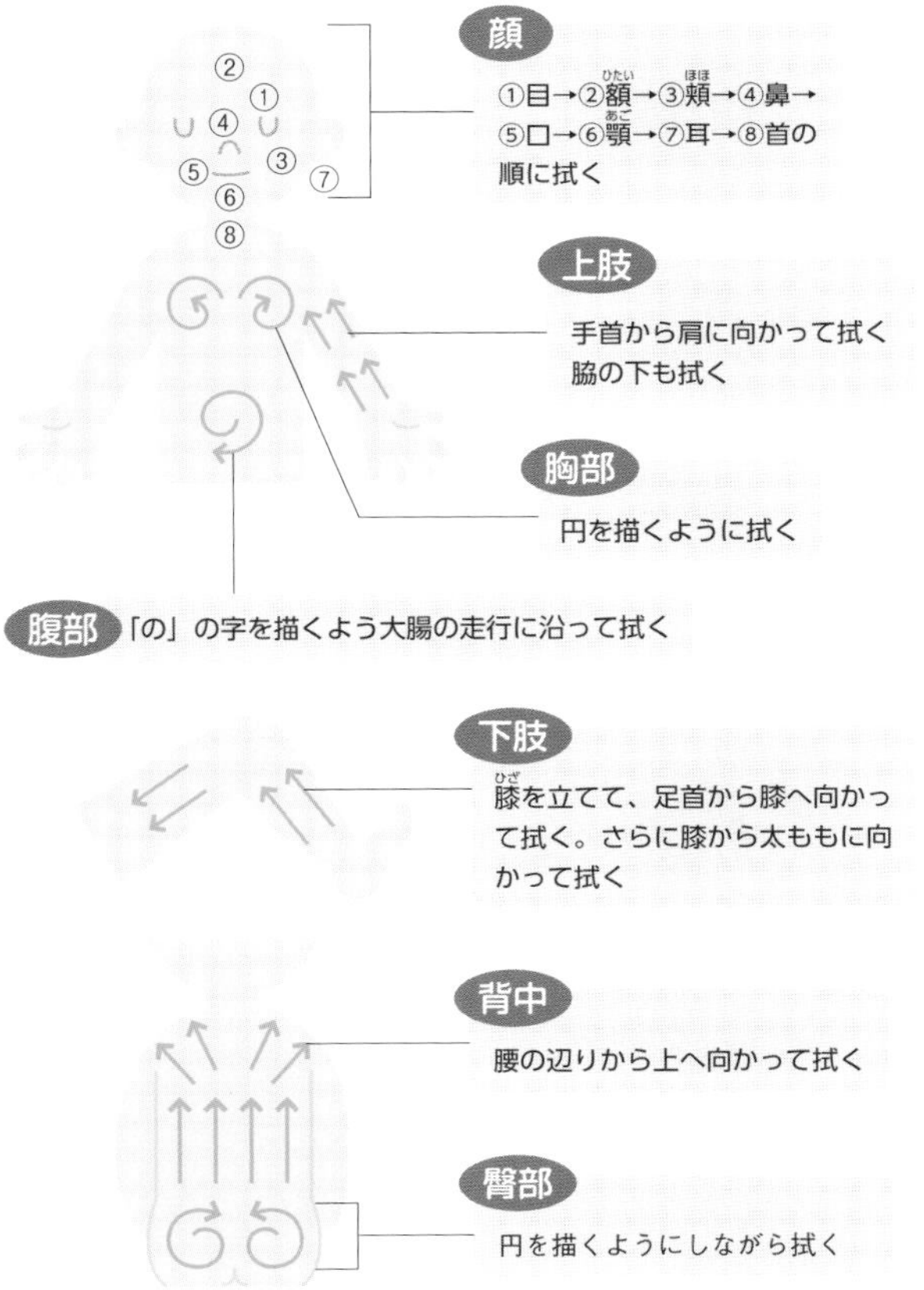
顔
①目→②額《ひたい》→③頬《ほほ》→④鼻→⑤口→⑥顎《あご》→⑦耳→⑧首の順に拭く
上肢
手首から肩に向かって拭く
脇の下も拭く
胸部
円を描くように拭く
腹部
「の」の字を描くよう大腸の走行に沿って拭く
下肢
膝《ひざ》を立てて、足首から膝へ向かって拭く。さらに膝から太ももに向かって拭く
背中
腰の辺りから上へ向かって拭く
臀部
円を描くようにしながら拭く

6. 着衣介助をする。
7. 患者の状態を確認する。

覚え書
＊1「十一、からだの清潔」6 P160
＊2「十一、からだの清潔」 P160 〜 P162 参考

3番目の「硬水」と「軟水」の違いですが、「硬水」とは、水中に溶けているカルシウム量とマグネシウム量が「軟水」よりも多い水のことです。日本は軟水に恵まれた国ですから、この点の心配はいりません。

ランドです。軟水は、紅茶や緑茶と相性がよく、茶葉本来の味や風味をひき立てるといわれています。

39 励ましと忠告の害

「おせっかい」は禁物

みなさんは知人や友人のお見舞いに行ったとき、何と声をかけるでしょうか？「がんばってください」「きっと元気になりますよ」「外出できるといいですね」「早く退院できることを祈っています」などと励ますことが多いと思います。さらによかれと思って、「○○をすると効果がある」「△△病院にいい医師がいる」「××を飲むといい」などと忠告することはないでしょうか？

そうした声かけが、たとえ心からのものであったとしても、ナイチンゲールは「おせっかいな励ましや忠告」はやめてほしいと訴えています。

「[*1]『おせっかいな励《はげ》まし』とは、まことに奇妙な標題であると思われるであろう。しかし私は固《かた》く信じているが、およそ病人を悩《なや》ませ病人に忍耐を強《し》いるものとしては、友人たちから寄《よ》せられるこの矯正《きょうせい》できない励ましの言葉かけ以上のものは、他にほとんど類《るい》がないのである。（中略）**病人が直面している危険を、わざと軽く言い立てたり、回復の可能性を大げさに表現したりして、病人に『元気をつけよう』とする、そのような行為は厳《げん》に慎《つつ》しんでいただきたいと」。**

プラスα《アルファ》

初産婦への励まし

ナイチンゲールは、「おせっかいな励ましや忠告」が災いとはならない人たちについても触れています。それは初産婦です。

初めて出産を迎える初産婦への励ましについて、次のように述べています。

★a**「医師や経験の豊かな看護師などが、恐れを抱いて悩んでいる妊婦に対して、あなたのばあいは少しも異常はなく、二、三時間の痛みをがまんしさえすれば、ほかには何も心配はないのだと保証することが、いちばん効果的に元気づけるというばあいもある」。**

初産婦は、出産の経験がないため、出産に対して、大なり小なり不安を抱えています。ですから、多くの出産を手がけてきた医師や看護師などの★b**「経験者からの助言」**が励ましになるのです。

一方、問題なのは、★c**「厳しい経験**

★a ★b ★c 覚え書 P167

ここでいう病人とは、自分の病状をよく知っている長期にわたる慢性病の患者たちです。彼らにとって、友人たちからの励ましは、疲れるだけで気が滅入ってしまい、生命力を消耗させることにつながるものなのです。

に耐えている者に対する未経験者からの忠告なのである」とナイチンゲールは指摘しています。

患者を苦しめる励まし

患者を元気づけようとする励ましの言葉。たとえそれが気持ちを込めた言葉であっても、患者には神経消耗となります。

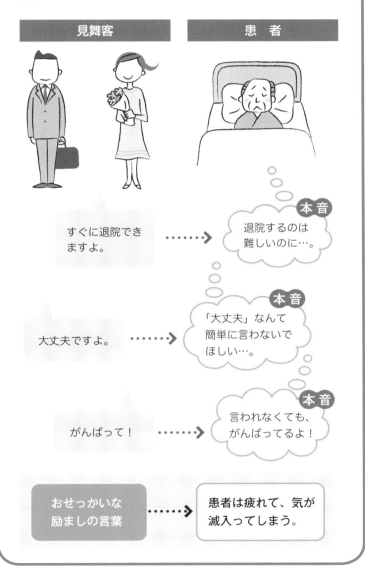

見舞客	患　者

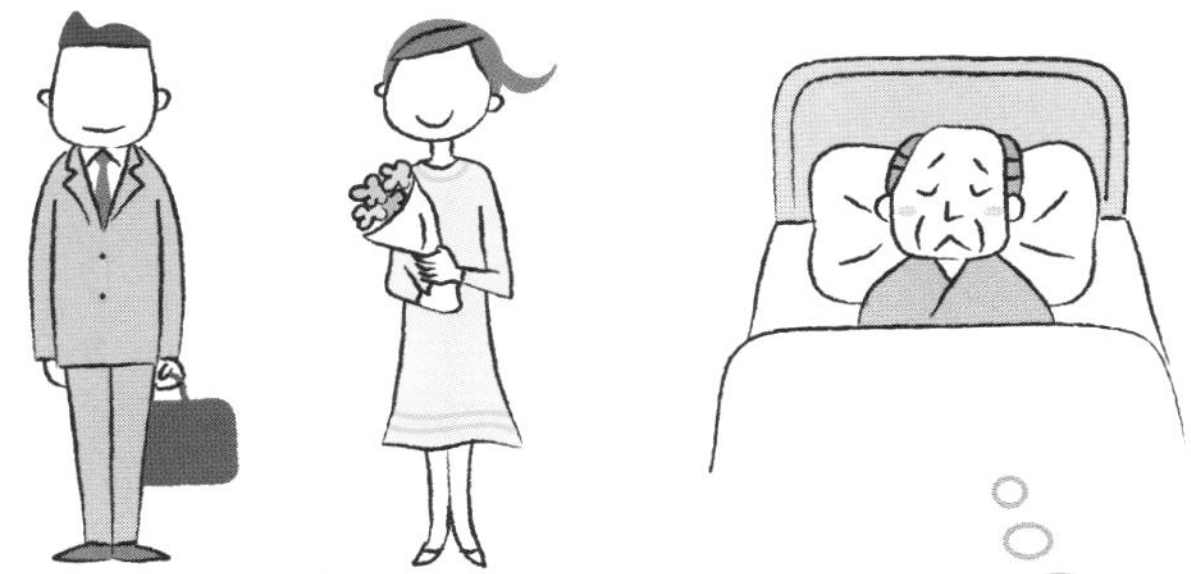

すぐに退院できますよ。 → 本音：退院するのは難しいのに…。

大丈夫ですよ。 → 本音：「大丈夫」なんて簡単に言わないでほしい…。

がんばって！ → 本音：言われなくても、がんばってるよ！

おせっかいな励ましの言葉 → **患者は疲れて、気が滅入ってしまう。**

覚え書 ＊1「十二、おせっかいな励ましと忠告」3 P165

覚え書
おせっかいな励ましと忠告

40 おせっかいな忠告

患者を消耗させる見舞客

おせっかいな励まし（⬇P100）と同様に、「[1]**病人のうえに雨のごとくに降りそそぐ数々の忠告《ちゅうこく》にも、彼らは耐《た》えられない**」と、ナイチンゲールは言っています。そして、「[2]**この世で、病人に浴びせかけられる忠告《ちゅうこく》ほど、虚《うつ》ろで空《むな》しいものはほかにない。それに答えて病人が何を言っても無駄《むだ》なのである。**（中略）**本当のことを何も知らないで、しかもそれを尋《たず》ねることはできないと自認《じにん》しながら、それでいて忠告を与えることのほうが、いっそう失礼ではないか**」。これは、自身が長年病弱で療養していたからこそ発せられる言葉です。当時のナイチンゲールは、周囲の家族や知人たちからの励ましや忠告の数々に、ほとほと困り果てていたのでしょう。

さらに、ナイチンゲールからの忠告は続きます。「[3]**私は看護師の方々に申し上げたい。あなた方が受持つ患者に害を与える見舞客たちとは、まさに、こういう人たちなのである**」と。だから、看護師はこういう見舞客から患者を保護しなければならないと言うのです。時代は変わっても、このナイチンゲールの提言には見過ごせないものがあります。

「[4]**病気のほんとうの苦悩について、よく知りよく理解しているひとの何と**

看護のヒント　非言語コミュニケーションとは

コミュニケーションには、言語コミュニケーションと非言語コミュニケーションの2種類があります。

非言語コミュニケーションは、ノンバーバルコミュニケーションともいい、言語以外の手段を使って伝えるコミュニケーションのことです。具体的には、表情、目線、顔色、声、身振り、姿勢、態度などがあります（⬇P55図）。

コミュニケーションにおいて、非言語的な要素はたいへん大きな役割を果たしているといわれています。聞き手は、会話の内容よりも表情などから、話し手の真意を読みとろうとする傾向があるのです。

つまり、見舞客や看護師が、いくら患者に楽しい話をしても（⬇P105）、話すときの表情が暗かったり、患者と目を合わせないでいたりしたら、患者は楽しい気分にはなりません。

少ないことか。健康な人間が、《看護師》でさえも、わが身を病人の生活に置き換《か》えて考えたりすることの、何と少ないことか」。

ここに、ナイチンゲールの嘆きを見てとることができます。

患者を苦しめる忠告

無責任な患者への忠告は、患者を悩ませるだけです。看護師は、このような忠告をする人々から、患者を守らなければなりません。

見舞客	患者

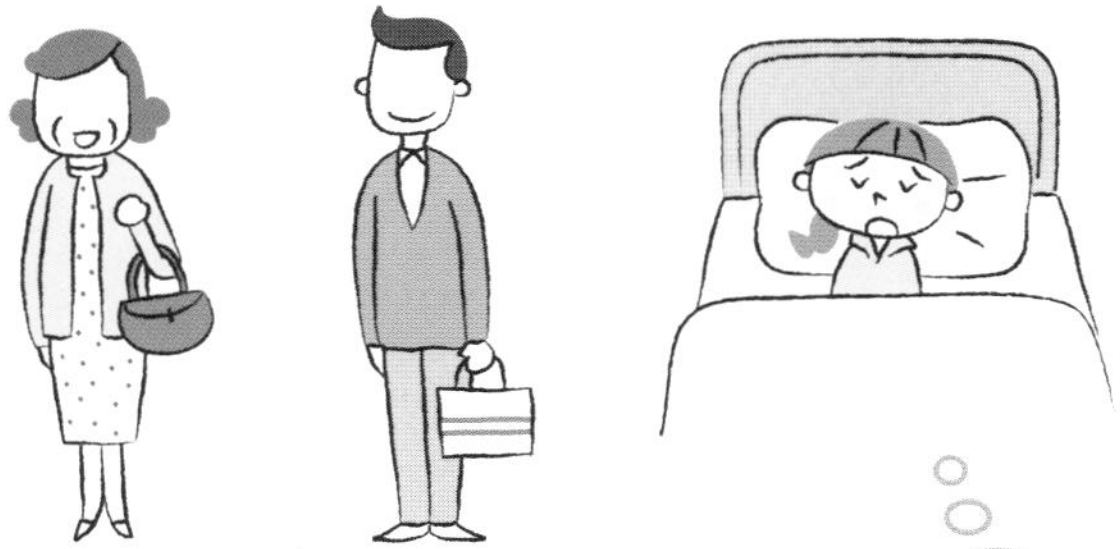

見舞客	患者（本音）
○○を食べると治りますよ。	私の症状を全然わかってない！
運動をするといいみたいですよ。	主治医の指示と全然違う…。
△△療法がいいらしいですよ。	科学的根拠がないのに…。

根拠のないおせっかいな忠告 → 患者に耐えがたい気持ちをもたせ、疲れさせてしまう。

↑ 看護師が止めなくてはならない

患者と話をするときは、話の内容だけでなく、表情や声などにも気を配ることが大切です。

覚え書
＊1「十二、おせっかいな励ましと忠告」13 P170
＊2「十二、おせっかいな励ましと忠告」17 P172
＊3「十二、おせっかいな励ましと忠告」18 P172
＊4「十二、おせっかいな励ましと忠告」19 P172

41 病人との話題

楽しい話題を提供してほしい

「おせっかいな励ましや忠告はやめてほしい」と訴えたナイチンゲールですが（⬇P100〜103）、「楽しい話題や、希望や喜びを感じる便りは、たくさん提供してほしい」と述べています。見舞客は、マイナスの話題ではなく、プラスの話題づくりに努めるべきことを教えています。

「＊1病人は楽しい消息《たより》を聞くことにたいへんな悦《よろこ》びを感ずるものである。たとえば、幸福が実りつつある恋愛や求婚の話題などである」。

「＊2思考力はすこしも衰《おとろ》えていないにもかかわらず行動力をすっかり奪《うば》われてしまったような病人が、自分はもはや人びとの行動に参加できないと悟《さと》ったとき、何か現実に善がなされた話を聞くことを、どんなに熱望しているか、あなた方は知らない」。

「＊3病人はあなた方に、自分といっしょになって涙《なみだ》もろくなったり泣き言《ごと》をいったりしてもらいたくはない。彼らは、あなた方がはつらつとして、活《かっ》発《ぱつ》で、またものごとに関心を持って生きているのが好きなのである」

「＊4病人を見舞《みま》う訪問者としてのあなた方の務《つと》めは、病人につり合いの感覚をとりもどさせることなのである。すなわち、世の中のほかの人びとがど

プラスα アルファ

赤ちゃんがもたらす幸福

「★a病人のベッドの上に座《すわ》らせられたひとりの赤ん坊は、かくのごとく悩《なや》める病人に、あなた方の能弁《のうべん》を全部合わせたよりもはるかに大きな幸せをもたらす」とナイチンゲールが言うように、乳児は、患者を癒してくれることがあります。

また、幼児も患者を元気づけてくれる存在です。ナイチンゲールは、**「★bあどけない幼児と病人とは不思議なほどうまが合うことが多い」**と、述べています。ただし、**「★cその児《こ》が甘やかされて育ったわがままな子でないばあい、また共に過ごす時間が長過ぎないばあいに限《かぎ》る」**という条件付きです。

現在の日本の病院では、患者と乳幼児の双方への感染防止の観点から、乳幼児連れの見舞いには慎重になっています。

たとえ面会ができなくても、乳幼児の写真を見せたり、話をしたりす

★a 覚え書 P176　★b　★c 覚え書 P175

んなことをしているかを見せ示すことなのである」。

これらのどの言葉からも、変化のない生活のなかで病人の癒《いや》しとなるものは、「生きている」と実感できる楽しい話題や事実なのだとわかります。

ると、患者はうれしく思い、癒されることでしょう。

楽しい話の効果

患者が聞きたいのは、喜びや幸せを感じられるような楽しい話題です。このような話は、常に病気と向き合っている患者にとって、よい気分転換になります。

一日の大半をベッドの上で過ごしている場合

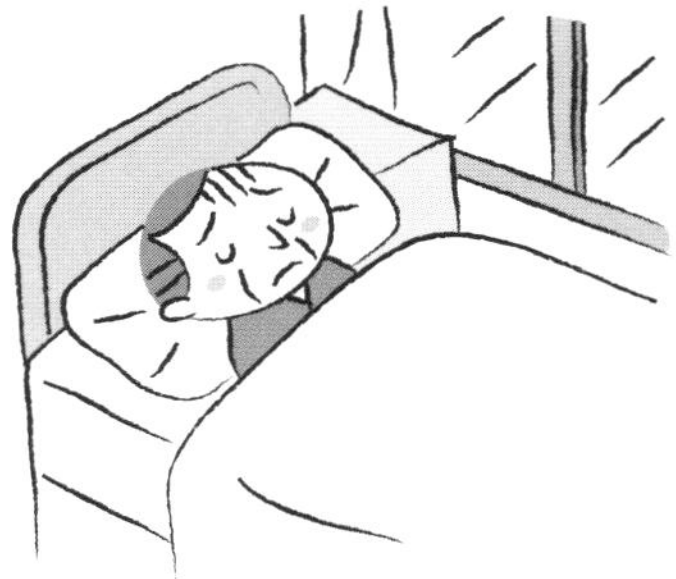

患者は一日の多くをベッドの上で過ごし、精神的・身体的苦痛を感じている。

見舞客が楽しい話題を提供した場合

患者の興味をそそる話

実際・現実に善意が実った話

幸福が実りつつある恋愛や求婚についての話

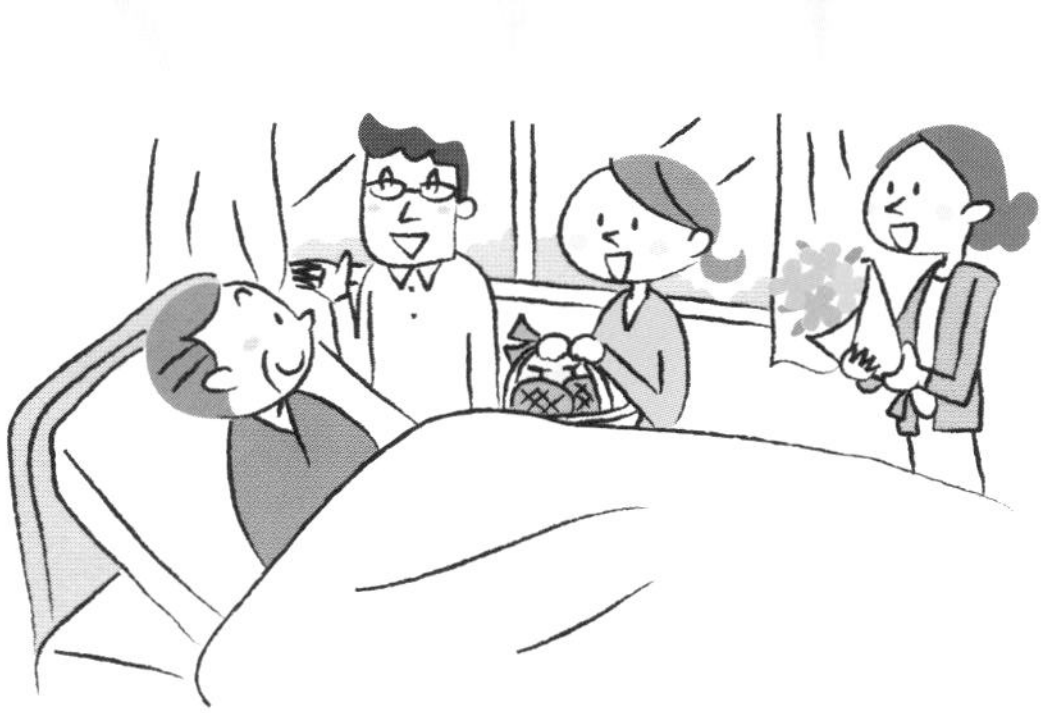

楽しい話をすることで、一時的に患者の苦痛は軽減される。患者に楽しい話を聞かせることは、「★d**一日分の健康にも匹敵《ひってき》する価値あること**」と、ナイチンゲールは述べている。

★d 覚え書 P174

覚え書
＊1「十二、おせっかいな励ましと忠告」22 P173 ＊2「十二、おせっかいな励ましと忠告」24 P174
＊3「十二、おせっかいな励ましと忠告」26 P175 ＊4「十二、おせっかいな励ましと忠告」29 P176

ちょっとひと息❷

ナイチンゲール看護学校の卒業生

ナイチンゲールは、クリミア戦争から帰還後の1860年に、ロンドンの聖トマス病院内に15名の見習生を迎えて看護学校を設立しました(➡P44歴史)。1871年に聖トマス病院内に「ナイチンゲール病棟」と呼ばれる新しい病棟が建築されると、見習生の数も増え、毎年30名前後の卒業生が巣立っていきました。この看護学校では、『看護覚え書』(第2版)が指定図書になっており、見習生たちは15章から読むように指示されていました。卒業生たちは、イギリス国内ばかりではなく、スウェーデンやオーストラリアなど海外にも赴《おもむ》き、広く活躍しました。

●卒業生たちの活躍先

ナイチンゲール看護学校の歴代の校長	**病院の総師長・師長・看護師** 王立病院、王立診療所、州立病院、王立廃疾院、救貧院病院 海外の病院　など	病院や施設が設立した **看護師養成学校の校長**

彼女たちは、赴任《ふにん》した各地の病院や訓練学校で、ナイチンゲール看護学校で学んだ新しい看護方式を実践し、ナイチンゲールの提唱した看護を広げていきました。

ナイチンゲールの指導を受けて養成学校を設立し、卒業生が校長となった病院のなかに、「セント・メアリー病院」(ロンドン・パディントン地区)があります。この病院は、ダイアナ元皇太子妃がウィリアム王子とヘンリー王子を、また、キャサリン妃がジョージ王子やシャーロット王女、ルイ王子を出産された病院としても知られています。

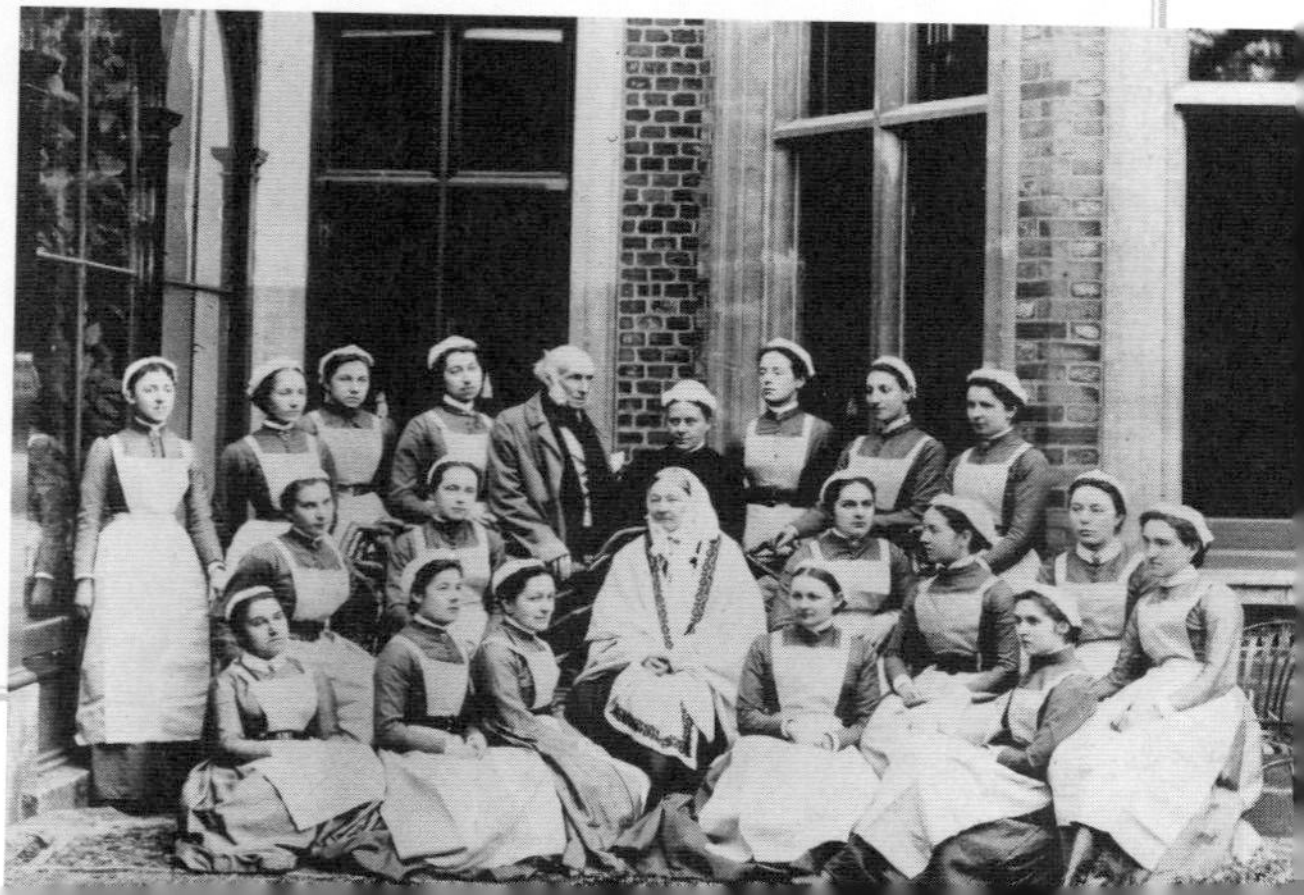

聖トマス病院の看護師とともに。中央に座っているのがナイチンゲール。

PART 3

病人の観察の基本

実際に看護を展開するときは、
患者が抱える健康上・生活上の問題を踏まえて、回復への道筋を計画します。
その土台となるのが、“観察”です。
観察の基本や、課題抽出に向けた質問の仕方などを知り、
観察の技術を身につけましょう。

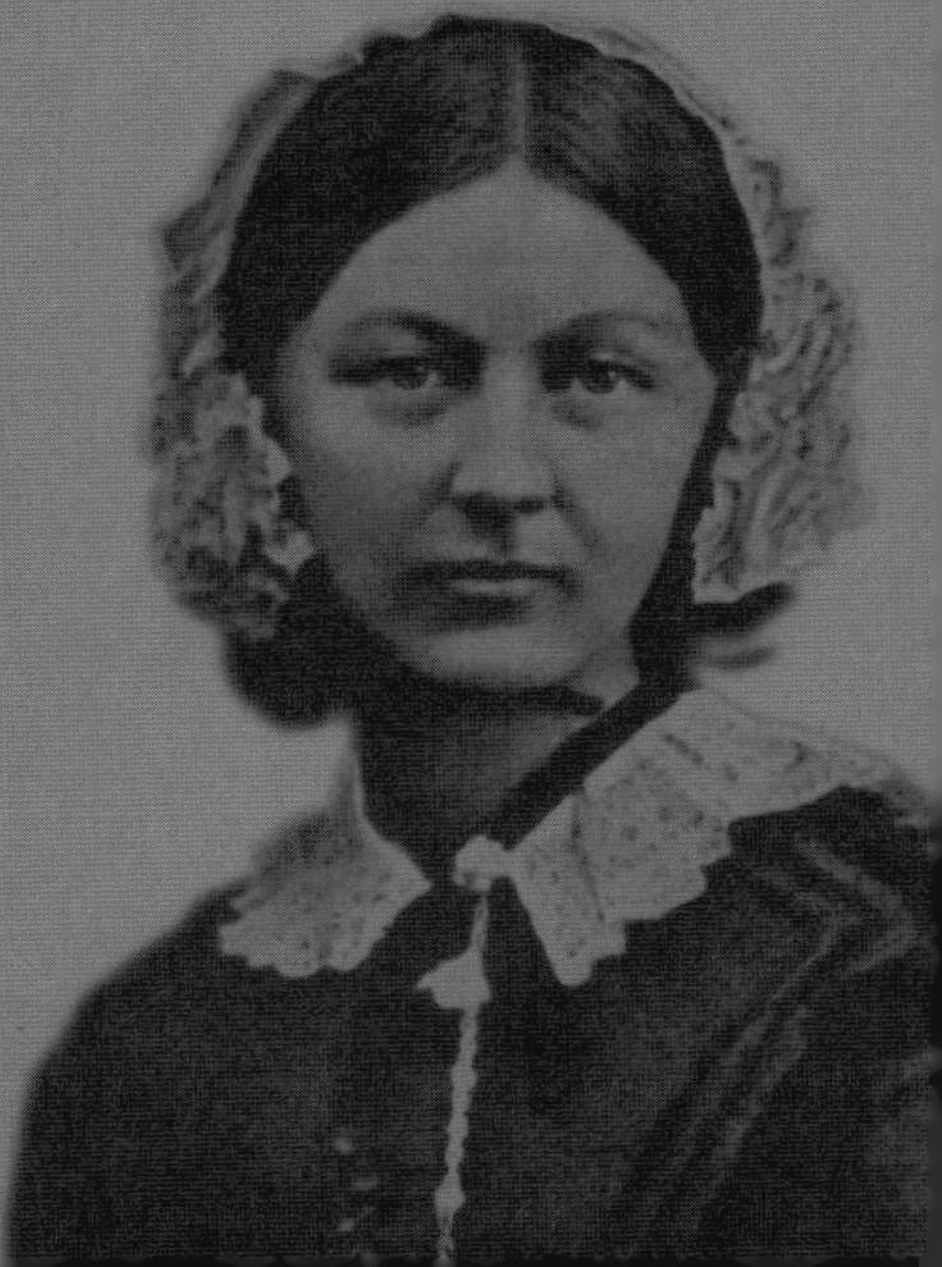

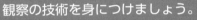

42 病人の観察

臨床における観察の重要性

『看護覚え書』の第13章は、「病人の観察」となっています。この章は、臨床で看護師が〝看護そのもの〟を展開するためには、どのような基本的技術を身につければよいのか、という視点で書かれています。ナイチンゲールが考える基本的技術とは、「観察の技術」です。「観察の技術」は、現代の看護教育においても、とても大切なものとして教えられています。それは、「看護過程」（⬇下段、用語解説）を展開するにあたっての土台となる技術だからです。しかし、ナイチンゲールが看護改革を始めた当時は〝観察力を身につけた看護師〟は、ほとんどいなかったようです。

そこで、ナイチンゲールは次のように述べています。

[*1]「看護師に課《か》す授業のなかで、最も重要でまた実際の役に立つものは、何を観察するか、どのように観察するか、どのような症状が病状の改善を示し、どのような症状が悪化を示すか、どれが重要でどれが重要でないのか、どれが看護上の不注意の証拠であるか、それはどんな種類の不注意による症状であるか、を教えることである」[*2]「これらすべては、看護師の訓練のなかの最も基本的なものとして組み入れられなければならない」。

用語解説

【看護過程】

患者が抱えている健康上、生活上の問題を、看護師が援助することによって解決していく道筋のことを「看護過程」といいます。

「看護過程」は、左のページの図のとおり、次のように展開していきます。

①観察・アセスメント　②課題の抽出　③援助計画の立案　④実践・実施　⑤記録・評価

これを、問題が解決するまで繰り返します。

５つのステップは相互に関連性があり、援助計画を立てたり、ケアを実施したりするなかで、常時「観察」をすることが求められています。

「看護過程」は、特に患者の入院時に活用されますが、入院中に起こるこまごまとした課題に対しても、その都度、個別に展開されていきます。「看護過程」は、実践にとって大事なツールです。

『看護覚え書』が出版された翌年の1860年には、看護師訓練学校として、「ナイチンゲール看護学校」が創設されました。そこで学ぶ学生たちも、この「第13章」を読んだと歴史書に書かれています。

「観察に始まり観察に終わる」看護過程

看護過程は、次の図のように展開します。特に、「観察・アセスメント」（➡ P110 用語解説）は、看護の基本となる項目で、看護過程の第１段階であると同時に、最終段階でもあり、さらには途中のプロセスにおいても随時行います。

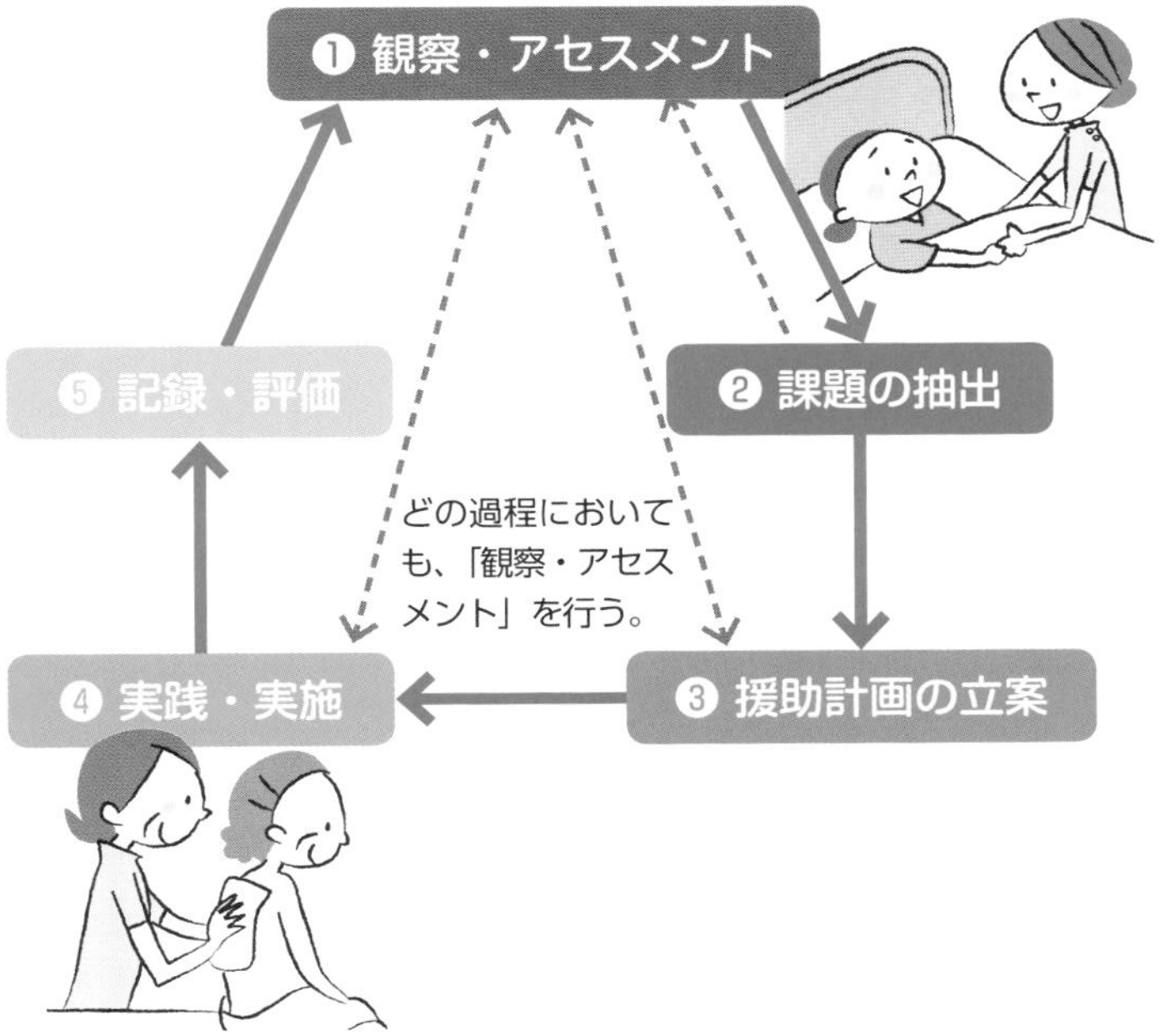

❶	観察・アセスメント	患者を観察し、患者の状態を看護的に読みとる。ここが「看護過程」の始まりであり、終わりでもある。
❷	課題の抽出	観察された事象から解決すべき課題を明確にして、優先順位を見極める。
❸	援助計画の立案	②で抽出した解決すべき課題の解決策を考える。
❹	実践・実施	援助計画に沿ってケアを行う。
❺	記録・評価	ひとつのケアを実施したら、ケアの状況や患者の状態を記録する。課題を解決できたかを評価する。

覚え書 ＊1「十三、病人の観察」2 P178　＊2「十三、病人の観察」3 P178

覚え書
病人の観察

43 観察の目的

観察の目的を見失わないように

「観察の技術」を身につけることが重要だとわかったとしても、「何のために観察するのか」、「それを看護にどう生かせばよいのか」がわからなければ、看護実践は方向軸を失ってしまいます。ナイチンゲールはこの点について、鋭い指摘をしています。

「《正しい》[*1]観察がきわめて重要であることを強調するにあたっては、何のために観察をするのかという視点《してん》を見失うようなことは、絶対にあってはならない。観察は、雑多な情報や珍《めずら》しい事実をよせ集めるためにするものではない。生命を守り健康と安楽とを増進させるためにこそ、観察をするのである」。

看護が専門化していくと、また、看護師が医師たちとともに仕事をするようになると、医学的に珍しい症例や症状に興味を示すなど、看護の目的から逸《そ》れた事実に目が行きがちになります。また、「情報は多い方が患者を把握できる」という考え方が先行すると、「患者情報」欄に、看護とは関連性のない雑多な情報をたくさん並べるという事態も起こります。

〝看護であるもの〟を、看護の眼で集めた情報を基にして組み立てなければ

用語解説

【アセスメント】

看護の眼で集めた情報を整理、分析しながら看護的に読み解くことを「アセスメント」（➡P109図）といいます。アセスメントを行うにあたっては、主観的情報と客観的情報の2種類の情報を収集する必要があります。

主観的情報とは、患者が話す、書くなどして自分の症状や感じていることを言葉に表したものです。患者が言葉で表現するのが難しいものや乳幼児の場合は、家族の訴えも含まれます。

客観的情報には、患者の表情や動作を含む看護師が患者を観察して得た情報、検査データ、バイタルサイン、既往歴《きおうれき》などがあります。バイタルサインとは、呼吸数、脈拍、体温、血圧など、その人の生命活動の状態を示す指標となるものをいいます。

主観的な情報と客観的な情報のどちらか一方だけでなく、両方の情報について、常時アセスメントを行うことが大切です。

ば、看護の専門性は形にはなりません。ですから、看護の目的をしっかりと頭に入れて、目的に沿った事実を情報としなければならないのです。ナイチンゲールが強調したかったのは、この視点です。

観察と情報の活用

観察とは、「情報をたくさん集めること」ではありません。集めた情報を整理して、目的に沿う情報を看護に生かすことが大切です。

患者に関する情報

主観的情報＝Sデータ

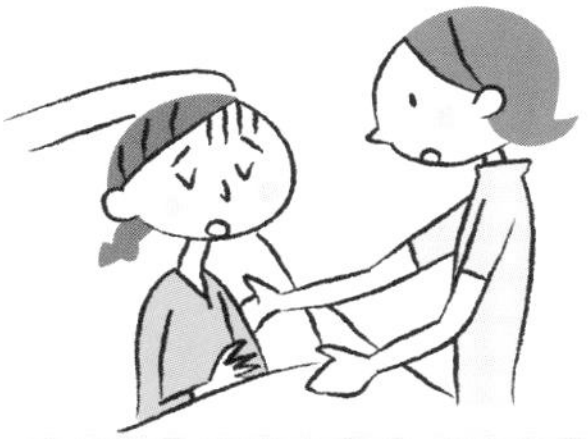

例① 「昨夜は眠れなかった」
例② 「今、お腹が痛い」

客観的情報＝Oデータ

〇〇〇〇様
血圧　135/72mmHg
体温　37.8 度
口唇チアノーゼ
・
・
・
・

集めた情報の活用

患者の住む町の情報
血圧
睡眠の状態
兄弟の職業

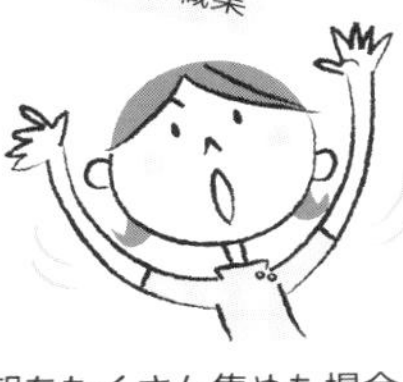

看護に必要なもの

Sデータ
・睡眠の状態
・痛みの有無

Oデータ
・血圧 135/72mmHg
・体温 37.8 度
・
・
・

看護に不要なもの

看護の目的から逸れた事実
・医学的に珍しい症例や症状
・看護とは関係のない患者情報

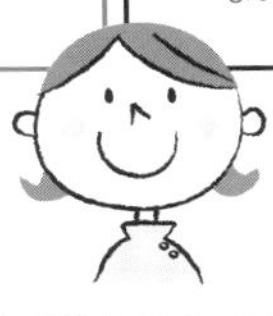

情報をたくさん集めた場合、その時々の看護に必要な情報と看護には必要でない情報に整理する。
↓
適切な情報を看護に生かすことができる。

集めた情報を看護の視点で整理。さらに、記録は、「Sデータ」と「Oデータ」に分けて考える。
↓
情報を有効に看護に生かすことができる。

覚え書 ＊1「十三、病人の観察」96 P210

覚え書
病人の観察

44 観察の基本

観察の基本は事実を把握すること

看護師の観察の対象となるものは「病人」「患者」であり、また「病人や患者が置かれた状況」です。

さらに看護師は、「見る」「聞く」「触れる」「嗅《か》ぐ」など、自らの五感を通して観察を行います。ですから、看護の世界においては、病人や患者の訴え、または症状・病状・状態などに関する「事実」や「真実」をつかみ、読みとることが、観察の中心的課題となったのです。

しかし、実は、この「事実」や「真実」を知ることが難しいのです。ナイチンゲールも、**「真実を述べるということは、一般に人びとが想像しているよりもはるかに難《むずか》しいことである。それは《単純な》観察不足によるばあいがあり、また想像力のからみあった《複雑な》観察不足によるばあいがある」**[*1]と述べています。

見たこと、聞いたこと、触れたことなどによって明らかになる「事実」を正確に述べるためには、専門家としての一定の教育訓練が必要となるのです。**「『すべて真実を』述べ『真実のみを』述べるには、観察力と記憶力とが結びついた、多くの能力が必要とされる」**[*2]からです。

患者を観察するときはどこを見る?

看護のヒント

患者を観察するときに、顔を見ることはたいへん重要です。

しかし、**「全身のいろいろな部分のなかでも顔は、普通の観察時や時たまやってくる訪問客などに、ほとんど何も伝えない部分ではなかろうか」**[★a]と、ナイチンゲールが述べているとおり、顔から患者の状態を読みとることは簡単ではありません。なぜなら、顔は、健康状態だけでなく、照明、温度、感情など、ほかの影響を受けやすいからです。**「肉づき、色つや、血行などを検《しら》べるには、顔よりも手のほうが確実である」**[★b]とナイチンゲールがいうように、顔だけでなく、ほかの部位を観察したほうが、患者の状態を把握できることもあります。

もちろん、顔つきで病状がわかることもあります。病状を見抜くには、訓練と経験によって観察力を身につけなければなりません。

★a ★b 覚え書 P194

このことから、現代では、「観察能力の育成」が看護教育の柱のひとつになっています。学生は、フィジカル・アセスメントの能力を養うとともに、患者の身体的、精神的、社会的側面を把握するための学習をします。

五感による観察

患者の急変については予測できないものもありますが、多くの場合、前兆が見られます。だからこそ、看護師の最初の気づきは大切です。普段から、「視覚」「聴覚」「触覚」「嗅覚」を研ぎ澄ませて観察を行い、患者の状態を把握するようにしましょう。

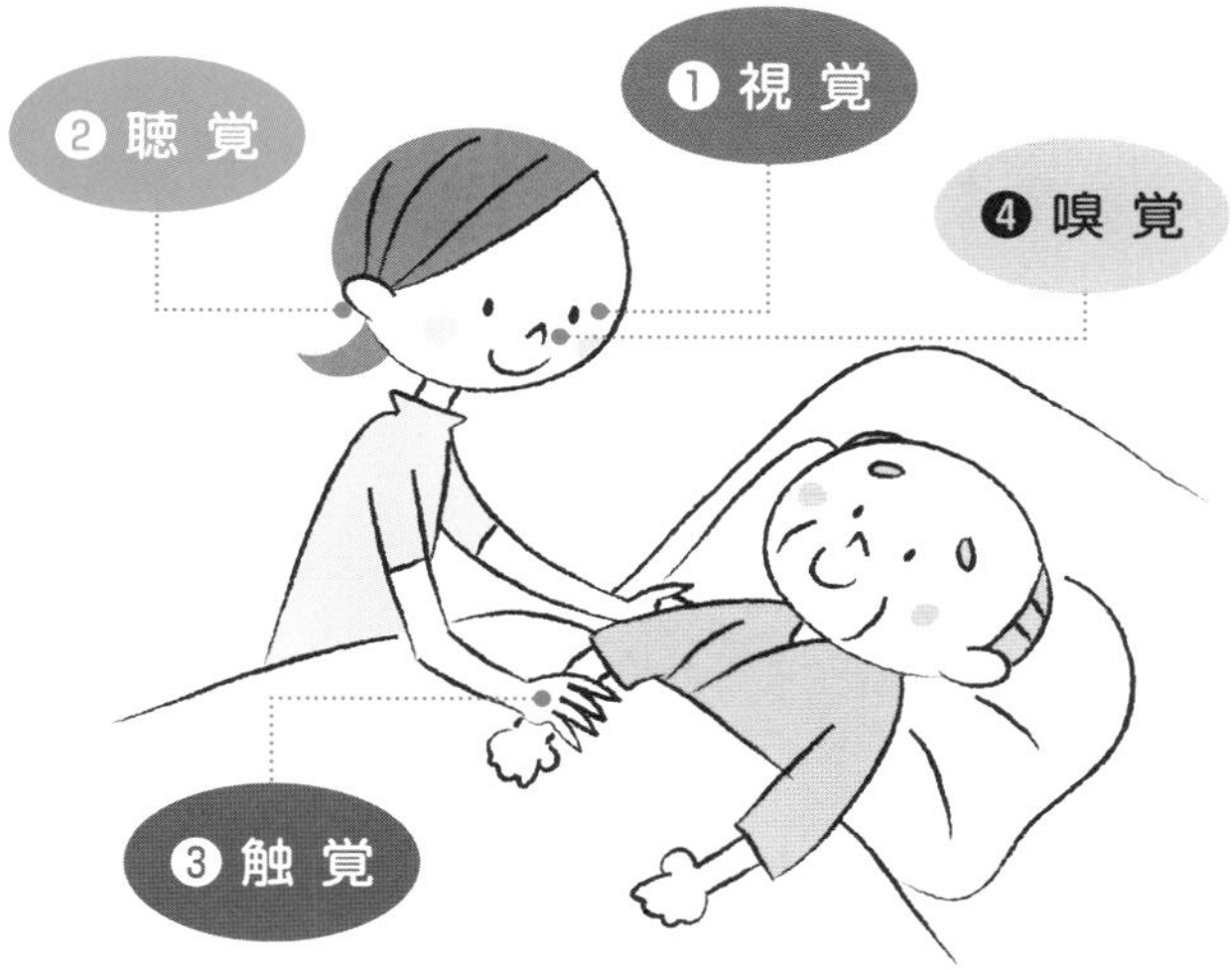

五感による観察項目

❶視 覚	□顔色・つや □皮膚の状態 □姿勢 □四肢の麻痺《まひ》や変形《へんけい》	□表情 □排泄物 □栄養状態 など
❷聴 覚	□呼吸音 □部屋の騒音	□声質 □患者の訴え　など
❸触 覚	□脈拍 □体熱	□腹部膨満《ふくぶぼうまん》 □疼痛《とうつう》の有無　など
❹嗅 覚	□部屋の臭気 □便尿臭	□食物のにおい □体臭　など

覚え書 ＊1「十三、病人の観察」9 P180 ＊2「十三、病人の観察」11 P181

覚え書
病人の観察

45 質問の仕方①

事実の把握が援助計画に影響する

真実を知るために一般的に使われるのは、「質問」という方法です。しかし、この質問の「仕方」こそが問題になると、ナイチンゲールは言います。

「病人に向けて[*1]、あるいは病人に関して、現在（一般に）行なわれている質問では、病人に関する情報は、ほとんど得られないであろう。（中略）そうした質問は一般に誘導《ゆうどう》的な質問なのである。（中略）たとえば『患者さんはよく眠《ねむ》りましたか？』と尋《たず》ねるとする。ある患者は、途中《とちゅう》まったく目覚めないで十時間続けて眠らなければ、自分はよく眠れなかったと思うかもしれない。別の患者は、時々うとうととまどろみさえすれば、眠れなかったとは思わないかもしれない。そして実際には、この二人の患者に関して同一の答えが返ってくる。つまり、五日間も続けて二十四時間をまったく眠れないで過ごし、そのため死ぬほどの状態にある患者と、途中《とちゅう》目覚めないで眠るいつもの習慣がちょっとくずれただけの患者とが、同じ扱《あつか》いを受けるのである。いったいなぜ、『何時間眠《ねむ》りましたか？　それは夜の何時ごろでしたか？』と尋《たず》ねないのであろうか。これは重要なことである。なぜなら、その答えによって不眠への対策が異《こと》なってくるからである」。

用語解説

【援助計画】

患者が抱える問題を、看護によって解決または軽減させるために立てる計画のことを、「援助計画」（➡P109図）といいます。患者ごとに援助計画を立てることによって、それぞれの患者に適したケアを計画的に行うことができます。

「援助計画」は、次の４つで構成されることが多くなっています。

- **目標**・長期目標…最終的な目標。
  - ・短期目標…長期目標の達成に向けてのステップ。
- **OP**（**観察計画：**Observational《オブザベーショナル》 Plan）目標達成のために観察すべき項目。
- **TP**（**実施計画：**Treatment《トリートメント》 Plan）目標達成のために提供するケア。
- **EP**（**教育計画：**Educational《エデュケショーナル》 Plan）患者に指導すべき項目。

まさに的を射た指摘です。患者に起こっている事実を、適切で具体的な質問によって把握できれば、その後の援助計画（⬇P114用語解説）が立てられるからです。

質問の基本は「5W1H」

患者に質問をするときは、下記の「5W1H」を基本にして尋ねると、看護師が知りたい答えが得られやすくなります。

質問の「5W1H」

Who（誰が） ➡ 対象となる患者
What（何を） ➡ 質問の主題
When（いつ） ➡ いつ起こったことか
Where（どこで） ➡ まわりの状況・環境
Why（なぜ） ➡ 原因・理由
How（どのように） ➡ 原因・理由を踏まえての対策

たとえば、患者に昨晩の睡眠について知りたいときは、次のような質問をします。

Who：（患者の状況を見ながら）
What：昨晩は、何時間くらい眠れましたか。
When：眠りについたのは何時ごろでしたか。
Where：睡眠の環境で気になる点はありましたか。
Why：（眠れなかった原因などを探る）
まわりで気になる音でもありましたか。
何か心配事などがありましたか？
How：（why の内容を踏まえて対策を提案する）
では、少し温かくしてみましょう。
今晩は、お薬を飲んでみましょうか。

↓

このように5W1Hにのっとって具体的に質問すると、その患者に、必要な看護が見えてくる。

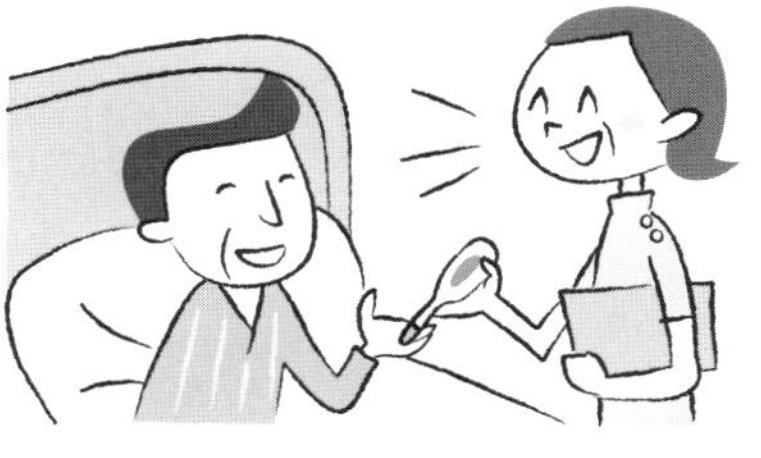

覚え書 ＊1「十三、病人の観察」16 P182

46 質問の仕方②

要点を押さえた質問法

患者の中に起こっている事実を把握することの大事さは、いくら強調してもし過ぎることはありません。しかし、質問の仕方を間違えたり、思い込みによる質問を繰り返したりしたとしたら、患者の真実はいつまでもつかみとれませんし、患者を消耗させる結果になってしまいます。

ナイチンゲールは、「[*1]**五つ六つの要点《ポイント》を押さえた質問をしてその患者の全体像を引き出し、彼の問題点が《どこにあるか》を正確に把握《はあく》して報告できるような人、そんな人はめったにいない**」と警告しています。

そして、今必要な看護を的確に導き出すためには、誘導的な質問をせずに、正確な事実を尋ねることが必要だと注意を促しています。誘導的な質問とは、次のようなことです。「[*2]**たとえば、昨夜は街《まち》の通《とお》りが騒《さわ》がしかったかどうかと患者に尋ね、騒がしくなかったという返事を聞くと、それ以上は追求しないで、病人はぐっすりと眠りましたと報告するたぐいである。この種の誘導尋問《ゆうどうじんもん》の不意打《ふいう》ちを受けた患者は、そう答えれば誤解を招《まね》くとわかっているばあいでも、問われた質問内容にのみきちょうめんに答えてしまう。そうした患者の内気《うちき》さまで考慮されることはめったにない**」。

プラスα《アルファ》 誘導尋問の代償

質問者が期待する回答が返ってくるように尋ねる質問を「誘導尋問」といいます。『看護覚え書』では、看護師が患者に聞きがちな誘導尋問について、次のような例を挙げています。

① 「よく眠れましたか?」「食欲はいかがですか?」のような、どの状態の患者に聞いても、同じような答えが返ってくる質問。

② 「街の通りが騒がしかったか?」と尋ねて、「騒がしくなかった」と返事があっただけで、「眠れた」と[★a]判断してしまうような「**ある要因についてのみ、その有無《うむ》を尋《たず》ねて結果を判断する**」こと。

ナイチンゲールは、[★b]「**誘導尋問《ゆうどうじんもん》は必ず不正確な情報をもたらす**」と、厳しく指摘しています。当時は、誘導尋問のせいで、正確な事実を得られなかったために、患者が死に至ったり、症状のいちばん重要な特徴を見

★a 覚え書 P183　★b 覚え書 P184

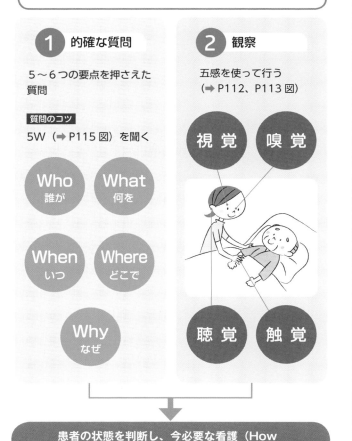

患者の状態を知る質問方法

患者の状態を正確に把握するには、観察に加えて、患者が答えやすい的確な質問をすることが必要です。

避けるべき質問

- 誘導的な質問
- 患者が頭を使わなければならない質問
- 遠回しな質問

1 的確な質問

5～6つの要点を押さえた質問

質問のコツ

5W（➡P115図）を聞く

- Who 誰が
- What 何を
- When いつ
- Where どこで
- Why なぜ

2 観察

五感を使って行う
（➡P112、P113図）

- 視覚
- 嗅覚
- 聴覚
- 触覚

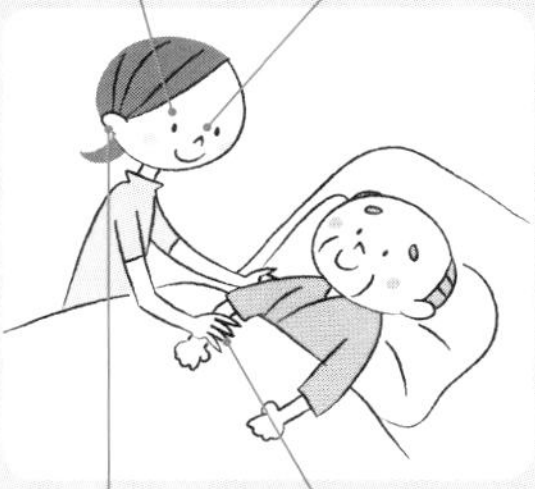

患者の状態を判断し、今必要な看護（How ➡P115図）を的確に導き出す。

患者に起こっている真実を把握するためには、遠回しの質問をしたり、答えを誘導したりせず、聞きたい事柄を患者の置かれた状況に合わせて正確に質問すること、これが不可欠の条件であることがわかります。

落としたりするケースがたくさんあったようです。

覚え書 ＊1「十三、病人の観察」17 P183 ＊2「十三、病人の観察」16 P183

覚え書　病人の観察

47 患者は内気《うちき》

観察から患者の要望を見極める

病気になって入院したことのない人にはわかりにくいかもしれませんが、患者は、自分のことを訴えるときには遠慮がちになるものです。たとえば、夜間に同室の患者のいびきの音がうるさくて、なかなか寝つけずに苦しい思いをしていても看護師にすぐには訴えず、様子を見ながら我慢し続けます。ナイチンゲールは、「[*1]**患者というものはたいへん内気《うちき》で、こうしたことを自分からは話し出せないものなのである**」と述べています。

実は、このことが患者の生命力を消耗させ、回復過程（⬇P26）を遅らせることにつながります。ここからナイチンゲールは、看護師の存在の意味を明らかにしています。「[*2]**患者が自分で身体《からだ》を動かさないですむために看護師は存在する、と一般に考えられているようであるが、私はむしろ、患者を自分について思い煩《わずら》うことから解放するために看護師が存在すべきであると言いたい。すなわち、身体を動かす努力のすべてから免《まぬが》れるのでは《なく》、自分自身について思い煩《わずら》うことのすべてから解放されていれば、患者は良くなっていくに違いないと私は確信している**」。

また、「何か私にできることがありますか」という質問も、「[*3]**うわべは『親**

看護のヒント　患者が抱える医療従事者への不安

最近のナースステーションでは、パソコンと向き合って仕事をする看護師の姿がよく見られます。こうした姿は、患者に声をかけにくい雰囲気をつくっているかもしれません。

また、マスク姿の看護師は顔の半分を覆われ表情が読み取りにくいため、患者はコミュニケーションをとりにくいと感じることもあるでしょう。

このように、日常の当たり前の姿が、患者に遠慮する気持ちや不安を与えてしまっていることもあります。

入院患者が最も接することが多い医療従事者は、看護師です。

その看護師がいつも忙しそうにしていて患者が話しかけにくい雰囲気を出していたり、患者が要望などを訴えたときの対応がいい加減だったりすると、患者の不安は増大してしまいます。

看護師の醸し出す雰囲気や話し方、接し方によって患者の不

切』そうに見えながら、実は看護師の側《がわ》の一種の怠慢《たいまん》にほかならない」と、厳しく戒めています。看護の基本は看護師の観察力と配慮にかかっているのです。

安が増減し、それが回復過程にも影響することを肝《きも》に銘《めい》じておきましょう。

患者が我慢する理由

患者がなかなか訴えないのは、次のような理由によるものです。患者が口に出す前に、看護師は、患者の思いや要望に気づかなければなりません。

1 他人に要望を訴えるのは、精神的な負担になる。

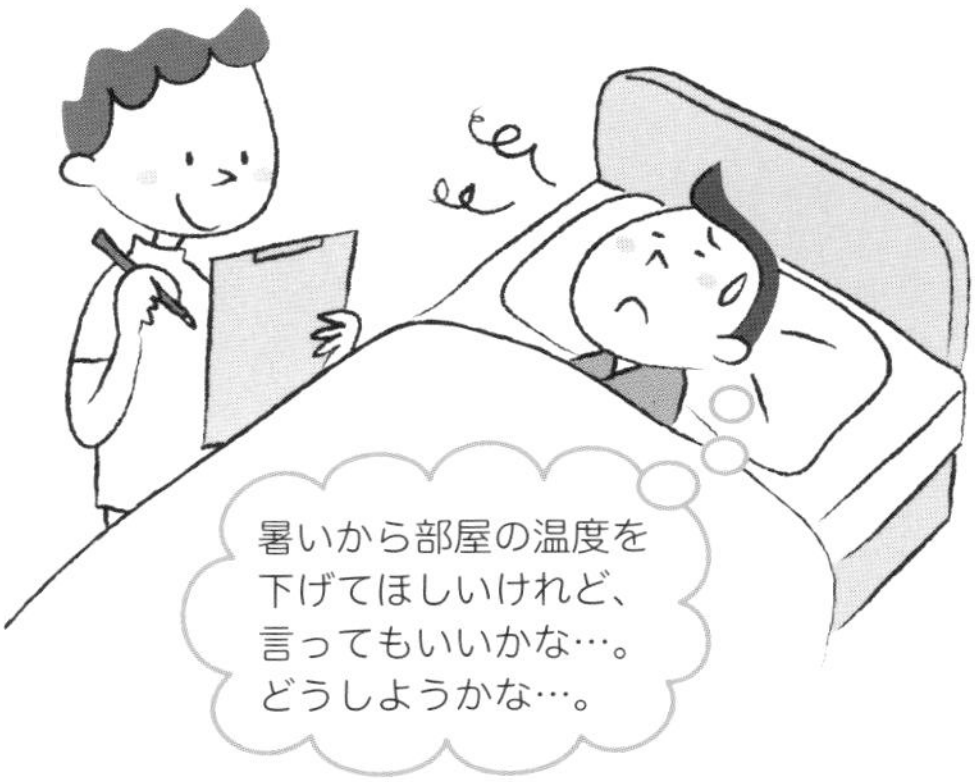
暑いから部屋の温度を
下げてほしいけれど、
言ってもいいかな…。
どうしようかな…。

2 要望を訴えたときにそっけない答えが返ってくると、神経を消耗する。

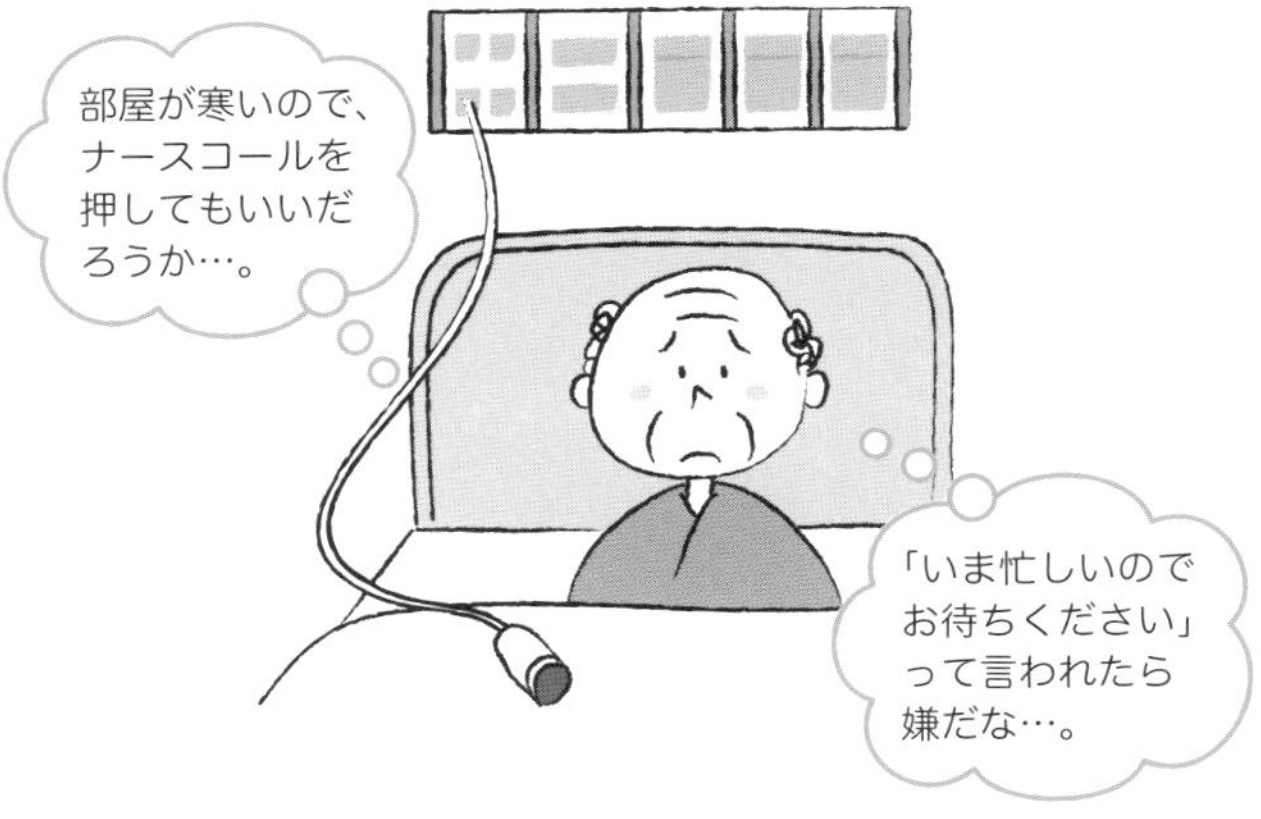
部屋が寒いので、
ナースコールを
押してもいいだ
ろうか…。
「いま忙しいので
お待ちください」
って言われたら
嫌だな…。

覚え書 ＊1「十三、病人の観察」26 P186　＊2「十三、病人の観察」28 P187
＊3「十三、病人の観察」29 P187

覚え書
病人の観察

48 観察習慣の大切さ

正確な観察習慣を身につける

看護師の観察力は、自然に身につくものではありません。何を、どう見るのかという思考力を鍛える訓練が必要です。そしてその前提となるのは、患者への心からの関心と、看護に対する意欲や情熱です。

ナイチンゲールは、観察の習慣を身につけられない人は看護師にはなれないと、はっきり述べています。

「[*1]看護師というわれわれの天職《てんしょく》にあっては、そうした正確な観察の習慣こそが不可欠《ふかけつ》なのである。というのは、身についた正確な観察習慣さえあれば、それだけで有能な看護師であるとは言えないが、正確な観察習慣を身につけないかぎり、われわれがどんなに献身《けんしん》的であっても看護師としては役に立たない、といって間違いないと思われる」。

続いて次のように断言します。**「[*2]もしあなたが観察の習慣を身につけられないのであれば、看護師になることを諦《あきら》めたほうがよいであろう。なぜなら、たとえあなたがどんなに親切で熱心であるにしても、看護はあなたの天職《てんしょく》ではないからである」**。

現代の看護教育においては、どのような疾患《しっかん》をもつ患者に対しても、何

“ 看護[★a]とは、私たちが年ごと月ごと週ごとに《進歩》しつづけていないかぎりは、まさに《退歩》しているといえる、そういうものなのです。 ”

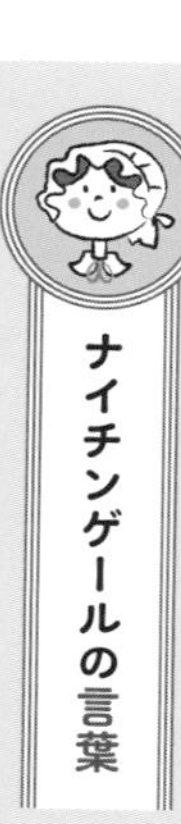

ナイチンゲールの言葉

ナイチンゲールが、聖トマス病院（⬇P11・43）で働く看護師と、「ナイチンゲール看護学校」の学生（見習生）宛てに書いた最初の手紙の冒頭の言葉です。

看護学生は、看護学校での勉強を終えてから、看護師として働くわけですが、看護師になってからも、勉強は続きます。経験が豊富なベテラン看護師になっても、勉強が終わることはありません。看護師は、たくさんの患者と出会い、経験を重ねて、どんどん進歩していかなければならないのです。

冒頭の言葉のあとに、**「[★b]優れた看護師は何年仕事をつづけていても『私は毎日何かを学んでいます』と言うものなのです」**と述べているとおり、看護師は日々の経験から学び続ける姿勢が大切です。

★a 湯槇ます 等 編訳『新訳・ナイチンゲール書簡集』P3、現代社、1977年 ★b 同P4

を、どう見つめればよいのかという学習プログラムがつくられていますから、誰でも一定の訓練を経れば看護師になれるようになっています。しかし、ナイチンゲールの時代には、それがいちばん難しかったのです。

現代に生きるナイチンゲールの看護思想

ナイチンゲールの看護思想を基盤とし、そこに現代科学の知見を盛り込んで、今日《こんにち》の看護・介護現場で実践的に活用できるようにしたものとして、「KOMI ケア理論」※があります。KOMI ケア理論では、次のように観察項目を立て、観察結果をチャートに記して患者の状況を視覚化します。ここでは、観察項目を確認しておきましょう。

1 KOMI レーダーチャート

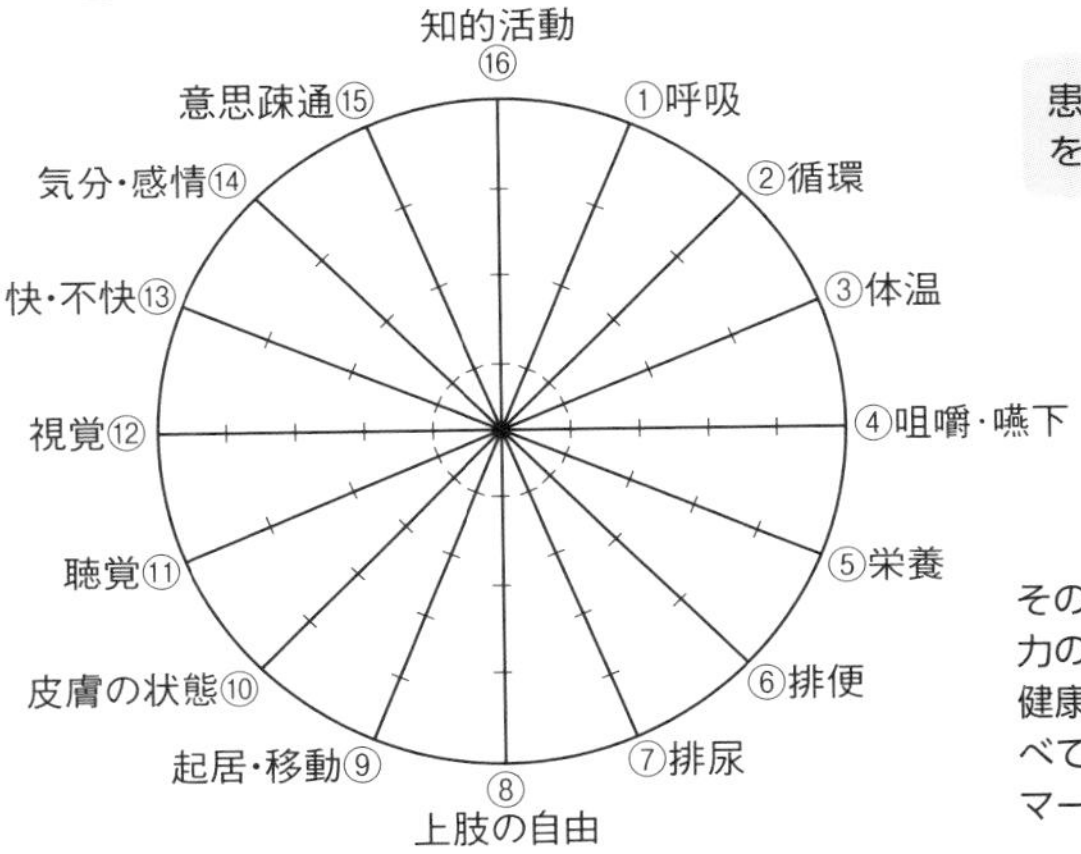

患者の「身体状況」を視覚化する

そのときの患者の生命力の姿が明らかになる。健康な人であれば、すべての項目が外円上にマークされる。

2 KOMI チャート

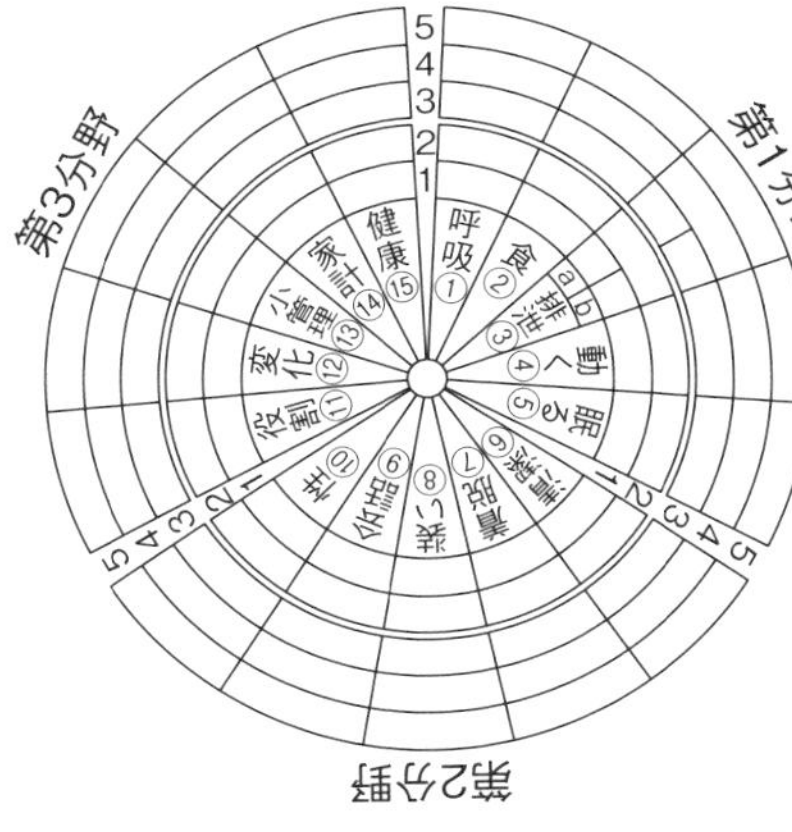

患者の「生活状況」を視覚化する

「持てる力」が存在する項目を黒く塗りつぶす。そのため、ひと目で患者の自立度が把握できる。

※ KOMI ケア理論は、ナイチンゲールの看護思想を基盤とし、金井一薫によって構築された看護・介護原論です。

覚え書
＊1「十三、病人の観察」35 P189　＊2「十三、病人の観察」37 P189

覚え書
病人の観察

49 観察でよくある失敗

患者の気質を知ること

ナイチンゲールは自己の観察を通して、患者の気質について次のように考察しています。[*1]「患者の気質《きしつ》には、興奮《こうふん》しやすい気質と、《累積《るいせき》的》な気質とでも私は呼びたい気質との二つがあって、両者ははっきりと区別できるものである。一方は何かショックを受けたり心配ごとが起きたりすると即座《そくざ》にかっと興奮するが、その後はたいへん気持ちよく眠る。いま一方は、同じショックを受けてもまったく冷静で、他人には鈍《にぶ》いという感じさえ与えるので、周囲の人びとは『あのひとはほとんど何も感じてはいない』などと言うが、実は少しあとになるとだんだん意気阻喪《そそう》していく」。

ここでは、気質を2つに分類してみるとわかりやすくなることを示唆していますが、続いて観察と判断は切り離せないことを教えています。

[*2]「一般には興奮気質のほうが扱《あつか》いが難《むずか》しいといわれているが、私にいわせれば、《累積的》気質のほうが扱《あつか》いが難しい。前者のばあいは、あなたが予想できる反応が起こり、そして、それですっかり終わってしまう。後者のばあいは、いったいその患者が今どの段階にあるのか判断がつかない――つまり、いつになったらその影響が終わるのか、あなたにはわからない。

プラスα アルファ

正確な判断をはばむもの

『看護覚え書』では、正確な判断をはばむ思考の習癖として、次の2つを取り上げています。

(1)[★a] 状態や状況についての観察不足

看護師が観察すべきなのは、患者の状態と生活をとりまく状況です。これらを注意深く観察せずに、触診や検査でわかるような器質《きしつ》的な変化のみで判断を下《くだ》すと、患者の衰弱や容体の悪化を見逃してしまうことがあります。患者の生命に影響を及ぼすのは、器質的な変化だけではないのです。

(2) 何でも平均値をとってよしとする根づよい習癖

また、「[★b]**『平均値』は何も教えてはくれない**」と、ナイチンゲールは指摘しています。たとえば、ある疾患の1年以内の平均再発率を知ることは、その患者の看護には役に立ちません。平均値を知るよりも、むしろ

★a 覚え書 P202 ★b 覚え書 P209

よほど綿密《めんみつ》な観察をしないかぎり、何が何の影響であるかもわからない——つまり事が起こってすぐに影響が現われるわけではないからである。いいかげんな観察は、まったくの誤《あやま》りにつながる」。

毎日看護師が個々の患者の綿密な観察をするほうが、はるかに正確な結論を導くことができるのです。

「観察」と「判断」

感情やストレスを溜《た》め込んでいく《累積的》気質の患者は、特に注意して観察する必要があります。たとえば、その患者のもとに見舞客が訪れたときは、見舞客が帰った後にも、観察を行うようにしましょう。

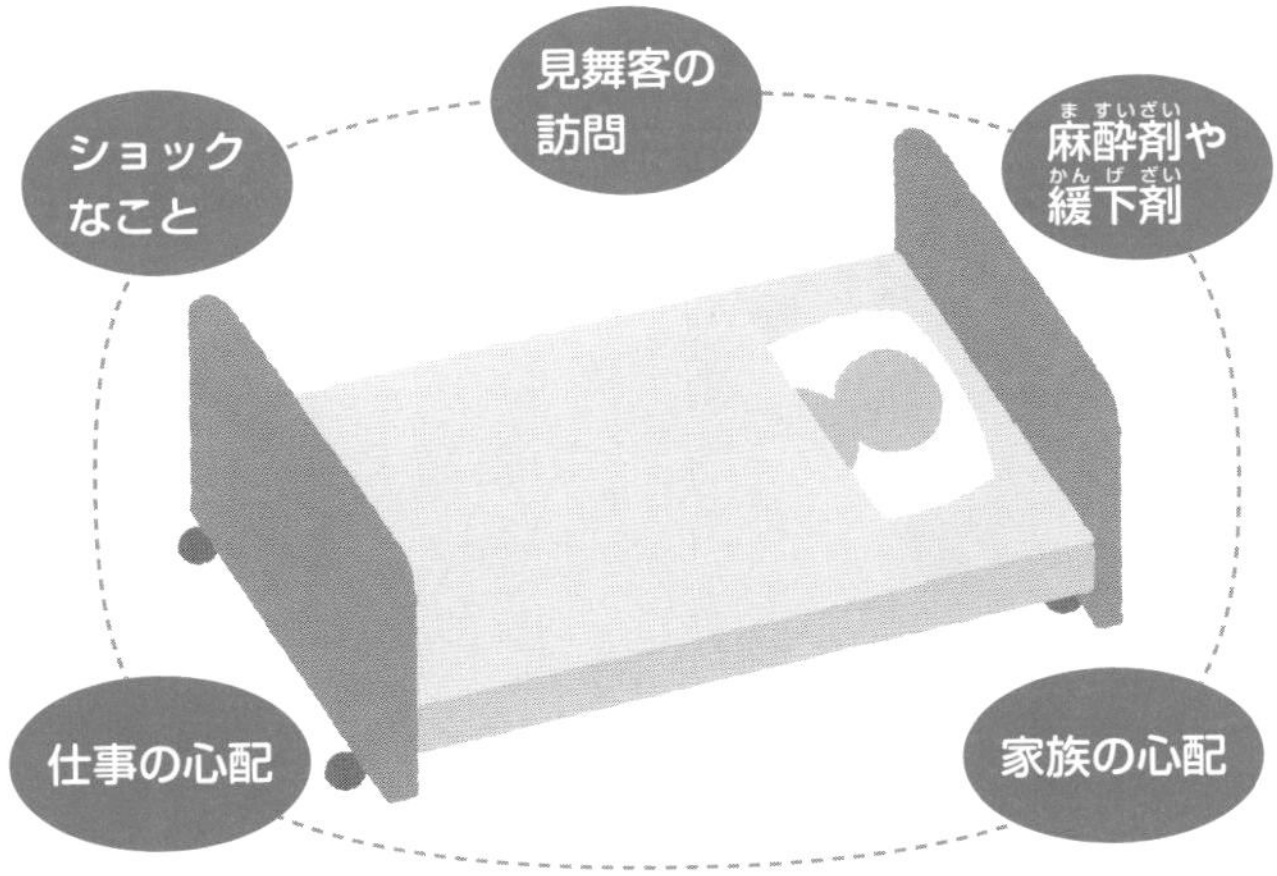

見舞客と会話をしているときは、患者に影響が出ることはほとんどない。しかし、見舞客が帰ってから影響が現れることがあるので、当日の夜まで観察（➡ P124 ～ 127）を続ける。

× 事が終わった直後に観察して、そこで判断をする。

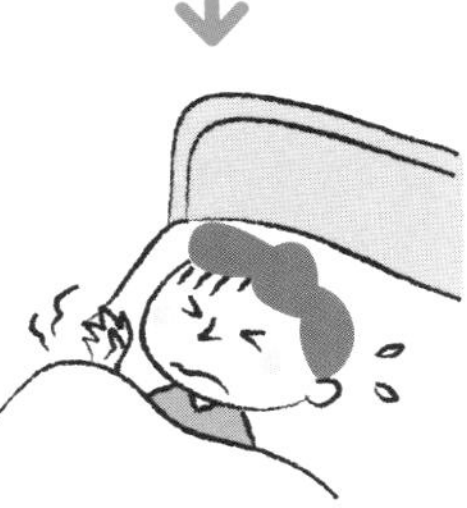

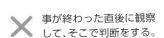

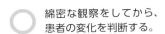

患者の状態の悪化を見落としてしまうことがある。

○ 綿密な観察をしてから、患者の変化を判断する。

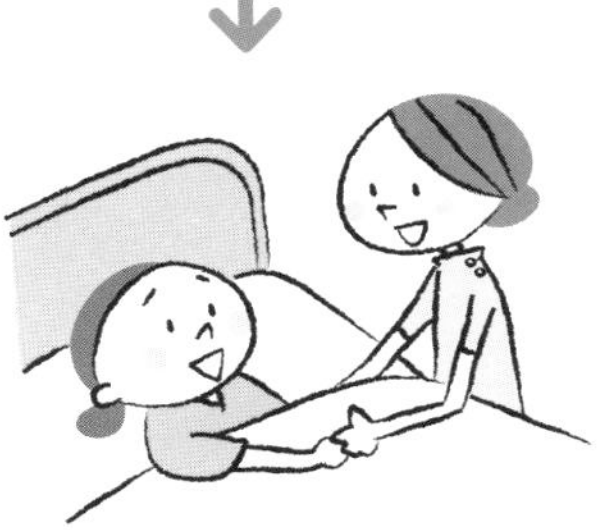

患者の心身の状態を的確に判断することができる。

覚え書
＊1「十三、病人の観察」48 P193　＊2「十三、病人の観察」48 P193

覚え書
病人の観察

50 何を観察するのか①

観察すべきは「病気に共通するこまごましたこと」

観察の重要性を説くナイチンゲールは、一見すると魔法でも使って患者の状態を変化させたと思われるような事例でも、それにはきちんとした裏づけがあると、次のように断言しています。「[*1]**看護については『神秘《しんぴ》』などはまったく存在しない。良い看護というものは、あらゆる病気に共通するこまごましたこと、および一人ひとりの病人に固有《こゆう》のこまごましたことを観察すること、ただこれだけで成り立っているのである**」。

何を観察するかというテーマについて、これほどシンプルにわかりやすくまとめた文章はほかには存在しません。

では、〝病気に共通するこまごましたこと〟とは、いったいどういうことでしょうか。病気にはさまざまな種類がありますが、どのような病気になっても、必ず、生活に何らかの制限や不自由が生じてきます。たとえば、痛くて寝返りがうてない、寝たきりで洗髪ができない、歩いてトイレまで行けないなど、症状が生活を脅かしていきます。看護では、こうした生活上の制限とその質について観察する必要があります。「病気の看護」ではなく、「生活している人間の看護」であることに気づかされるテーマです。

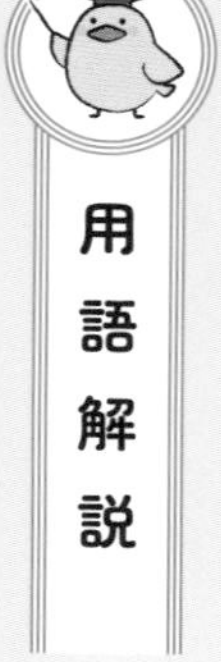

用語解説

【ADL】

日常の生活に必要な基本的な動作をADL（日常生活動作）といいます。ADLには、食事、排泄、移動、整容《せいよう》、着替えなどが含まれます。

ADLの評価法には、「バーセルインデックス」や「機能的自立度評価法」などがあります。これらの評価法では、いくつかの項目を点数で評価し、介助が必要かどうかを判定します。

病気、事故、加齢などによるADLの低下はQOL（生活の質➡P128用語解説）の低下につながるので、ADLを維持または向上させられるようにすることが大切です。

そのため看護師は、医師、理学療法士、作業療法士などと連携して（➡P47図）、患者が生活への意欲をもてる環境を整え、患者の状態に合わせて、自助具や福祉器具を用いるようにしたり、訓練を行ったりします。

病気によって生じる生活の制限の例

病気にかかると、次の図のように、生活上の制限や不自由が生じることがあります。看護を行うとき、こうした生活上の制限を観察して、患者を援助する必要があります。

1 寝返りがうてない

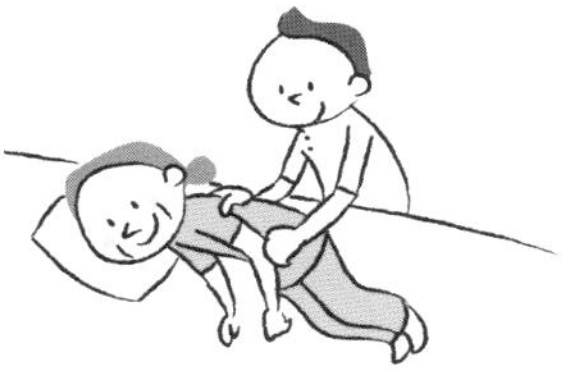

2 ひとりで座ることができない

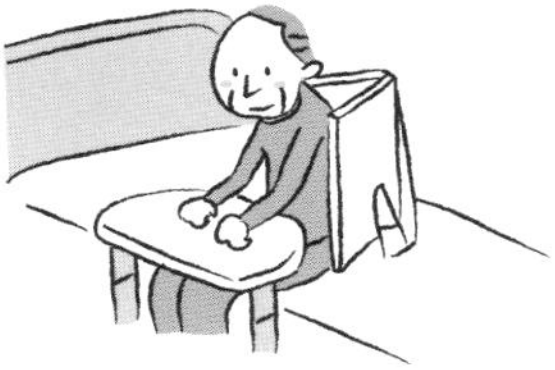

3 歩いてトイレまでいけない

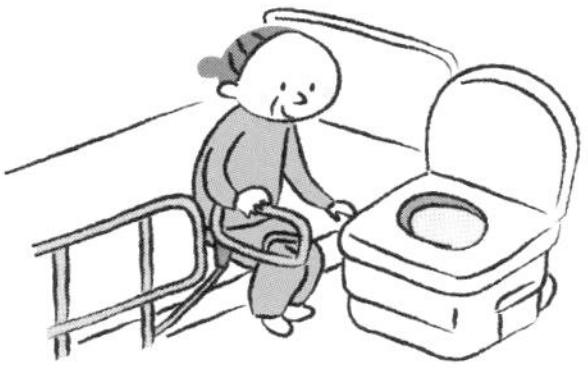

4 自分で洗髪ができない

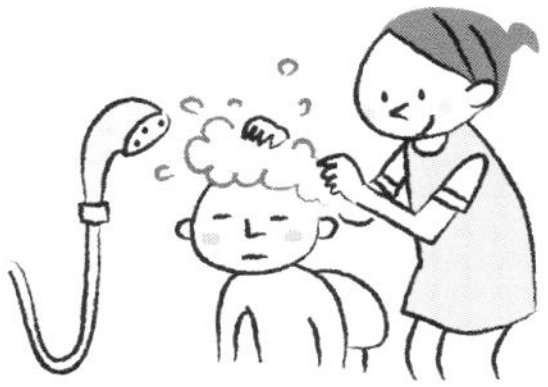

5 自分で洗面・歯磨きができない

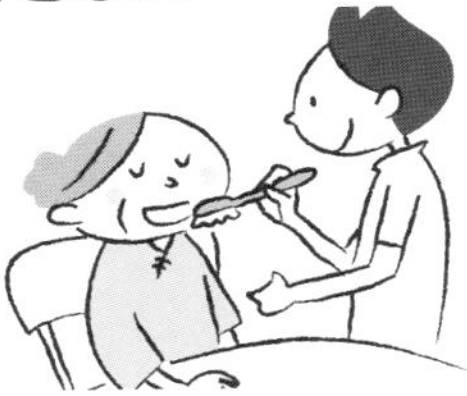

6 自分で食事ができない

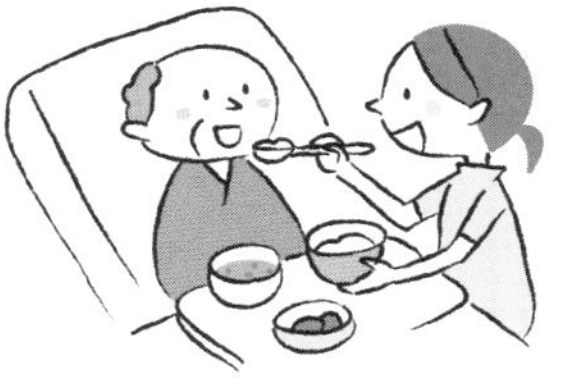

7 自分で着替えができない

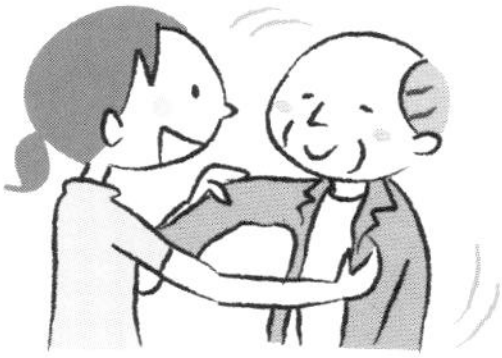

8 会話ができない

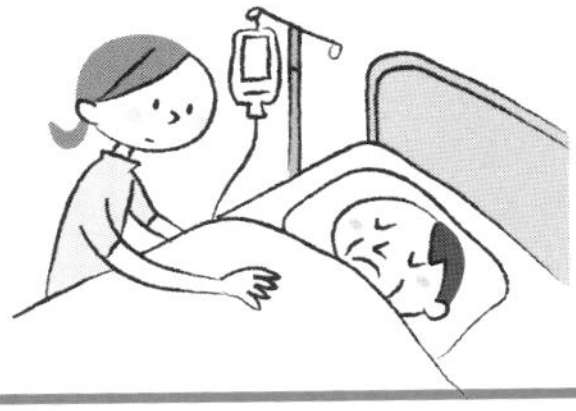

覚え書

＊1「十三、病人の観察」60 P197

覚え書
病人の観察

51 何を観察するのか②

観察すべきは「病人に固有のこまごましたこと」

ナイチンゲールは、看護は〝病気に共通するこまごましたこと〟を観察すると同時に、〝病人に固有のこまごましたこと〟を観察することで成り立つと述べました。「病気に向き合うときには、病気によって生じる生活の制限（⬇P124）に目を向け、病人に向き合うときには、患者の特徴と向き合う……（⬇P122・127）」、ここに看護の鍵がありそうです。

[*1]**「看護師は患者の個別性《こべつ》を見分けなければならない。ある人は、なるべく他人の世話にならないで、苦しみを自分ひとりで苦しみたいと思う。またある人は、絶えずいろいろ世話や同情をしてもらい、常にそばに誰《だれ》かいてもらいたいと思う。こうした患者の個別性は、もっときちんと観察できるはずであり、またそれによって患者ももっと満足させられるはずである。というのは、《ひとりでいる》ことのほかには何も願望《がんぼう》がないという第一の患者に、にぎやかな付添人《つきそい》が押しつけられたり、第二の患者は放《ほう》っておかれて、自分はないがしろにされていると思ったり、といったことが、どちらもよくあるからである」**。

これはとても大事な指摘です。患者（人間）には個別性があり、同じ痛

プラスα《アルファ》

観察力を身につける方法

ナイチンゲールは、『看護覚え書』の中で、観察力をつけるための訓練のひとつとして、ある父と息子が行っていた、次のような方法を紹介しています。

①父が息子を連れて玩具店の前を急ぎ足で通り過ぎる。
②玩具店のショーウインドウを通り過ぎたときに見た品物を思いだしながら、それぞれが紙に書きだす。
③同じ店へ戻って、もう1度ショーウインドウをのぞき、正確さを確かめ合う。

この訓練を1か月行った結果、息子は父よりもよい成績を出すようになったそうです。父が30品書き出したのに対し、息子は40品書き出し、しかも間違えることはほとんどなかったといいます。

正確な観察習慣を身につけていなければ、どんなに献身的であっても看護の役に立たないと考えていたナ

みや辛さに対しても、患者の訴えは10人いれば10通りに異なります。我慢強い人、大げさにまくしたてる人、表現できない人、遠慮して言わない人など、千差万別です。看護師は患者の個別性とも向き合う仕事なのです。

イチンゲールは、この教育法が看護においても有効であると考えていました。

患者は千差万別

患者の個性や性格はさまざまです。そのため、同じ痛みを感じている場合でも、患者の訴え方は異なります。ここでは、「おなかが痛い」ときの訴え方を比較してみます。

1 冷静型

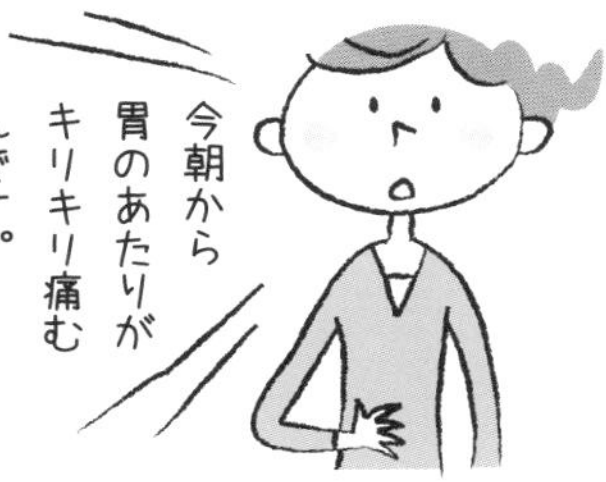
今朝から胃のあたりがキリキリ痛むんです。

おなかが痛いことを冷静に訴える

2 内気、我慢強い

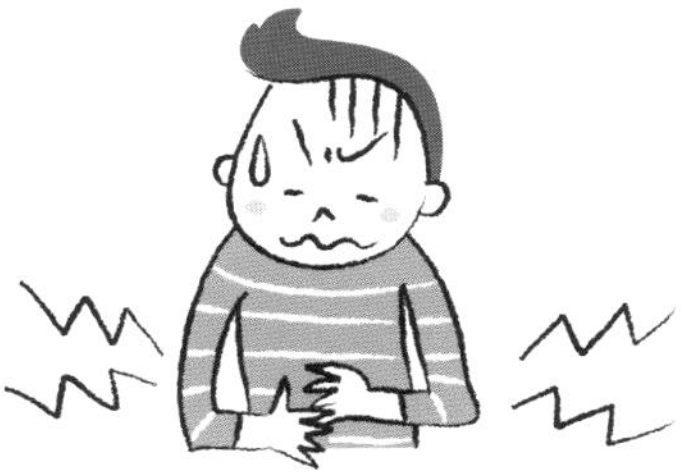

何も言わずにおなかを押さえている

3 感情型

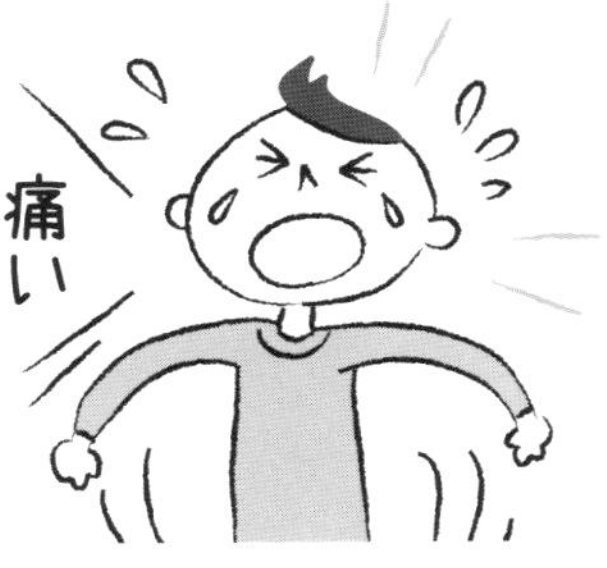
痛い

「痛い」と言いながら泣き叫ぶ

4 抑制型

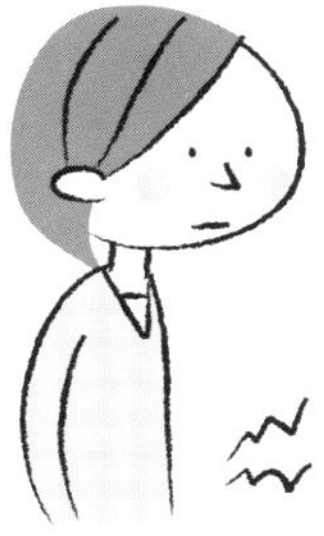

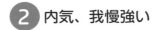

痛みを、表情や態度などの表面に出さない

ポイント

看護師は観察によって、患者の個別性を把握し、患者一人ひとりに合った対応をする。

覚え書 ＊1「十三、病人の観察」58 P196

52 看護の倫理

看護師のあり方

ナイチンゲールは、「[*1]**患者に生じる結果についての正確な判断を下す能力は、そのすべてが患者の生活をとりまくあらゆる条件や状況の探究ということにかかっている**」と述べています。この文章を通して、改めて看護実践の中心となる課題を確認することができると思います。つまり、看護師は患者の生活実態に関心をもち、その観察を通して正確な看護判断を導いていく仕事だといえるのです。

その観点に基づいて考えると、〝看護師自身の人格や価値観〟という新たな問題が浮かび上がります。

ナイチンゲールは、看護師の「人としてのあり方」として、次の点を強調しています。「[*2]**看護師は誰《だれ》も、他人《ひと》に頼《たよ》りにされうる看護師、言い換《か》えれば『信頼のおける』看護師でなくてはならない。**（中略）**看護師は他人の噂《うわさ》をふれ歩くような人間であってはならない。作り話をしてはならない。受持ちの病人に関して質問をする権限を持つ人以外から質問を受けても、何も答えてはならない**」。

患者の生活をめぐる個人情報を知る立場にある看護師は、患者情報をう

用語解説

【 QOL 】

QOLは、“Quality《クオリティ》 of《オブ》 Life《ライフ》”の略で、一般的には「生活の質」と訳されます。人間が人間らしく、またその人らしく生きているかを評価する概念で、ADL（➡P124用語解説）のような身体的な側面だけでなく、精神的・社会的な側面の充実も評価の対象になります。

現在の保健医療福祉の現場では、QOLを重視する傾向にあります。医療技術の進歩により、延命はできても、寝たきりになったり、認知症で抑制された状態を強いられたりすれば、人間の尊厳は守られず、患者がその人らしい人生を送っているとはいえません。そのため、生命の維持と並んで、QOLを維持・向上させる取り組みが必要であると考えられるようになりました。

ナイチンゲールの時代には、QOLという概念はありませんでした。しかし、『看護覚え書』からもわかるとおり、ナイチンゲールは、患者のQOLを高める看護を提言していたのです。

かつに漏《も》らしてはなりませんし、事実と異なる情報を基に実践を組み立てることがあってはなりません。現代の看護界では、このテーマを「看護の倫理」として受けとめ、看護教育のなかで重点的に教えています。

看護者の倫理

日本看護協会では、看護者に求める倫理（看護師のあり方）を、16の条文(看護職の倫理綱領)に明示しています。その概要は、次のとおりです。

1. 看護職は、人間の生命、人間としての尊厳及び権利を尊重する。
2. 看護職は、対象となる人々に平等に看護を提供する。
3. 看護職は、対象となる人々との間に信頼関係を築き、その信頼関係に基づいて看護を提供する。
4. 看護職は、人々の権利を尊重し、人々が自らの意向や価値観にそった選択ができるよう支援する。
5. 看護職は、対象となる人々の秘密を保持し、取得した個人情報は適性に取り扱う。
6. 看護職は対象となる人々に不利益や危害が生じているときは、人々を保護し安全を確保する。
7. 看護職は、自己の責任と能力を的確に把握し、実施した看護について個人としての責任をもつ。
8. 看護職は、常に、個人の責任として継続学習による能力の開発・維持・向上に努める。
9. 看護職は、多職種で協働し、よりよい保健･医療･福祉を実現する。
10. 看護職は、より質の高い看護を行うために、自らの職務に関する行動基準を設定し、それに基づき行動する。
11. 看護職は、研究や実践を通して、専門的知識・技術の創造と開発に努め、看護学の発展に寄与する。
12. 看護職は、より質の高い看護を行うため、看護職自身のウェルビーイング＊の向上に努める。
13. 看護職は、常に品位を保持し、看護職に対する社会の人々の信頼を高めるよう努める。
14. 看護職は、人々の生命と健康をまもるため、さまざまな問題について、社会正義の考え方をもって社会と責任を共有する。
15. 看護職は、専門職組織に所属し、看護の質を高めるための活動に参画し、よりより社会づくりに貢献する。
16. 看護職は、様々な災害支援の担い手と協働し、災害によって影響を受けたすべての人々の生命、健康、生活をまもることに最善を尽くす。

＊ウェルビーイング：身体的、精神的、社会的に良好な状態であること。

覚え書 ＊1「十三、病人の観察」76 P203 ＊2「十三、病人の観察」97 P211

ちょっとひと息③

『看護覚え書』の100年後

1958年、ヴァージニア・ヘンダーソン（アメリカ人、1897～1996年）によって書かれた『看護の基本となるもの』は、その100年前に書かれたナイチンゲールの『看護覚え書』に次いで、看護界では有名な著作です。

『看護の基本となるもの』は、「人間の基本的欲求」を土台に構築された理論書で、医師に従属的《じゅうぞくてき》だったそれまでの看護師の社会的地位の向上をめざし、看護師の独自の機能を明確に打ち出しています。

ヘンダーソンは「★**看護師の独自の機能は、病人であれ健康人であれ各人が、健康あるいは健康の回復（あるいは平和な死）に資するような行動をするのを援助することである。その人が必要なだけの体力と意思力と知識とをもっていれば、これらの行動は他者の援助を得なくても可能であろう。この援助は、その人ができるだけ早く自立できるようにしむけるやり方で行う**」と述べています。

そして、人間と人間の活動を見つめるための14項目を設定しています。例えば、①正常な呼吸、②適切な飲食、③すべての排泄機能の適正化、④望ましい姿勢や動き、⑤睡眠と休養などです。ヘンダーソンが規定したこれら看護の基本は、世界の看護師たちによって受け入れられ、看護の仕事の中心に位置づけられてきました。

人間の生活に焦点《しょうてん》が当たっているという点では、ナイチンゲールの『看護覚え書』に書かれた内容と共通するところがあります。また、『看護覚え書』からちょうど100年後に書かれた本書を通して、看護を取り巻く世界の変遷をも垣間《かいま》見ることができます。

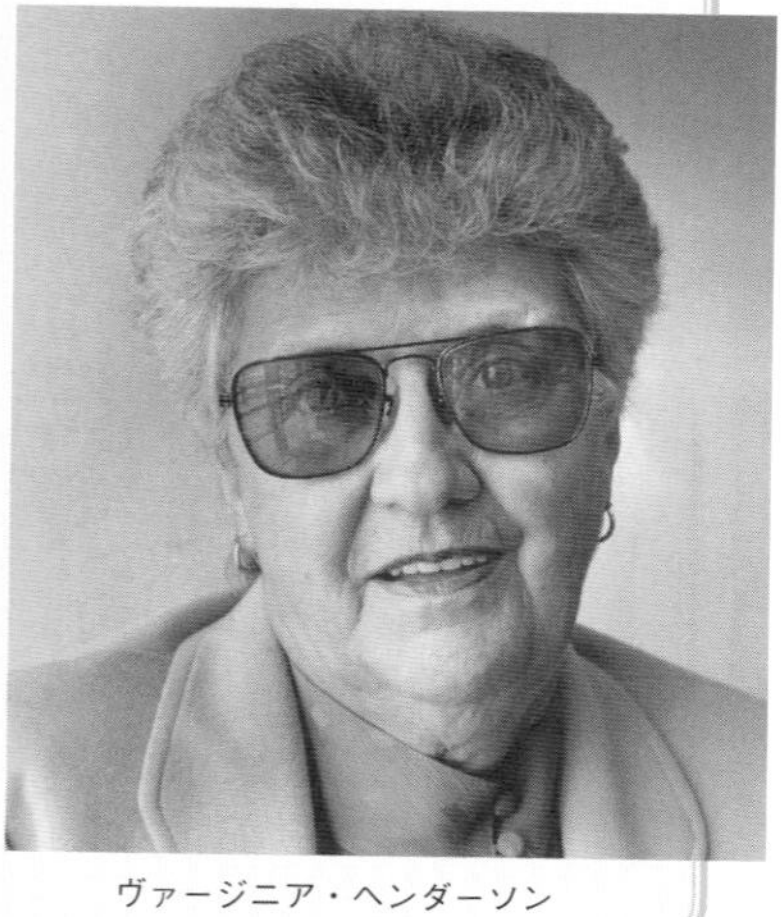

ヴァージニア・ヘンダーソン

★ ヴァージニア・ヘンダーソン著、湯槇ます・小玉香津子訳『看護の基本となるもの』P9、日本看護協会出版会、2006年

PART 4

看護師とは何か

PART1～3 で学んだ内容は、
小児看護、外科看護へも応用できることを確認します。
また、ナイチンゲールが提唱した看護の定義や
『看護覚え書』執筆の目的を踏まえ、
「看護師とは何か」を、改めて考えていきます。

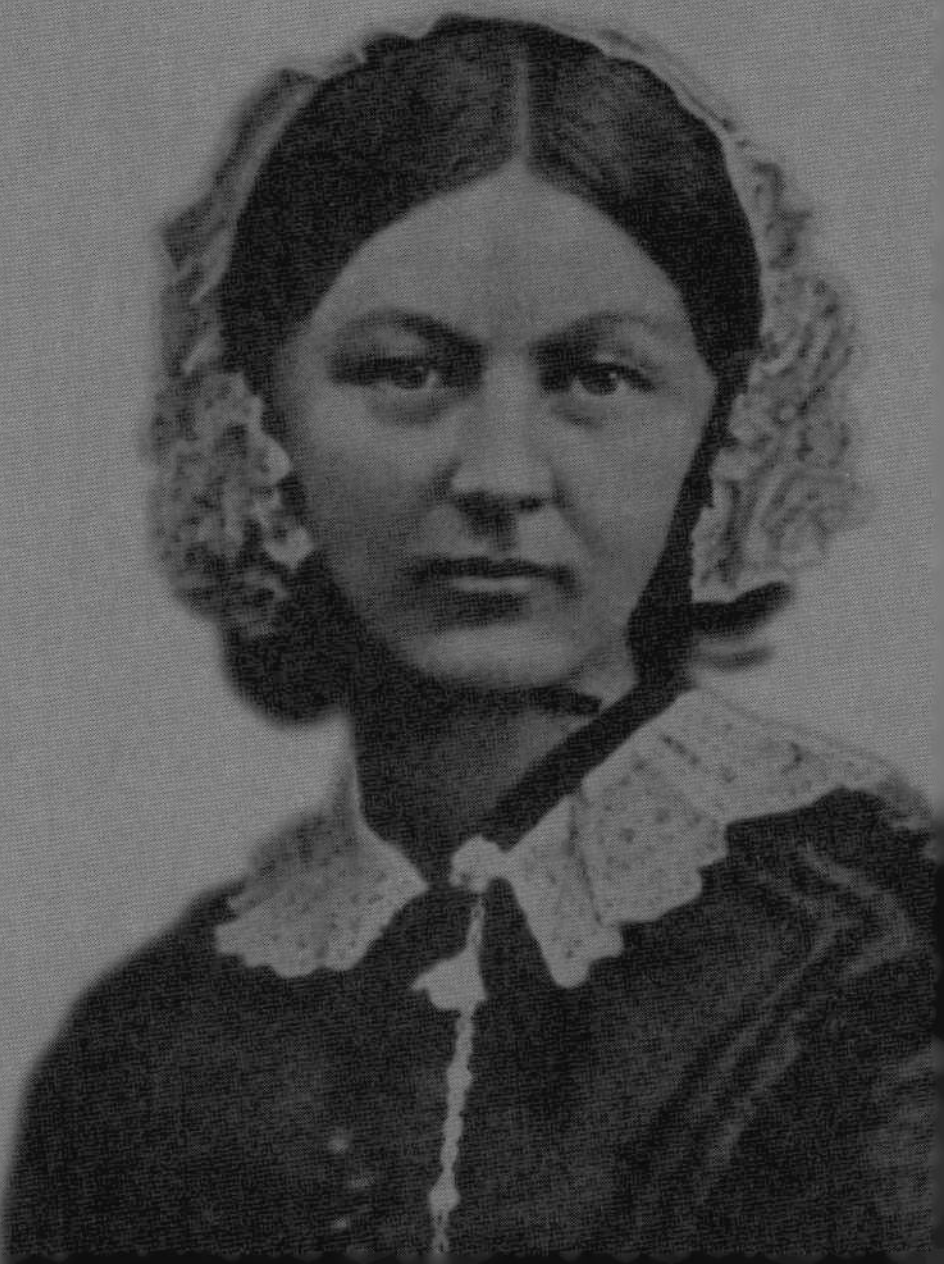

覚え書
おわりに

53 小児看護への応用

看護の基本は子どもにもあてはまる

『看護覚え書』は、いよいよ「おわりに」に入ります。本章において、ナイチンゲールは、これまで述べてきたテーマについて要約し、再度重要だと考えられる点を強調しています。

まず、[*1]「**これまで述べてきたことのすべては、大体《だいたい》のところ、一般の患者よりも、むしろ子供や産婦《さんぷ》にいっそうよくあてはまる**」と述べています。

それは、本書の主題が衛生看護にあり、家庭や病院の衛生管理（感染防止）を強調したことに基づいた見解であるからです。

[*2]「**子供たちは成人《おとな》にくらべて、あらゆる有害因子の影響をはるかに受けやすい。同じ有害因子から影響を受けるばあいでも、子供たちのほうがはるかに速《すみ》やかに影響を受け、またはるかにひどい結果となる。すなわち、新鮮な空気や適切な温度の不足、住居や衣服や寝具《しんぐ》あるいは身体《からだ》の不潔、はっとさせるような物音、不適切な食物、時間の不規則、単調さ、陽光の不足、寝具や衣服の厚《あつ》過ぎと薄《うす》過ぎなどが、――すなわち、まとめて言えば、世話をする人間の心構《こころがま》えの不足が、子供の健康に大きな影響を与える**」とナイチンゲールは言います。

看護のヒント　幼児期にかかりやすい病気

◆麻疹《ましん》（はしか）
麻疹ウイルスによる感染症です。感染力が強く、発熱・咳《せき》・鼻水などの症状のあと、高熱・発疹がみられます。予防接種はMRワクチン（麻疹風疹《ふうしん》混合ワクチン）を2回受けるのが一般的です。

◆風疹
風疹ウイルスによる感染症です。発疹・発熱・リンパ節腫脹《せっしゅちょう》などの症状が出ます。予防接種として、MRワクチンか風疹ワクチンを接種します。

◆水痘《すいとう》（水ぼうそう）
水痘《すいとう》（帯状疱疹《たいじょうほうしん》ウイルス）による感染症です。発疹・発熱の症状が出ますが発症するのは通常、2週間前後を経てからです。発疹は紅斑《こうはん》→丘疹《きゅうしん》→水疱《すいほう》→痂皮《かひ》と変化します。罹患者《りかんしゃ》は9歳以下の小児がほとんどですが、成人がかかることもあります。

◆おたふく風邪《かぜ》
流行性耳下腺炎《じかせんえん》ともいいます。

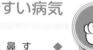

指摘されたこれらの内容は、すべて『看護覚え書』第1章から第13章までに書かれたテーマです。看護の基本的な実践項目は、より一層、子どもの看護にあてはまるというわけです。

患者に必要な環境＝子どもに必要な環境

『看護覚え書』第1～13章に述べられている、〝患者の生命力の消耗を最小にするための看護〟は、子どもたちにはより一層必要とされることです。

1 新鮮な空気と適切な温度

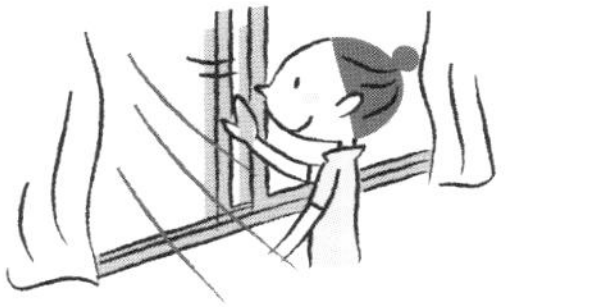

換気によって清浄な空気と身体を冷やさない温度を保つ。

2 清潔な住居

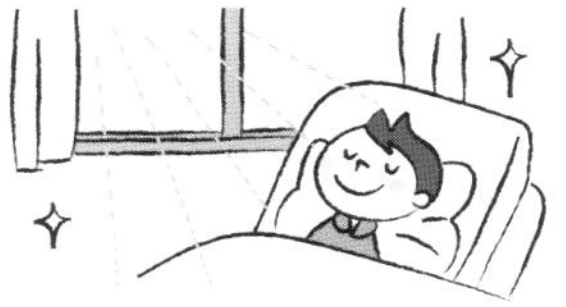

換気されていて、清潔で、陽光の入る家や部屋にする。

3 清潔な身体と衣服

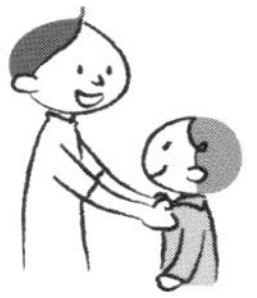

皮膚を清潔に保ち、着替えをこまめに行う。

4 清潔で快適な寝具

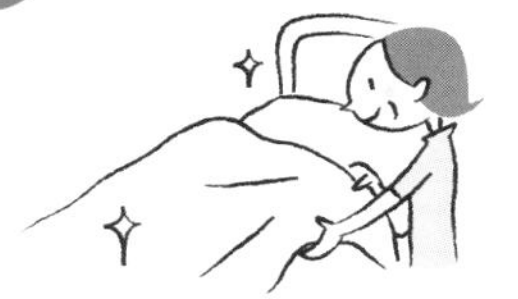

良質な睡眠が得られる通気がよくて心地よい寝具を使う。

5 不必要な物音を立てない

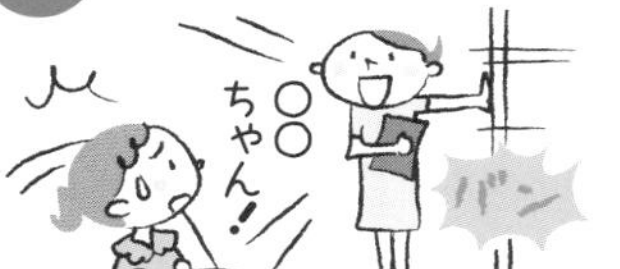

患者の神経を消耗させる声と物音に注意する。

6 適切な食事

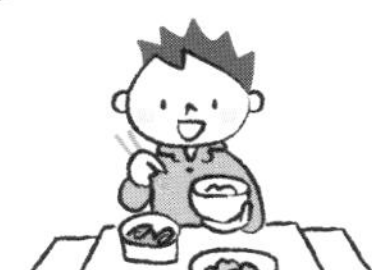

患者の状態に合わせた食事を提供する。

7 変 化

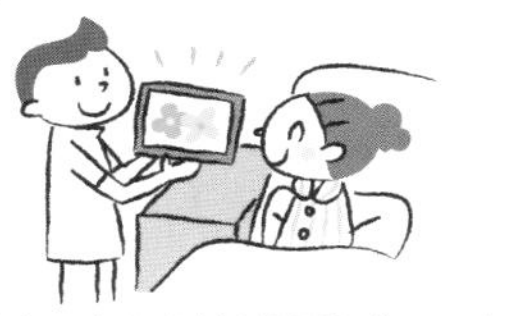

病室の中や患者の周囲にちょっとした変化をつくる。

8 陽 光

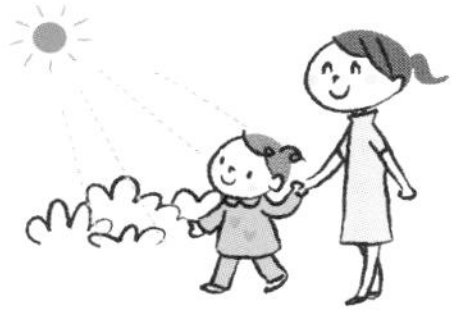

日中に病室や屋外で、適度な陽光を浴びる。

両側の耳下腺（耳の下にある唾液腺のひとつ）が腫れて、特有の顔貌《がんぼう》になります。

覚え書 ＊1「十四、おわりに」1 P213 ＊2「十四、おわりに」3 P214

覚え書

おわりに

54 外科看護への応用

感染防止が外科看護の主要課題

ナイチンゲールは、『看護覚え書』の主題である衛生看護は、内科看護と同様に外科看護により一層、当てはまるとして、次のように述べています。

[*1]「**またこれらは、内科患者の看護とまったく同じように、外科患者の看護にもあてはまる。それどころか、実際には外傷《がいしょう》を受けた患者のほうが病気の患者より以上にこのような看護を必要とするばあいもある。たとえば外科病棟において、すべての看護師に共通する職務は、言うまでもなく《感《かん》染《せん》防止》であるが、それが欠《か》けると、病棟内に熱病《ねつびょう》、病院壊疽《えそ》、膿血《のうけつ》症、あるいはある種《しゅ》の排膿《はいのう》症の疾患《しっかん》などが続発《ぞくはつ》するであろう。**（中略）**外科看護師は、不潔、空気の汚《よご》れ、陽光の不足、温度の低下に絶《た》えず注意を配《くば》り、いつもそれらの防止に努《つと》めていなければならない**」。

特に2019年に中国武漢《ぶかん》から発生したCOVID-19の感染症は、パンデミック（世界的大流行）を引き起こし、世界中の人々によって、「手指の消毒」や「換気」「マスク着用」の重要性が認識されました。これは、ナイチンゲールが『看護覚え書』を通して繰り返し訴えた事柄と一致しています。

用語解説

【院内感染】

病院内で新たにウイルスや細菌に感染することを、「院内感染」といいます。院内感染の対象者は患者だけでなく、医療従事者、職員、見舞客なども含まれます。

院内感染で代表的なのが、MRSA（メチシリン耐性黄色《たいせいおうしょく》ブドウ球菌《きゅうきん》）です。多くの抗菌薬が効かず、術後患者や免疫《めんえき》力が低下している患者が感染すると、死に至ることがあります。

院内感染を防ぐには、手洗い、手指消毒、個人防護具の着用などの標準予防策（スタンダードプリコーション）を徹底することが大切です。そのうえで、空気予防策、飛沫《ひまつ》予防策、接触予防策からなる感染経路別予防策を行います。

現在の日本では、すべての病院に、院内感染対策のための体制を確保することが義務づけられています。そのため、各病院が、指針・マニュアルの作成や対策委員会の設置などを行っています。

しかし、ここでナイチンゲールは「**この覚え書の主題が《衛生》看護であるからといって、いわゆる看護の手技《しゅぎ》を軽《かろ》んじてよいと思ってはならない**」*2と言い、看護技術は病棟において実践から学べと強調しています。

巻軸帯《かんじくたい》による包帯法

ナイチンゲールは、衛生看護はもとより、看護の手技を学ぶことの重要性を強調しています。数ある看護技術のうち、ここでは、包帯法を紹介します。

1 環行帯《かんこうたい》

巻き方 同じ個所に重ねて巻く
適用 平たい部位の短い創傷

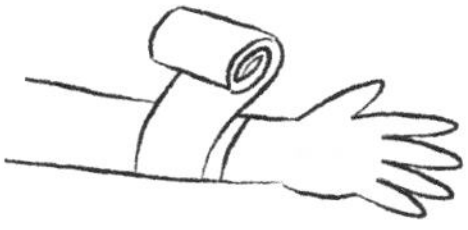

2 螺旋帯《らせんたい》

巻き方 等間隔で螺旋状に巻く
適用 長さのある創傷

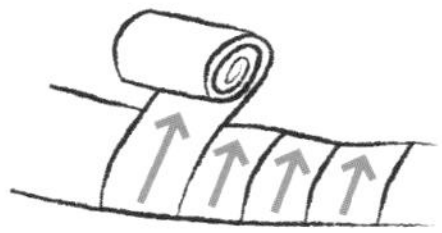

3 蛇行帯《だこうたい》

巻き方 間隔を広くして、螺旋状に巻く
適用 副木《ふくぼく》を固定するとき

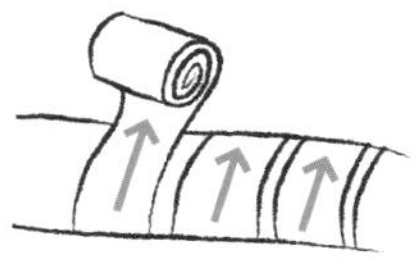

4 折転帯《せってんたい》

巻き方 折り返しながら巻く
適用 太さが異なる部位（ふくらはぎなど）

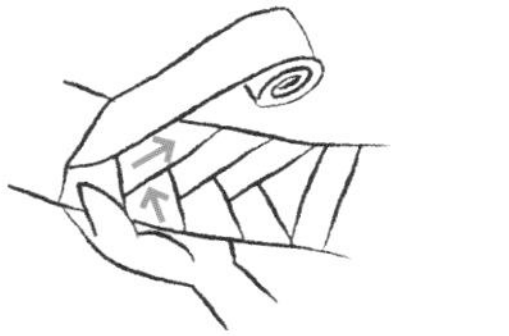

5 麦穂帯《ばくすいたい》

巻き方 8の字を描くように巻く
適用 肩関節、足関節

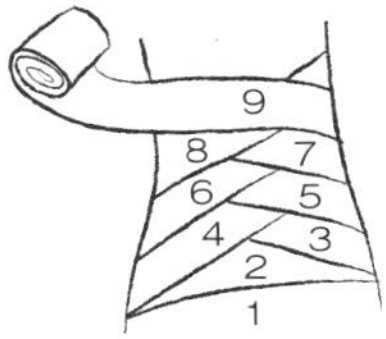

6 集合亀甲帯《しゅうごうきっこうたい》

巻き方 傷の端から関節に向かって巻いていく
適用 肘《ひじ》関節、膝《ひざ》関節

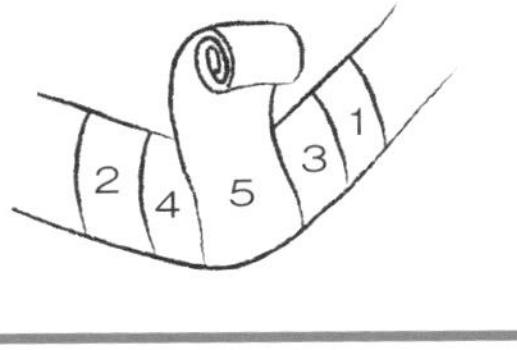

7 離開亀甲帯《りかいきっこうたい》

巻き方 関節から傷の端に向けて巻いていく
適用 肘関節、膝関節

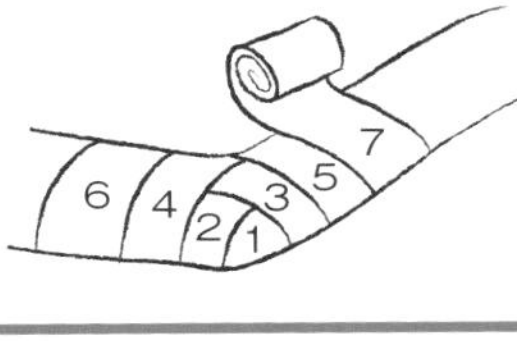

覚え書 ＊1「十四、おわりに」1 P213 ＊2「十四、おわりに」2 P214

覚え書
おわりに

55

素人《しろうと》療法の追放

「看護の芸術」は、「健康の法則」の実現である

ナイチンゲールの時代には、たとえば次の指摘のように、女性たちが素人療法に走り、適切でない薬をむやみに飲む習慣があったようです。

「[*1]こういうご立派《りっぱ》なご婦人方もおられる。田舎《いなか》の屋敷にいるとき彼女たちは、ロンドンのかかりつけの内科医に宛《あ》てて、その地方の近隣《きんりん》にたいへん病気が多いので、自分たちが『たいへん気に入っていた』処方《しょほう》薬を送ってほしい旨《むね》の手紙を書き、それを友だちや貧しい隣人たち皆《みな》に与えて、服用させる」。

そこでナイチンゲールは、**「[*2]医師の指示をあおぎもしないで、自分と子供たちとに、あの無謀《むぼう》きわまる『緩下剤の連用』を続けることだけはやめてほしい」**と訴えています。そして、**「[*3]ほんとうに経験豊かで注意深い看護師は、自分にも他人にも投薬《とうやく》などはしない。そして、母親や家庭教師や看護師などの女性たちを、その健康にまつわる観察や経験について、折にふれて啓発《けいはつ》していくことこそ、素人《しろうと》療法を追放《ついほう》する手段となる」**と言って、改めて、〝真の看護師の役割〟について述べました。

ナイチンゲールは、女性たちに、健康を守り、健康を取り戻していくに

看護はアート

看護のヒント

ナイチンゲールは、最晩年の著作のなかで、看護を〝the art of nursing〟と表現しています。それは看護が1回性、個別性に基づく実践だからです。

一般的に、〝art《アート》〟というと「芸術」をイメージしますが、そのほか、「専門の技術」という意味もあります。

art《アート》の語源は、ラテン語の〝ars《アルス》〟、ギリシャ語の〝techne《テクネ》〟ですが、どちらも「技術」を表す言葉です。

技術を意味する英語には、skill《スキル》やtechnique《テクニック》もありますが、skillは「何かをうまく行える技術」、techniqueは「訓練によって身についた技術」を指すのに対し、artは「経験によって身につき、進歩していく技術」のことをいいます。

ナイチンゲールがartという言葉を使った背景には、ナイチンゲールの求めた看護は、単に磨かれた技術だけによるもので

看護の芸術とは

看護を「看護の芸術」にまで高めるには、まず、「科学的知識」と「それに基づく技術」を習得していかなければなりません。さらに、患者一人ひとりの状況に合わせて、適切な看護を提供できるよう実践を重ねることが大切です。

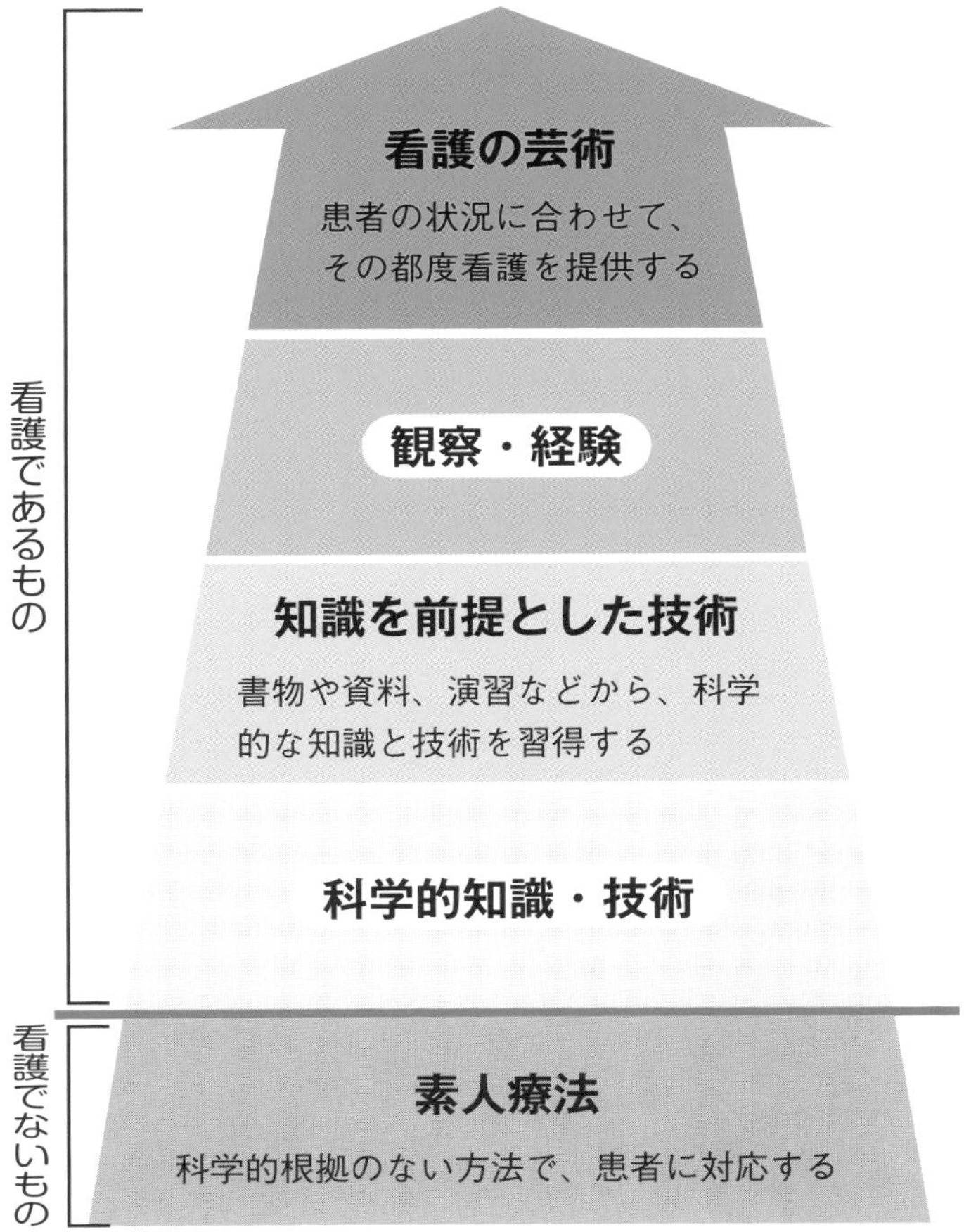
看護の芸術
患者の状況に合わせて、その都度看護を提供する
観察・経験
知識を前提とした技術
書物や資料、演習などから、科学的な知識と技術を習得する
科学的知識・技術
素人療法
科学的根拠のない方法で、患者に対応する
看護であるもの
看護でないもの

看護の芸術 ＝知識＋技術＋観察＋経験＋創造力

は、〃健康の法則〃や〃生命の法則〃（⬇P30）を学び、それについて観察しながら実行していくことが大切であることを伝えたかったのです。これを、「看護の芸術（the art of nursing）」と呼びました。

はなく、経験や注意深い観察、創造力をもって行われる実践であったことがうかがえます。

覚え書 ＊1「十四、おわりに」18 P219 ＊2「十四、おわりに」21 P220
＊3「十四、おわりに」23 P220

56 史上初の看護の定義

真の看護がなすべきこととは

ナイチンゲールは、『看護覚え書』の「おわりに」で、人類史上はじめて、抽象度の高い看護の定義を書き残しました。この定義こそ、その後の看護界をリードする、価値あるものとなりました。

しかし、その文章は、これが看護の定義であるとわかるように明示されてはいません。関連する文章の中でサラリと述べられているだけなので、しっかりと読まなければ見落としてしまいそうです。該当《がいとう》する文章を、次に挙《あ》げますので、心にとめながら読んでください。

[*1]「多くの人びとは内科的治療がすなわち病気を癒《いや》す過程であると思っているが、そうではない。内科的治療とは、外科的治療が手足や身体の器官を対象としていると同じに、身体の機能を対象とする外科的治療なのである。内科的治療も外科的治療も障害物を除去《じょきょ》すること以外には何もできない。どちらも病気を癒《いや》すことはできない。癒すのは自然のみである。（中略）**このどちらの場面においても看護がなすべきこと、それは自然が患者に働きかけるに最も良い状態に患者を置くことである」。**

ここに、看護の「役割」と「目的」が明確に提示されています。看護と

プラスα《アルファ》 さまざまな「看護の定義」

ナイチンゲールに次いで、さまざまな看護の定義が書かれました。ここでは、ヴァージニア・ヘンダーソン（⬇P130）、国際看護師協会、日本看護協会による看護の定義を紹介します。

◆ヴァージニア・ヘンダーソン[★a]
看護師の独自の機能は、病人であれ健康人であれ各人が、健康あるいは健康の回復（あるいは平和な死）に資するような行動をするのを援助することである。

◆国際看護師協会（ICN）[★b]
看護とは、あらゆる場であらゆる年代の個人および家族、集団、コミュニティを対象に、対象がどのような健康状態であっても、独自にまたは他と協働して行われるケアの総体である。

◆日本看護協会[★c]
看護とは、広義には、人々の生活の中で営まれるケア、すなわち家庭

★a　ヴァージニア・ヘンダーソン 著、湯槇ます・小玉香津子 訳『看護の基本となるもの』P11、日本看護協会出版会、2006年
★b　日本看護協会国際部 訳「ICN定款」　★c　日本看護協会「看護にかかわる主要な用語の解説」P10、2007年

は、自然の治《ち》癒《ゆ》力が患者の体内で発動しやすいように、患者を取り巻く生活の条件を最良の状態に整えることであるというのです。この文章は、序章4（⬇P28）で述べた文章と並んで〝看護の原理〟を表現しています。

や近隣における乳幼児、傷病者、高齢者や虚弱者等への世話等を含むものをいう。

看護の役割

『看護覚え書』を「十四、おわりに」まで読み終えたところで、改めて看護の役割と目的を確認しましょう。

看護の役割❶ 患者の生活の条件を最良に整える

患者自身がもつ自然治癒力を最大限に引き出すために、生活に関わるさまざまなことを適切に整える。

換気

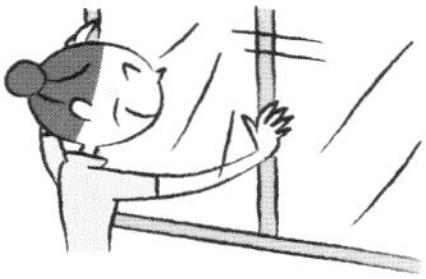

病室の空気を常に清浄に保つ。

食事の世話

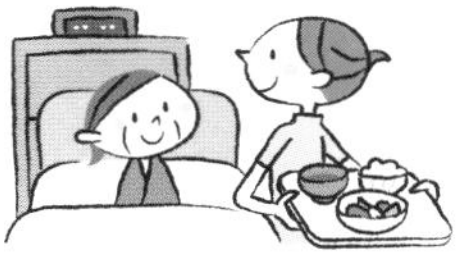

配膳、下膳、食事の介助を行う。

身体の清潔

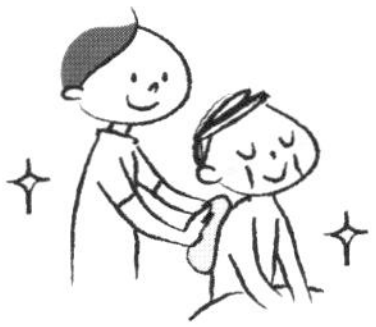

入浴、清拭、着衣交換の介助を行う。

看護の役割❷ 診療の補助

医師がスムーズに業務を行えるように、診察・治療時のサポートをする。このときも、看護の目的に沿って行動する。

治療の介助

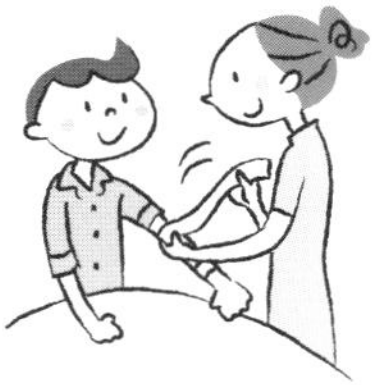

検査、処置、点滴、注射などを行う。

器具の準備

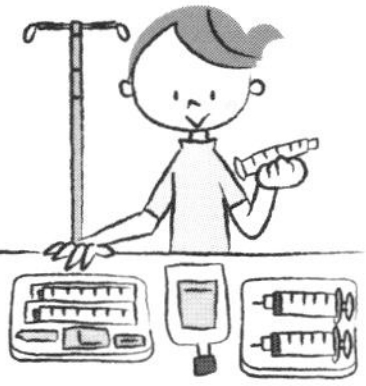

必要物品を用意し、所定の位置に置く。

手術の介助

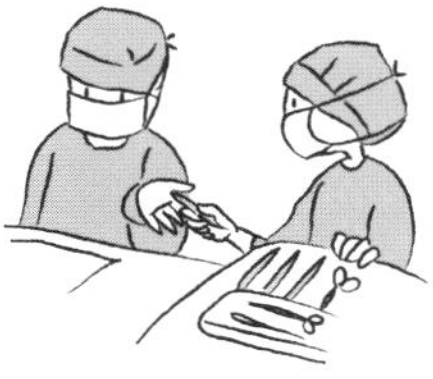

医師の近くに立ち、必要な器具を渡す。

覚え書 ＊1「十四、おわりに」24 P221

覚え書

おわりに

57 『看護覚え書』執筆の目的

看護であること、看護でないこと

ナイチンゲールの時代には、特に衛生看護については、ことごとく誤解されていたことが、『看護覚え書』を読むとわかってきます。たとえば、**「人びとは[*1]、新鮮な空気や静けさや清潔などについて、それらは常識はずれで、おそらくは危険でかつ贅沢《ぜいたく》というものであって、そんな贅沢は、それが許されるときだけでよろしいと考え、内科的治療こそ《必要不可欠《ふかけつ》》にして万能《ばんのう》であると信じ込んで**」いたのです。

そこで、ナイチンゲールは、**「真の看護[*2]とは何であり、真の看護とは何でないか、をはっきりさせることに、私がすこしでもお役に立てるならば、私の目的はかなえられたことになるであろう**」と書いています。

この文章こそ、ナイチンゲールが『看護覚え書』を書いた真の目的を示しています。読者対象は、家庭の健康を守る女性や、子守をする少女、家庭教師の女性たちでした。さらに、病院や施療所《せりょうじょ》で働く看護師も、当然のごとくその対象となりました。

また、望ましい看護技術（art）（⬇P136看護のヒント）とは、**「恋[*3]に破れた貴婦人や、生活に追われて救貧院《きゅうひんいん》の下働《したばたら》きをしている女性などが、**

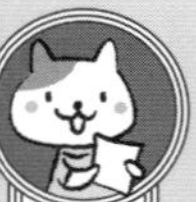

歴史 Scope

19世紀イギリスの救貧院病院

ナイチンゲールが生きた19世紀のイギリスには、篤志《とくし》病院と救貧院病院の2種類の病院がありました。当時の上流階級の人たちは、自宅で治療するのが一般的で、病院を利用することはありませんでしたから、これらの病院は、貧しい人たちの治療を行う施設でした。なかでも、社会の最下層に位置する極貧の人たちが利用していたのが、救貧院病院です。

救貧院はもともと、職や住居のない貧困者を収容する施設でした。しかし、収容される貧困者は病気やけがをして、治療や看護を必要とすることが多く、やがて病院を兼ねるようになっていきました。

救貧院病院の環境は劣悪で、働いている看護師の質もよくありませんでした。看護師の多くが貧しく、看護の教育や訓練を受けている者はいませんでした。患者の食事やお酒を盗《ぬす》むこともあったようで、世間から忌《い》み嫌われていました。

突然にひらめきを受けて身につけられるような、そんな技術ではけっしてない」と言って、看護には科学的な知識が必要であることを強調しました。

こうして近代看護の幕が開けたのです。

看護であること

ここまで『看護覚え書』を読み解いてきました。改めて「看護であること」とは何かを整理しましょう。

看護の目的

❶患者の自然治癒力を体内で発動しやすくするために最良の条件をつくる

参考 覚え書「おわりに」（本書 P138-139）

❷生命力の消耗を最小にする

参考 覚え書「序章」（本書 P28-29）

「看護の目的」を実現するための実践

● 住環境を整える

参考 覚え書「一、換気と保温」（本書 P34-41）、覚え書「二、住居の健康」（本書 P42-43）、覚え書「九、陽光」（本書 P82-85）、覚え書「十、部屋と壁の清潔」（本書 P86-93）

● 最適な食事を提供する

参考 覚え書「六、食事」（本書 P62-67）、覚え書「七、食物の選択」（本書 P68-73）

● ベッド環境を整える

参考 覚え書「八、ベッドと寝具類」（本書 P74-81）

● 不要な音や声を排除する

参考 覚え書「四、物音」（本書 P50-55）、覚え書「十二、おせっかいな励ましと忠告」（本書 P100-105）

● 生活に変化をつける

参考 覚え書「五、変化」（本書 P56-61）

● 身体の清潔を保つ

参考 覚え書「十一、からだの清潔」（本書 P94-99）

実践を行うための基礎（土台）

● 管理　参考 覚え書「三、小管理」（本書 P44-49）
● 観察　参考 覚え書「十三、病人の観察」（本書 P108-129）

覚え書 ＊1「十四、おわりに」24 P222　＊2「十四、おわりに」24 P222　＊3「十四、おわりに」30 P223

覚え書
補章

58 看護師とは何か①

看護師に必要なのは「患者の気持ちを知る」能力

『看護覚え書』の「補章」には、全部で7項目に及ぶテーマが収められています。そのなかの第1項目にあたる「看護師とは何か」では、特に、看護を学ぶ学生にとって大事なポイントがふんだんに書かれています。

ナイチンゲールは看護師に必要な能力について、冒頭で次のように述べています。「[*1]**教育の仕事はおそらく例外であろうが、この世の中に看護ほど無味乾燥どころかその正反対のもの、すなわち、自分自身はけっして感じたことのない他人の感情のただなかへ自己を投入する能力を、これほど必要とする仕事はほかに存在しないのである**」。

看護師に必要な能力は、〃他人の感情のただなかへ自己を投入する能力〃だといいます。つまり、〃相手の気持ちを知る〃とか〃人の気持ちがわかる〃能力です。そこから人への関心が生れてくるからです。看護の出発点は、今そこにいる人の気持ちを知ることにあることがわかります。

続けてナイチンゲールは、「[*2]**もしあなたがこの能力を全然持っていないのであれば、あなたは看護から身を退《ひ》いたほうがよいであろう。看護師のまさに基本は、患者が何を感じているかを、患者に辛《つら》い思いをさせて言わ**

看護のヒント 日本の「察する」文化

日本人は、相手の気持ちを察することに長《た》けているといわれます。「察する」とは、相手が思っていることをはっきり言葉にしなくても、発言、表情、声、しぐさなどから、相手の真意を読みとることです。

欧米では、はっきり自己主張することをよしとします。ですから、自分の考えを言葉で明確に伝えないと、相手に理解してもらえません。

遠回しな表現を使ったり、表情やしぐさで自分の思いを示したりするだけでは、相手には伝わらないのです。

最近は、日本でも自己主張の重要性が言われるようになってきましたが、それでも察することが必要な場合はたくさんあります。看護における場面もそのひとつです。

患者のなかには、できるだけ話したくない人や会話ができない人もいます。患者と接するとせることなく、患者の表情に現われるあらゆる変化から読みとることができることなのである」と述べています。少々厳しい言葉ですが、このことは、看護師に必要不可欠な能力なのです。

患者の表情分析

患者の気持ちを知るための第1歩は、表情を観察することです。本当の気持ちを的確に把握することができるよう、人間のさまざまな感情を表す「表情」の特徴を押さえておきましょう。

普段の表情

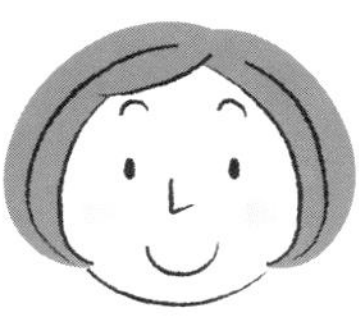

ほとんど表情筋を使っていないリラックスした状態。

喜び

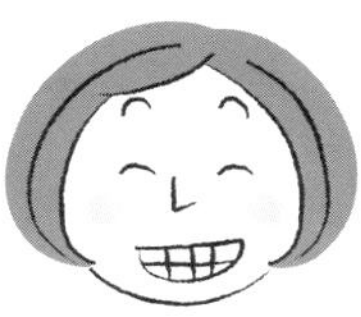

目が細くなり、口が横に開いて歯が見える。

悲しみ

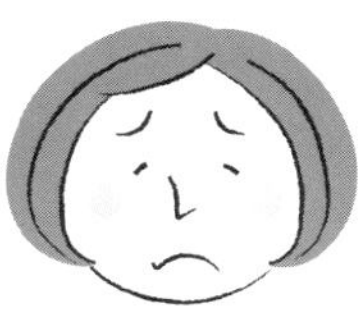

眉《まゆ》・目・口角《こうかく》が下がる。

怒り

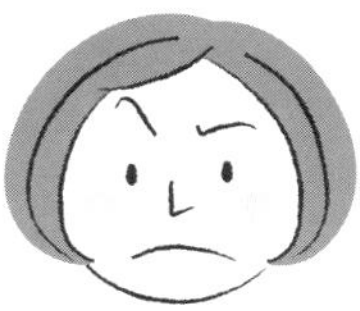

力みがあり、上瞼《うわまぶた》が上がる。

恐怖

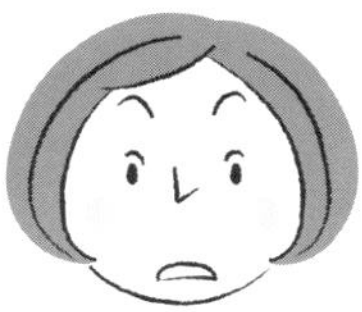

眉と上瞼が上がり、口がやや開く。

驚き

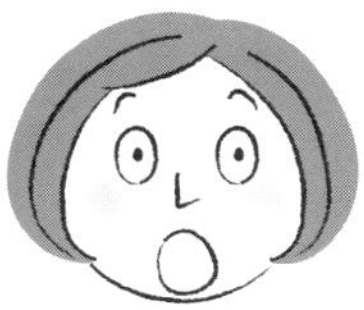

目を見開き、口が開く。

嫌悪

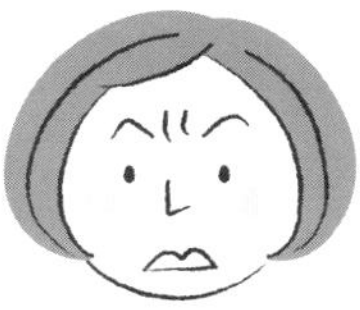

眉間《みけん》にしわが寄り、上唇が上がる。

軽蔑《けいべつ》

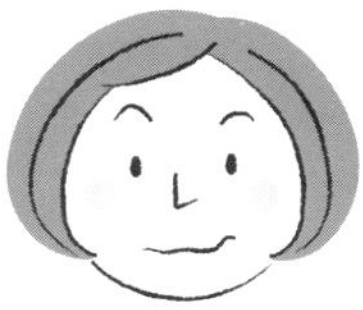

左右どちらかの口角が上がる。

羞恥《しゅうち》

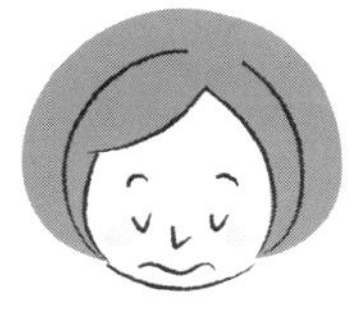

うつむいて、唇をかむ。

きには、日本人の特質でもある「察する能力」が大いに役立つのです。

覚え書 ＊1「十五、補章」1 P227 ＊2「十五、補章」1 P227

覚え書
補章

59 看護師とは何か②

変化の意味を読みとる能力

相手を理解し、相手の気持ちがわかるようになるにはどうすればよいのでしょう。ナイチンゲールは、「患者の表情に現れるあらゆる変化から、患者の内面の気持ちを読みとることが必要である」と言っています。さらに、そのために、看護師はどうあるべきかを、次のように述べています。

「[*1]**患者の顔に現われるあらゆる変化、姿勢や態度のあらゆる変化、声の変化のすべてについて、その意味を理解《すべき》なのである。また看護師は、これらのことについて、自分ほどよく理解している者はほかにはいないと確信が持てるようになるまで、これらについて探《さぐ》るべきなのである。間違いを犯《おか》すこともあろうが、《そうしている間に》彼女は良い看護師に育っていくのである**」。

相手を理解するためには、また患者の気持ちがわかるためには、相手のあらゆる変化に関心をもち、「[*2]**観察した現象に含《ふく》まれている意味を理解する**」ことです。これがよい看護師に育っていくための必要条件なのだと、ナイチンゲールは説いているのです。

ところで、相手の変化の意味を読みとるためには、普段のその人の姿や

しぐさから真意を読みとる方法

看護のヒント

表情や声と同じように、しぐさからも患者の気持ちを読みとることができます。

目は、人の心理状態が最も現れやすい部位です。視線を左右にそらすのは拒否しているというサインで、伏し目がちになるのは恥ずかしいと感じているときに見られます。

ほかにも、まばたきが多くなるのは緊張していることを表し、目を左右にキョロキョロするのは不安や焦りがあることを示します。

手足にも特徴的なしぐさがいくつかあります。たとえば、手で鼻をさするのは嘘や隠し事をしている場合が多く、髪をさわるのは不安があることを表しています。また、膝《ひざ》を上下に動かす貧乏ゆすりや頻繁《ひんぱん》に脚を組みかえるしぐさは、イライラしているときに出やすくなります。

このように、しぐさには特定の意味があります。無意識に出

特徴、ほかの人と比較したときのその人らしさなどを、あらかじめ観察して把握《はあく》しておかなければなりません。この前提があってはじめて、〝変化の意味〟に気づくことができるのです。

患者の気持ちを理解する方法

患者の気持ちを知り、理解するためには、次の順序で観察を行いましょう。

ステップ① 普段の患者の特徴を把握する

日ごろの患者の外見や性格の特徴を観察して、頭に入れておく。

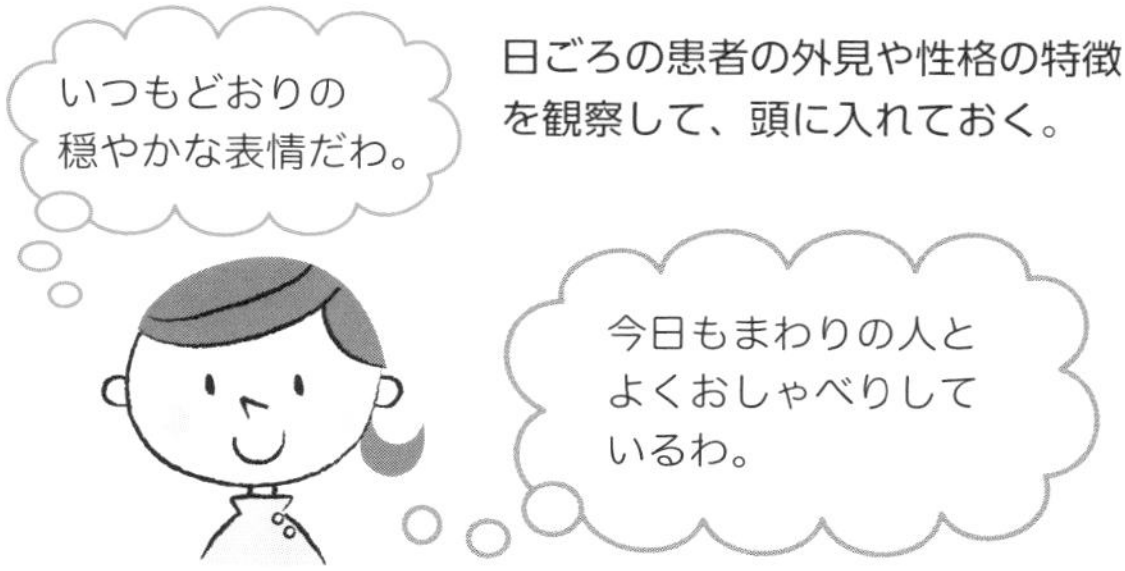
いつもどおりの
穏やかな表情だわ。
今日もまわりの人と
よくおしゃべりして
いるわ。

ステップ② 患者に現れるあらゆる変化を観察する

患者の表情・姿勢・態度・声が普段と異なり、変化がみられるときは、特に注意して観察する。

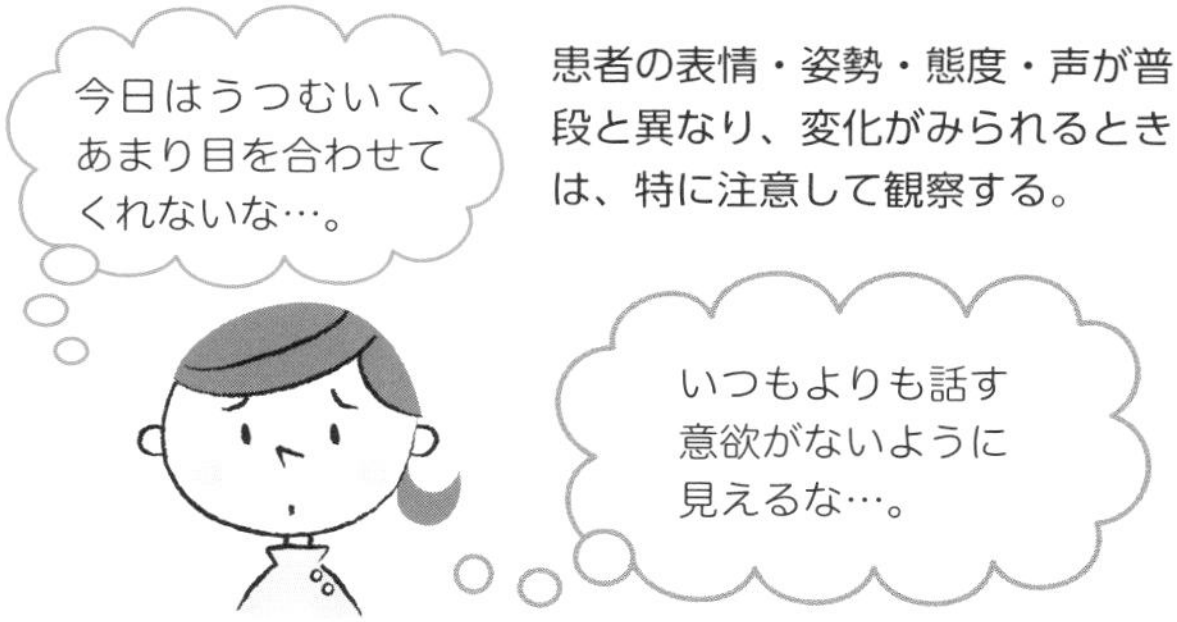
今日はうつむいて、
あまり目を合わせて
くれないな…。
いつもよりも話す
意欲がないように
見えるな…。

ステップ③ 変化に含まれる意味を理解する

患者に現れた変化の意味を正確に理解することで、患者の内面の気持ちを把握することができる。

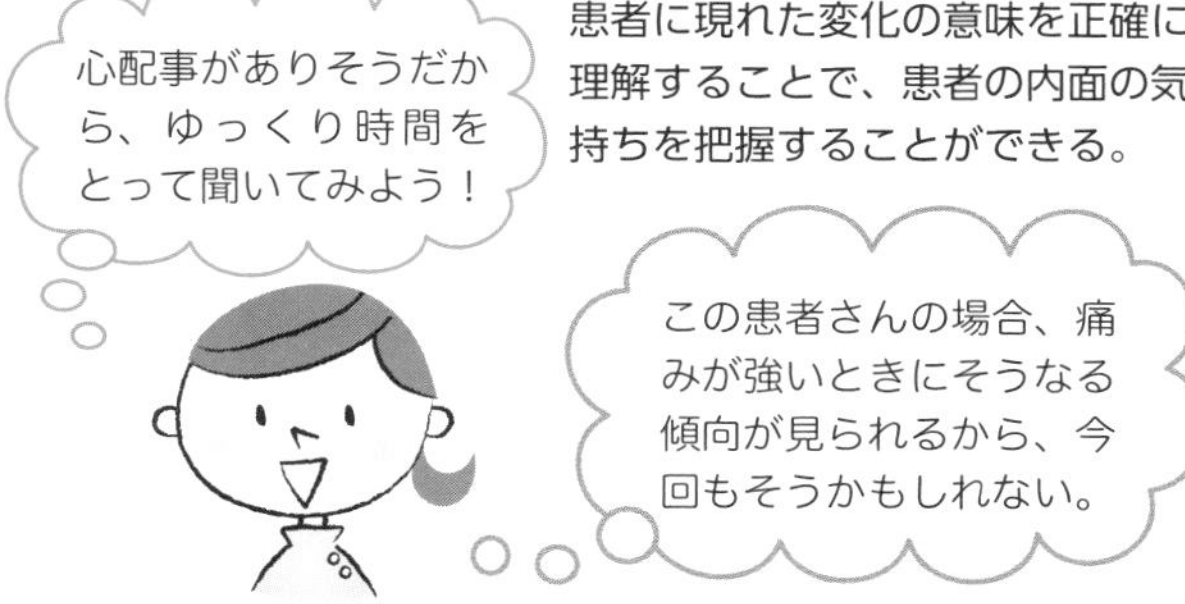

心配事がありそうだか
ら、ゆっくり時間を
とって聞いてみよう！
この患者さんの場合、痛
みが強いときにそうなる
傾向が見られるから、今
回もそうかもしれない。

てしまうことが多く、患者の本当の気持ちを知る手がかりとなります。

覚え書 ＊1「十五、補章」2 P228 ＊2「十五、補章」3 P229

覚え書

補章

60 看護師とは何か③

看護師が学ぶべきこと

観察の大事さについて、何度も繰り返し強調しているナイチンゲールですが、次の言葉にも真実味がこもっています。

[*1]**「人びとはよく、十年とか十五年とか病人の世話をしてきた看護師のことを『経験を積《つ》んだ看護師』であるという。しかし経験というものをもたらすのは観察だけなのである。観察をしない女性が、五十年あるいは六十年病人のそばで過ごしたとしても、けっして賢《かしこ》い人間にはならないであろう」**。

看護師の実力を測るのは、実に難しいことです。私たちは、看護師の実力を経験年数の長さによって判断《はんだん》しがちですが、実は、〝観察の積み重ね〟が真の実力を培《つちか》います。経験は単に、〝実践への慣れ〟を表わしているのです。

さらにナイチンゲールの見解を聞いてみましょう。

[*2]**「看護師であると自称《じしょう》している多くの女性たちについて最も驚《おどろ》かされることは、彼女たちが看護師教育のABCを勉強してきていないことである。看護師が学ぶべきAは、病気の人間とはどういう存在であるかを知ることである。Bは、病気の人間に対してどのように行動すべきかを知ることである。Cは、自分の患者は病気の人間であって動物ではないとわきまえる**

看護のヒント

「観察」＝「じっと見つめること」ではない

患者の観察について、ナイチンゲールは次のように述べています。

★**「ほんとうに注意深い看護師が、彼女が知っていなければならないこまごまとしたことを知るのは、じろじろと患者を見つめることによってではない」**

患者に限らず、人はじろじろ見られることを嫌います。従って、患者に「見つめられている」と感じさせるほど見続けるのは、正しい観察ではありません。

ナイチンゲールが知っている最もすぐれた観察者は、一見ぼんやりしていて、半ば目を閉じた状態でいすにもたれているだけだったといいます。ただし、その観察者は、そうしている間に、患者のすべてを見て、聞いて、観察していたのです。

このように、患者をすばやく見るだけで気持ちや状態を正確に把握できるような観察力を身につけることが大切です。

★ 覚え書 P229

ことである」。

看護は人間相手の仕事です。看護の対象としての人間をどのように見つめ、どう対応できるか、ここに看護師の実力が現れます。

観察すべき事柄

看護師としての実力をつけるには、患者の表情や態度などの観察に加えて、次のすべての事柄を観察できるようになることが必要です。

1 熱の状態

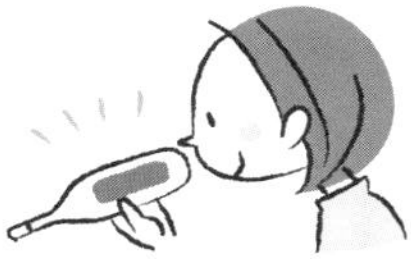

平熱との比較

2 脈拍の状態

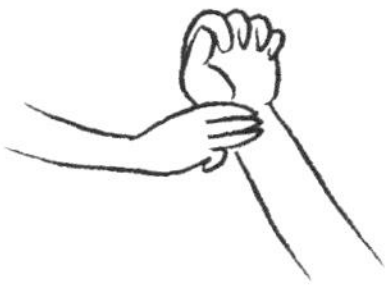

速さや強弱 など

3 呼吸の様子

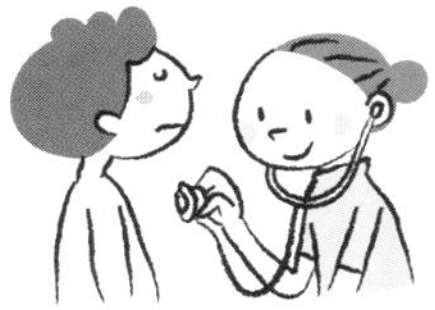

乱れや異常はないか など

4 食事の影響

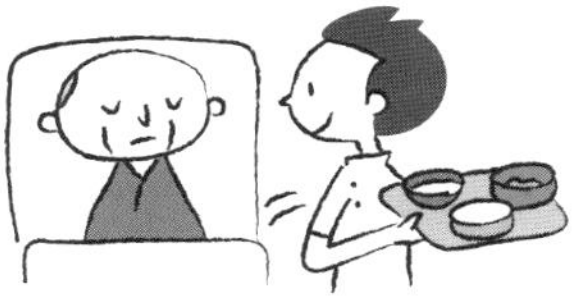

消化できているか など

5 排泄物の状態

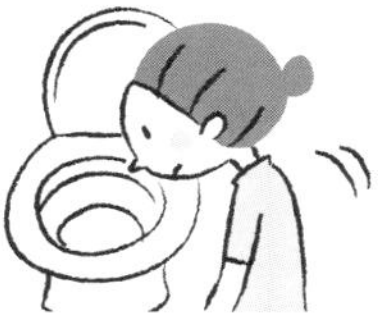

便と尿の色や形、におい など

6 睡眠の状態

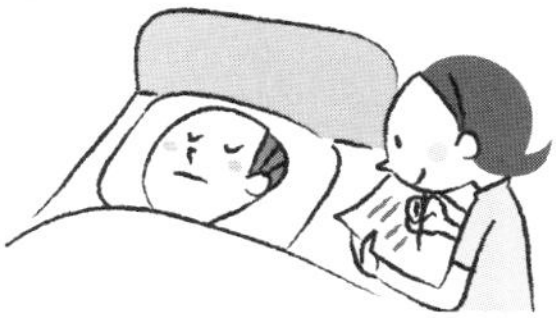

睡眠が妨げられなかったか など

7 安楽な体位

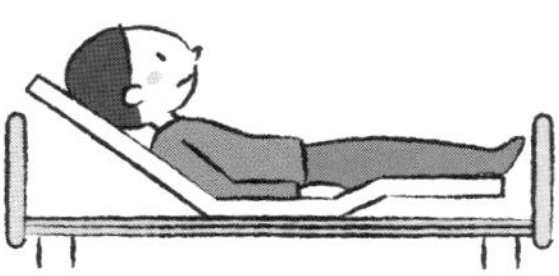

ファウラー位、起座位 など

8 薬物の作用

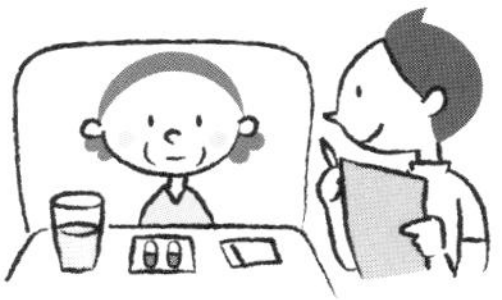

服用後の患者の状態の変化 など

覚え書 ＊1「十五、補章」4 P229 ＊2「十五、補章」6 P230

覚え書
補章

61 看護師とは何か④

看護師としての使命

ナイチンゲールは、看護を天職（calling《コーリング》）と考えていました。天職という言葉は、現代ではあまり使われなくなりましたが、かつて看護活動がキリスト教と結びついていたころは、「看護という仕事は、神への奉仕の精神をもった人々によって行われる」という考えがありました。その考えは、〝使命感〟の意識と結びついたもので、看護を、神とつながる〝天職〟とみなす考えの上に成り立っていました。

「[*1]何かに対して《使命《しめい》》を感じるとはどういうことであろうか？ それは何が《正しく》何が《最善》であるかという、あなた自身が持っている高い理念《りねん》を達成させるために自分の仕事をすることであり、もしその仕事をしないでいたら『指摘される』からするというのではない、ということではなかろうか。（中略）**看護師は、自分自身の理念《りねん》の満足を求めて病人の世話をするのでないかぎり、ほかからのどんな《指示命令》によっても、熱意を持って看護することはできないであろう」。**

この言葉のなかに、ナイチンゲール自身を支えてきた強い意思が存在します。そしてその後、看護師になる人々の多くは、このナイチンゲールの

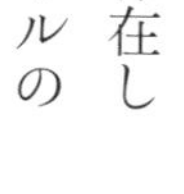

歴史 Scope

「看護」のルーツ

身内以外の看護活動の原型は、中世の修道院にあるといわれています。

修道院は、キリスト教の戒律《かいりつ》の下《もと》で、人々が共同生活をする場所です。厳しい戒律のなかには、「困っている人や貧しい人たちへの奉仕」が含まれており、修道院は貧困者をすすんで受け入れていました。収容された人々のなかには、病人やけが人もいて、彼らへの治療と日常生活の世話が重要な奉仕となっていきました。

中世の修道院では、キリスト教の戒律の下、病人の看護も、男女に分けられており、修道女だけでなく、男性の修道士も看護を行っていました。しかし、次第に、看護は女性にふさわしい役割と考えられるようになり、女性の仕事として定着していきます。

そして、19世紀に近代的な病院が増えると、看護の担《にな》い手は、修道女から専門職の看護師へと切り替わっていきました。

言葉のとおり、自らの高い理念に基づいて行動しました。この《使命感》こそ、近代看護を導いた確かな原動力となったのです。

私たちは今、看護師の仕事がもつ深い意味を考える必要があります。

ナイチンゲールの看護改革

ナイチンゲールは、看護組織を宗教組織と切り離し、看護を専門職業化させるための改革を行いました。

ナイチンゲールによる改革以前の病院

看護 ＝ 慈善事業・救貧活動の一環

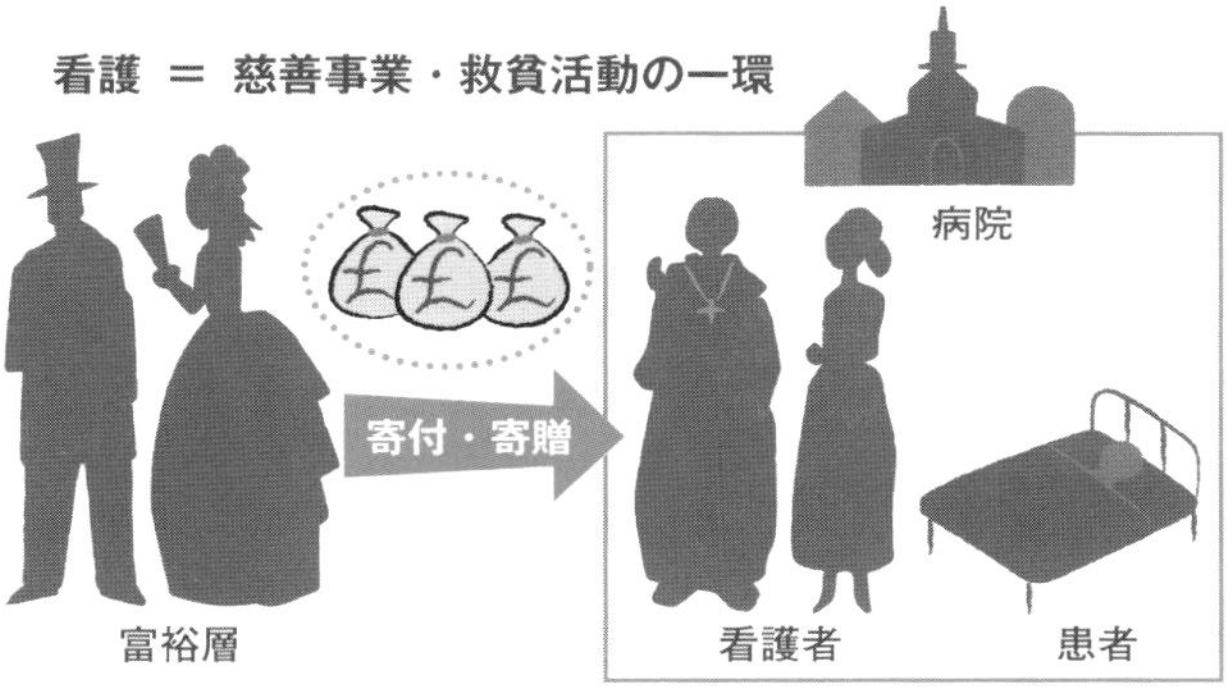

- 病院組織は、篤《あつ》い宗教心をもつ裕福な人たちの寄付・寄贈によって成り立っていた。
- 看護者は、教会の尼僧たちや、教育を受けていない貧しい女性たち。
- 患者は、貧困層の人々。

ナイチンゲールが行った看護改革

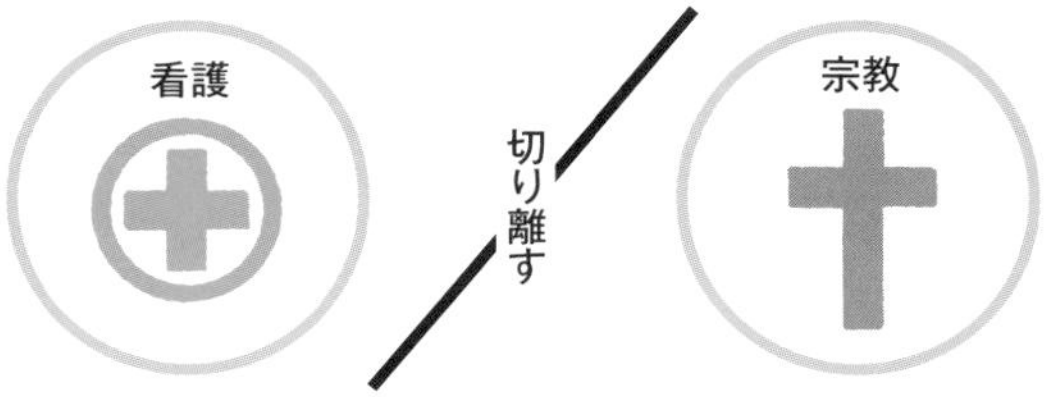

看護教育の実施	→	訓練を受けた看護師
病院組織の再編	→	適切な看護の提供
健全な病院建築の設計	→	衛生的な環境

覚え書 ＊1「十五、補章」7 P230

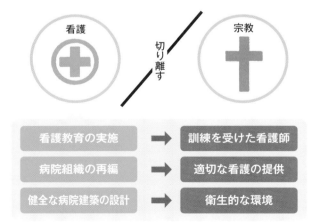

62 回復期の看護

「病相期《びょうそうき》」と「回復期」の違い

『看護覚え書』「補章」の第2項目は、「回復期」について書かれています。「回復期」とは、文字どおり回復に向かっている時期です。ナイチンゲールは、この項目で、「**病気[*1]についてのヒントの多く、というよりほとんど全部は、回復期には役に立たない。たとえば食物に対する《患者の》嗜好《しこう》は従うに価値のある指標《しひょう》であることが多いが、《回復期患者の》それは逆《ぎゃく》であることが多い**」と述べて、「回復期のための看護」が必要であることを強調しています。

では、ナイチンゲールは「回復期」について、どのように考えていたのでしょうか。「**病気[*2]の間は、生体の機能は破壊されたものの残骸《ざんがい》や有害物を除去《じょきょ》することに集中する。回復期には、それが破壊の修復《しゅうふく》に集中することになる。生命力が解《と》き放《はな》たれるやいなや、健康へ向かってのいわば跳躍《ちょうやく》のような活動が、あるばあいにはある系統の器官《きかん》で、またあるばあいには別の系統の器官で、というように不規則に動き出す**」と述べています。

ナイチンゲールは、このプロセス全体を「回復過程」と位置づけていますが、ここでは、回復過程を「病相期」と「回復期」に分けて思考してい

用語解説

【 急性期と亜急性期 】

病気やけがによる症状が急激に発現《はつげん》する時期を「急性期」といいます。発症してから2週間以内を指すことが多く、入院して手術や与薬《よやく》などの治療《ちりょう》を行います。

急性期を過ぎて回復に向かっているものの、引き続き治療やケアを必要とする時期を、「亜急性期」といいます。「亜」という字には、「次ぐ・準ずる」という意味があります。

亜急性期の患者に対しては、在宅復帰や介護施設への入居を支援するために、積極的にリハビリを実施します。これは、退院してからもQOL（➡P128用語解説）の高い生活を送れるようにするためです。

症状《しょうじょう》は安定していても、退院後の生活に不安がある亜急性期の患者は少なくありません。ですから、日本では、このような患者を受け入れる亜急性期病床または回復期リハビリテーション病床を設置する病院が増えています。

るのが読みとれます。

現状では、「病相期」のことを一般的には「急性期《きゅうせいき》」と呼び、「回復期」を「亜急性期《あきゅうせいき》」と名づけて区別しています（⬇P150用語解説）。

回復期における看護の必要性

回復期（亜急性期）の患者は、回復に向かっているものの、完全に回復したわけではありません。まだ本来の状態には戻っていないため、病相期（急性期）に引き続き、看護が必要です。

回復過程

1 病相期（急性期）

症状が進行している状態。基本的には安静が必要。

→

2 回復期（亜急性期）

症状の進行が止まり、安定している状態。ただし、在宅復帰や社会復帰をするほどには回復していない。

適切な医療・看護を受けると…

↓

いっそう回復に向かう

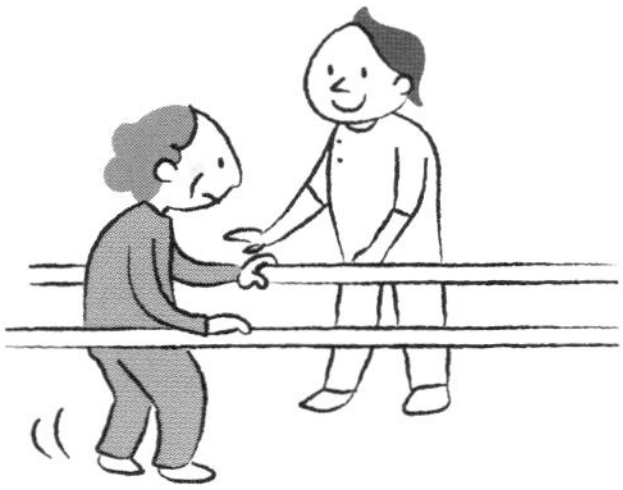

看護とリハビリによって、心身機能とADL（➡P124用語解説）を維持・改善できる。

適切な医療・看護を受けられないと…

↓

回復が遠のく

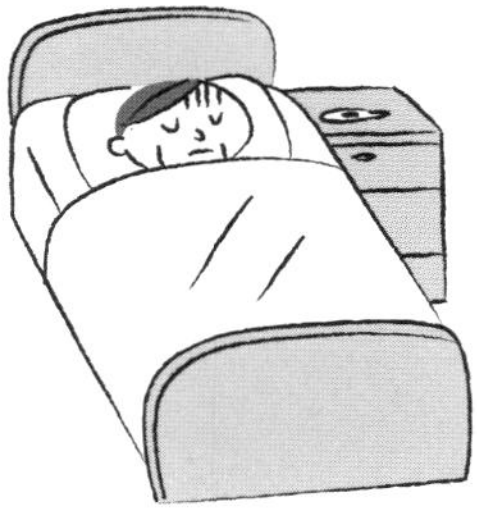

病相期（急性期）に逆戻りしたり、回復までの経過を長引かせたりする。

63 回復期の患者の特徴

回復過程を乱さない看護を提供する

回復期は、一般的には症状がとれて、楽になったと感じたそのときから始まります。しかし、症状が軽減しただけの段階では、まだ身体内部においては回復過程が完全に終了してはいないのです。身体は、「病相期」には、破壊されたものや病原菌などの残骸《ざんがい》を除去したりしています。そして、その後の「回復期」に入って、ようやく身体を元どおりに再建する作業に切り替わります。ですから、この回復期に無理をすると、回復過程の全過程は順調に経過しないで、経過を長引かせてしまいます。

では、この時期の病人には、どのような特徴が見られるのでしょうか。

*1「**病相期《びょうそうき》が終わってまさに回復期が始まると、患者はいろいろなことを切《せつ》望《ぼう》するものであるが、とくにいろいろな食物に対する切望が多い。そしてその切望を軽率《けいそつ》に満《み》たしてしまうと、猛烈な反動が起こって、再発につながることさえある**」とナイチンゲールは述べています。ですから、「病相期」の患者には、その要望を叶《かな》える方向で援助しますが、「回復期」に入った患者には、要望どおりに援助することは避けなければなりません。

*2「**患者のなかには、陽光を浴《あ》び過ぎたり、作業や運動をし過ぎたり、ある**

看護のヒント

回復期の患者には転地《てんち》が効果的

病相期の患者と同じように、回復期の患者にも変化が必要だと、ナイチンゲールは考えていました。ただし、病相期の患者に対しては、主に病室内に変化を与えるのに対し、回復期の患者には、別のところに移ること、すなわち「転地」によって変化を与えることをすすめました。

転地というと、気候がよくて空気がきれいな高原や海のリゾート地または温泉地で療養《りょうよう》することだと思いがちですが、ナイチンゲールが想定した転地とは、必ずしもそのような場所に移ることではありません。病室を別の階に移すだけでも、効果があると考えました。

ナイチンゲールは、「**本人が**★**『回復期患者の病室』であると思いこんでいるところへ移すだけでも、元気が出るのである**」と述べています。つまり、病室を移るだけでも、患者の精神面によい影響を与えるのです。

★ 覚え書 P247

いは通《とお》り風のなかにずっと腰をおろしていたりなど、とかく身体に過度の消耗《しょうもう》をまねくようなことをする患者もいる」ので、「回復期」にあっても、生命力の消耗を最小にするような看護のあり方が求められています。

回復期の患者への注意点

回復期の患者は、心も身体も本来の調子に戻ったと思い込んで無理をしてしまい、再び体調を悪化させてしまうことがあります。次の２点については、特に注意が必要です。

1 食べ過ぎ

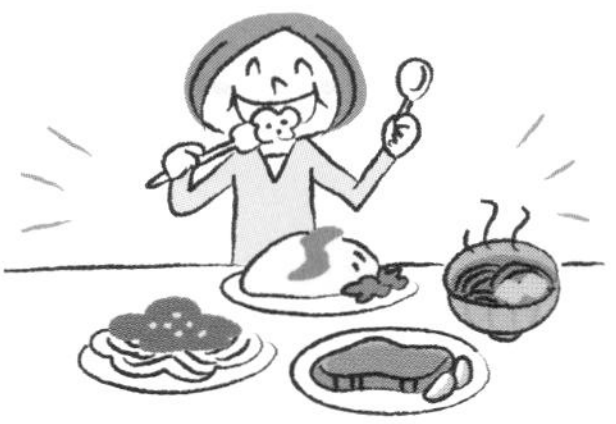

消化器の消化能力を超えるほど食べる。

2 動き過ぎ

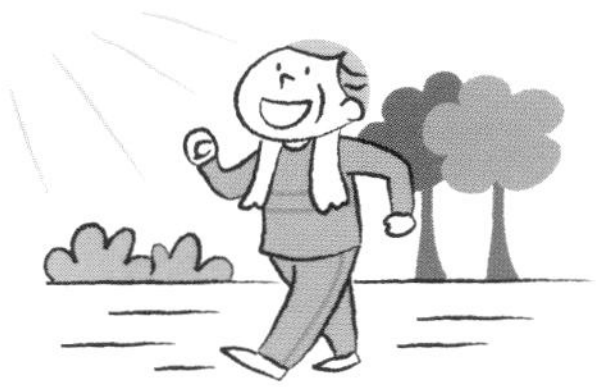

気分がよいからと日光浴や散歩をしすぎる。

回復期（亜急性期）から病相期（急性期）へ逆戻り

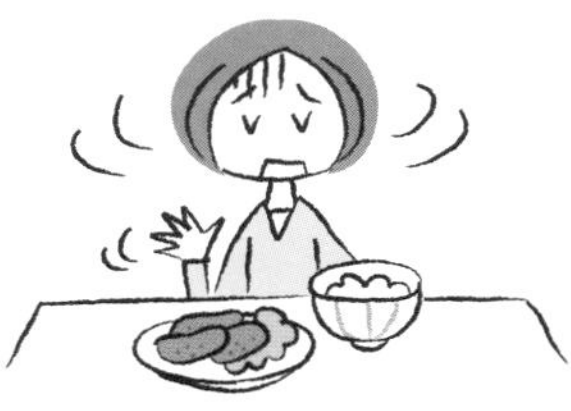

全身が消耗して、食欲が減退する。

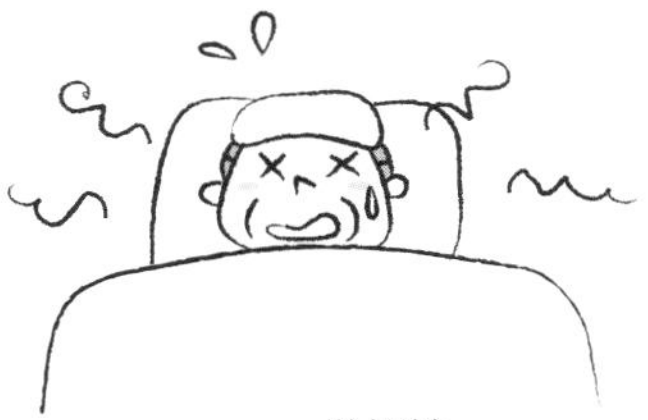

発熱したり、倦怠感《けんたいかん》が強くなったりする。

ポイント

- 食べる速度に気をつけながら、消化力に合わせて内容や量を調整する。
- 運動量は徐々に増やしていく。調子がよくても、運動は適度に。

覚え書
＊1「十五、補章」63 P244　＊2「十五、補章」68 P246

ちょっとひと息④

赤ちゃんの世話

原書『看護覚え書　改訂第2版』をもとに翻訳された現代社刊『看護覚え書』の第16章は、「赤ん坊の世話」というタイトルになっています。

ナイチンゲールは、当時、赤ちゃんの世話にあたっているすべての人々に向けて、★**「大人《おとな》の看護についてこれまでお話ししてきたことはすべて、赤ん坊の世話にいっそうよく当てはまるのです**」と述べています。そして新鮮な空気、陽光、暖かさ、部屋や衣類の清潔、適切な食事、びっくりさせない配慮などの必要性を強調しました。

当時赤ちゃんの世話をしていたのは、たいてい小さな子どもたちでした。姉妹のなかでも年長の姉が弟や妹の面倒を見たり、奉公《ほうこう》に出ている少女が奉公先の子どもの世話や看病をするなど、子どもが子どもの世話をしていたのです。ナイチンゲールは、そういう少女たちに向けて語っているのです。現代の少子高齢化の日本では考えられないことですが、この現象は「子守《こもり》」といって、かつての日本にもありましたから、想像がつくでしょう。

ところで、原文の改訂第2版には、「赤ん坊の世話」という章はありません。この内容は、労働者階級版といわれている小型の『看護覚え書』第3版（➡P15）にのみ収められています。

現代社刊の『看護覚え書』は、第3版から「赤ん坊の世話」を抜き出し、第16章として掲載しています。そのおかげで私たちは、今では幻《まぼろし》になってしまった労働者階級版の中にあった「赤ん坊の世話」を読むことができるのです。

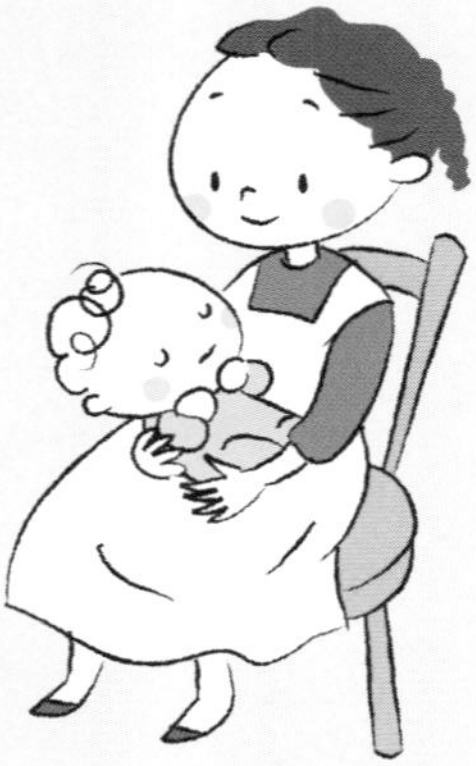
19世紀イギリスでは、少女が子守をしていた

★ 覚え書 P267

参考文献

●『看護覚え書(改訳第7版)』フロレンス・ナイチンゲール 著　湯槇ます・薄井坦子・小玉香津子・田村眞・小南吉彦 訳　現代社　2011年
●『NOTES ON NURSING (原文 看護覚え書)』フロレンス・ナイチンゲール 著　現代社　2001年
●『実践を創る　新看護学原論』金井一薫 著　現代社　2012年
●『新版ナイチンゲール看護論・入門』金井一薫 著　現代社　2019年
●『ケアの原形論』金井一薫 著　現代社　1998年
●『ナイチンゲールの生涯』エルスペス・ハクスレー 著　新治弟三・嶋勝次 訳　メヂカルフレンド社　1981年
●『ナイチンゲール』小玉香津子 著　清水書院　2004年
●『十九世紀イギリスの日常生活』クリスティン・ヒューズ 著　植松靖夫 訳　松柏社　2007年
●『世界の食文化―17　イギリス』河北稔 著　農山漁村文化協会　2006年
●『看護・医学事典　第6版』医学書院
●『ベッドの文化史』ローレンス・ライト 著　別宮貞徳・三宅真砂子・片柳佐智子・八坂ありさ・庵地紀子 訳　八坂書房　2002年
●『暮らしのイギリス史~王侯から庶民まで』ルーシー・ワースリー 著　中島俊郎・玉井史絵 訳　NTT出版　2013年
●『ヴィクトリア時代のロンドン』L・C・Bシーマン 著　社本時子・三ツ星堅三 訳　創元社　1987年
●『英国生活物語』W・J・リーダー 著　小林司・山田博久 訳　晶文社　1983年
●『看護職の社会学』佐藤典子 著　専修大学出版局　2007年
●『これだけ覚える 看護師国試 必修問題'13年版』医教/メビウス教育研究所 著　成美堂出版　2012年
●『聖トマス病院　ナイチンゲール看護婦養成学校100年のあゆみ――1860~1960』福田邦三・永坂三夫 共訳　日本看護協会出版会　1973年

6 看護師は自分の仕事に三重の関心をもたなければならない。ひとつはその症例に対する理性的な関心、そして病人に対する（もっと強い）心のこもった関心、もうひとつは病人の世話と治療についての技術的（実践的）関心である。

She [The nurse] must have a threefold interest in her work: an intellectual interest in the case, a (much higher) hearty interest in the patient, a technical(practical) interest in the patient's care and cure.

7 看護師は、病人を看護師のために存在するとみなしてはならない。看護師が病人のために存在すると考えなければならない。

She [The nurse] must not look upon patients as made for nurses, but upon nurses as made for patients.

8 看護師はたしかに患者の「要求に対してやさしい思いやり」をもたねばならない。だが一方では、筋の通った考え方をもっていなければならない。

"Tender over his (patient's) occasions" she (nurse) must be, but she must have a rule of thought, …

9 正確な観察習慣を身につけないかぎり、われわれがどんなに献身的であっても看護師としては役に立たない。

… It may safely be said, not that the habit of ready and correct observation will by itself make us useful nurses, but that without it we shall be useless with all our devotion.

10 究極の目的はすべての病人を家庭で看護することである。

… the ultimate object is to nurse all sick at home.

11 私たち看護するものにとって、看護とは、私たちが年ごと月ごと週ごとに《進歩》しつづけないかぎりは、まさに《退歩》しているとさえいえる、そういうものなのです。

For us who nurse, our nursing is a thing which, unless we are making progress in every year, every month, every week—take my word for it, we are going back.

1:『ナイティンゲール［その生涯と思想］Ⅲ』エドワード・クック著、中村妙子・友枝久美子訳／時空出版（1993年）
3、5、9:『看護覚え書 改訳第7版』湯槇ます 他 訳／現代社（2011年）

ナイチンゲールの名言

看護とは、看護師とは

1 天使とは、花をまきちらしながら歩く者ではなく、人を健康へと導くために、人が忌み嫌う仕事を、感謝されることなくやりこなす者である。

The Angels are not they who go about scattering flowers: … The Angels are they who do disgusting work, removing injury to health or obstacles to recovery, emptying slop, washing patients, etc., for all of which they receive no thanks.

2 看護はひとつの芸術（an art）であり、それは実際的かつ科学的な、系統だった訓練を必要とする芸術である。

Nursing is an art, and an art requiring an organized practical and scientific training.

3 看護については「神秘」などまったく存在しない。よい看護というものは、あらゆる病気に共通するこまごましたこと、およびひとりひとりの病人に固有のこまごましたことを観察すること、ただこの２つだけで成り立っている。

There is no "mystery" at all about nursing. Good nursing consists simply in observing the little things which are common to all sick, and those which are particular to each sick individuals.

4 看護は犠牲行為であってはなりません。人生の最高の喜びのひとつであるべきです。

Nursing should not be a sacrifice, but one of the highest delights of life.

5 自分自身ではけっして感じたことのない他人の感情のただなかへ自己を投入する能力を、これほど必要とする仕事は他に存在しないのである。

There is nothing in this world, which requires so much power of throwing yourself into other's feelings which you have never felt.

2、6、7、8、10：『ナイチンゲール著作集 第２巻』湯槇ます 監修、薄井坦子 他 訳／現代社（1974年）
4、11：『ナイチンゲール著作集 第３巻』湯槇ます 監修、薄井坦子 他 訳／現代社（1977年）

食事介助……67
寝衣……74
新型コロナウイルス感染症……34、134
進化論……31
寝具……74、75
診療放射線技師……47
心理療法士……47
水痘……132
睡眠の効果……50
背上げ（ベッドの機能）……77
精神保健福祉士……47
聖トマス病院……8、11、43
生命の法則……30
生命力の解放……96
セロトニン……83
全身清拭の手順……99
セント・メアリー病院……106

た

ダーウィン（チャールズ）……31
体熱産生……40
端座位……78
中心静脈栄養法……72
TP（Treatment Plan）……114
TPN……72
手仕事……59

な

ナーシング（nursing）……22
ナイチンゲール看護学校……44、106
ナイチンゲールの看護改革……149
ナイチンゲールの手紙……32、120
ナイチンゲール文書……7
ナイチンゲール病棟……11、38、43、106
軟水……98
日本看護協会……28、129、138
ノンバーバルコミュニケーション……102

は

パーセノープ（ナイチンゲールの姉）……2、4、5
はしか……132
非言語コミュニケーション……102
膝上げ（ベッドの機能）……77
ヒスタミン……83
ビタミンD……83、84
皮膚の機能……94
病院衛生……86～91
病院用ベッド……77
病室の条件……84、85
表情分析……143
病相期……150～153
病人食……68、69
風疹……132
フェノール……31
フランセス（ナイチンゲールの母）……2、5
ブレースブリッジ夫妻……4、5
ベッドの条件……76～80
変化の効用……56～61
包帯法……135
保温……40、41
保湿……96

ま

枕選び……80
麻疹……132
マスク着用の効果……92
水ぼうそう……132
滅菌……90
メディカルコンソール……87、91

や

薬剤師……47
床材……88
陽光の効果……82、83

ら

理学療法士……47
リスター（ジョゼフ）……31
リチャード・モンクトン・ミルズ……4、5
リパラティブ・プロセス（reparative process）……26
臨床検査技師……47
臨床工学技士……47
レントゲン（ヴィルヘルム）……31

さくいん

あ

ＩＶＨ……66、72
亜急性期……150、151、153
アセスメント……108～110
ＥＰ（Educational Plan）……114
医師……24、25、47、60
いすの選び方……81
胃のはたらき……73
色の効果……48
院内感染……134
ヴァージニア・ヘンダーソン……130、138
ヴィクトリア女王……30、62
ウィリアム（ナイチンゲールの父）……2、5
ウィリアム・ファー……5
衛生的手洗い……93
ＡＤＬ（日常生活動作）……124
Ｓデータ……111
嚥下……66
援助計画……108、109、114
Ｏデータ……111
OP（Observational Plan）……114
おたふく風邪……132
音楽の効果……54

か

介護福祉士……47
概日リズム……82
回復過程……26～29、50
回復過程を支えるためのケア……29
回復期……150～153
身体の清潔……94～99
身体から排泄される老廃物……75、95
身体を温める食材……71
身体を冷やす食材……71
換気……29、35、38、39、133、139
『看護覚え書』……14～16
看護過程……108、109
看護者の倫理……129
看護であること……16、140、141
『看護の基本となるもの』……130
看護の定義……7、28、138
看護の日……28
看護の法則……30
看護（師）の役割……25、139
看護のルーツ……148
観察……62、63、108～113、117、120～125、136、137、141、144～147
感染症……10、86
感染予防策……10、42
完全静脈栄養法……72
管理（小管理）……44～49
管理栄養士……47
機械換気……39
QOL（生活の質）……128
急性期……150、151
救貧院病院……140
筋肉……40
クリミア戦争……9、46
くる病……84
言語聴覚士……47
高カロリー輸液療法……72
抗重力筋……78
硬水……98
国際看護師の日……28
国際看護師協会……28、138
誤配膳……64
KOMIチャート……121
KOMIレーダーチャート……121

さ

サーカディアンリズム……82
サイドレール……91
作業療法士……47
殺菌……90
自然換気……38、39
シックハウス症候群……36
シドニー・ハーバート……5
シナプス……58
社会福祉士……47
19世紀イギリス……10、13、23、30、31、42、62、76、86、140、154
『種の起源』……31
小管理……44～49
床頭台……91
消毒……90
消毒法……31
小児看護……132
情報共有……45
除菌……90
食援助……70

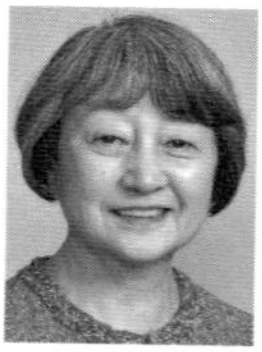

編著者 **金井一薫**（かない ひとえ）

ナイチンゲール看護研究所所長。徳島文理大学大学院看護学研究科教授。1969 年、東京大学医学部附属看護学校卒業。1976 年、慶應義塾大学文学部卒業。1987 年、ナイチンゲール看護研究所設立。1994 年、日本社会事業大学大学院博士前期課程修了。2004 年、博士号取得（社会福祉学）。日本社会事業大学助教授、教授、さらに東京有明医療大学教授を経て現職。
著書に、『新版 ナイチンゲール看護論・入門』『ケアの原形論』『KOMI 理論』『実践を創る 新看護学原論』『実践を創る 新 KOMI チャートシステム』，監訳に『実像のナイチンゲール』（以上、現代社）、共著に、『ケアとコミュニティー』（ミネルヴァ書房）、『ナイチンゲールって、すごい』（小学館）がある。

本文イラスト	有限会社熊アート
デザイン	佐々木容子（カラノキデザイン制作室）
DTP	株式会社センターメディア
執筆協力	株式会社エディット、山崎香織
編集協力	鈴木有加・岡部真麻紗（株式会社エディット）
写真協力	Getty Images（カバー、P2左、P5右上、P6、P7、P10、P11下、P21、P33、P107、P130、P131） 現代社（P12上、P15、P32） PPS通信社（P2右、P5左上） ユニフォトプレス（P4、P5左下・右下、P9上、P11上、P12下、P14、P106） iStock（P13、P157） 金井一薫（P3、P8、P9下）

※本書は、当社刊『ナイチンゲールの『看護覚え書』イラスト・図解でよくわかる!』（2016年2月発行）を再編集・加筆し、書名等を変更したものです。

新版《しんぱん》 ナイチンゲールの『看護《かんご》覚《おぼ》え書《がき》』
イラスト・図解《ずかい》でよくわかる！

2021年11月10日発行 第1版

編著者	金井一薫
発行者	若松和紀
発行所	株式会社 西東社 〒113-0034 東京都文京区湯島2-3-13 https://www.seitosha.co.jp/ 電話 03-5800-3120（代）

※本書に記載のない内容のご質問や著者等の連絡先につきましては、お答えできかねます。

ISBN 978-4-7916-3107-0